Rücken Qi Gong

Helko Brunkhorst

Rücken Qi Gong

damit Ihr Rücken stark und geschmeidig wird

JOY VERLAG

Inhaltsverzeichnis

Einleitung

Mit Erscheinen der 1. Auflage dieses Buches schreiben wir das Jahr 2009. Seit etwa sechs Millionen Jahren übt sich der Mensch am aufrechten Gang, seit 10 000 Jahren wird er vom Ausdauerjäger zum sesshaften Ackerbauer und Viehzüchter, seit 400 Jahren sitzt er auf Stühlen, seit 20 Jahren arbeitet der Mensch in den entwickelten Industrienationen fast ausschließlich sitzend und seit 10 Jahren überwiegend am Computer. Die Lebensbedingungen verändern sich immer schneller. Die Biologie unseres Körpers und zunehmend auch unseres Geistes kann mit diesem Tempo schwer Schritt halten. Die Lebenserwartung steigt durch den medizinischen Fortschritt in den entwickelten Industrieländern stetig. Rückenschmerzen, Herz-Kreislauf- und Stoffwechselerkrankungen oder stressbedingte Probleme allerdings ebenso. Die Zunahme der sogenannten Zivilisationskrankheiten beweist eine Diskrepanz zwischen unserem Lebensstil und dem genetischen Code des Menschen.

Defizite, die durch einen ungünstigen Lebensstil verursacht werden, können allerdings durch eine Verbesserung desselben vermieden, vermindert oder sogar beseitigt werden. Immer mehr Menschen in den westlichen Industriestaaten öffnen sich für präventive und therapeutische Maßnahmen außerhalb der Schulmedizin. Vor allem die fernöstliche Medizin erfreut sich im Westen zunehmender Beliebtheit. Das liegt sicherlich an den selbst erfahrenen Grenzen einer zweifellos hochentwickelten, aber trotzdem überwiegend symptom-orientierten Schulmedizin. Ein weiterer Grund ist häufig eine gewisse Mystifizierung des Fremden, wie zum Beispiel der Chinesischen Medizin. Diese Medizin hat auch ihre Grenzen und ist bei bestimmten Erkrankungen der Schulmedizin deutlich unterlegen. Ihre Stärke liegt wohl vor allem in einer vorbeugenden und frühzeitigen Behandlung der Krankheitsursachen.

Das in diesem Buch beschriebene *Rücken Qi Gong* entstammt dieser Tradition der asiatischen Kultur und richtet sich an alle eigenverantwortlichen Menschen, die zuallererst an der Vermeidung von Krankheit interessiert sind. Dies ist im Jahr 2009 die Umkehrung des zur Zeit in Deutschland praktizierten und weiterhin geplanten Gesundheitssystems. Zur Zeit leben alle Leistungserbringer des Gesundheitssystems von einem nicht abbrechenden Patientenstrom. Mit Inkrafttreten des von der Politik beschlossenen Gesundheitsfonds 2009 erhalten Krankenkassen einen erheblichen Zuschuss für jeden chronisch Kranken. Ein Schelm, wer Böses dabei denkt.

Rücken Qi Gong ist durch die Kombination einer alten, fernöstlichen Bewegungskunst mit einer Aufbereitung für westlich geprägte Menschen eine interessante Bewegungs- und Entspannungsalternative zu bekannten Maßnahmen wie zum Beispiel Wirbelsäulengymnastik oder Autogenem Training. Das Wissen von Ost und West wird gebündelt und zusammengeführt. *Rücken Qi Gong* wird dadurch für Menschen, die zum Beispiel in Europa aufgewachsen sind, nachvollziehbar und relativ leicht erlernbar, ohne das wesentliche fernöstliche Prinzip der Ganzheitlichkeit zu vernachlässigen.

„Räkeln im Park" nannte einer meiner Teilnehmer diese geschmeidigen Bewegungen, die wir oftmals nur aus China kennen. In den Qi Gong-Bewegungen sind bei richtiger Ausführung viele Bewegungs- und Körperkonzepte der heutigen Zeit enthalten. Wir finden im Qi Gong viele Prinzipien aus dem Feldenkrais, der Spiraldynamik, der Alexandertechnik, dem Rolfing oder dem Pilates. Allerdings stecken viele Prinzipien dieser neueren westlichen Konzepte als gemeinsame Erkenntnisse in dieser uralten Bewegungskunst. Welche der heute bei uns entwickelten Bewegungsideen und deren Folgeerscheinungen werden wohl in 4000 Jahren noch existieren? Aerobic befindet sich bereits 40 Jahre nach seiner Entstehung wieder auf dem Rückzug. Qi Gong-Bewegungen haben die unterschiedlichsten Zeiten und Kulturen überstanden und sind in unserem heutigen Alltag sinnvoller denn je.

Rücken Qi Gong – eine spezielle Art des Qi Gong – kann ohne Hilfsmittel an jedem Ort dieser Welt von Ihnen praktiziert werden. Mit diesem Buch bekommen Sie eine Anleitung für den Einstieg in diese Bewegungskunst.

Erfahren und erleben Sie durch das Üben die positiven Effekte, von denen mir meine Kursteilnehmer seit Jahren berichten. Ich wünsche Ihnen viel Erfolg bei der Überwindung eines der physikalischen Grundprinzipien auf diesem Planeten – dem Trägheitsgesetz – und viel Freude beim Praktizieren eines der faszinierendsten Bewegungs- und Entspannungskonzepte, das die Menschheit jemals entwickelt hat – dem traditionellen Qi Gong.

Um nicht nur den Bewegungen sondern auch dem Lesefluss Geschmeidigkeit zu verleihen, habe ich auf die weiblichen Endungen im Text verzichtet. Ich bitte alle Leserinnen um Verständnis.

Der Mensch – ein Bewegungswunder

„Wer die Welt bewegen will, sollte erst sich selbst bewegen."

- Sokrates -

人

运动的天才

Die Leistungsfähigkeit des Menschen

Der Mensch ist ein Bewegungswunder, dessen Motorik sich in Millionen von Jahren entwickelt hat.
Entgegen anders lautender Meinungen sind wir allerdings mit unseren körperlichen Fähigkeiten nicht die Krone der Schöpfung. Es gibt viele Tiere, die wesentlich besser riechen, hören oder sehen können als der Mensch und uns auch motorisch weit voraus sind. Wir werden beispielsweise nie die Geschmeidigkeit einer Katze erreichen. Die Stärke des Menschen liegt eher in seiner Vielseitigkeit.

Der heutige Mensch erreicht zu Fuß nicht die Geschwindigkeit eines Gepards, dem schnellsten Tier des Festlandes. Er kann aber ohne Doping 100 Meter in zehn Sekunden zurücklegen. Der Gepard ist nach sechs Sekunden im Ziel. Riesenkängurus springen dreizehn Meter weit und vier Meter hoch. Der Homo sapiens muss sich mit derzeitigen 8,95 Metern in der Länge, beziehungsweise 2,45 Metern in der Höhe nicht verstecken. Beim Springen ist allerdings der Floh das größte Wunder der Tierwelt. Ein Floh springt 30 Zentimeter weit und 40 Zentimeter hoch. Das ist das 200- bis 300-fache seiner Körpergröße. Wir sind nicht so ausdauernd wie ein sibirischer Husky, der in zwei Tagen unter schwierigsten klimatischen Bedingungen einen Hundeschlitten 160 Kilometer weit zieht. Aber auch die Füße des Menschen tragen ihn, bei entsprechendem Training, in etwas mehr als zwei Stunden über 40 Kilometer.

Alle diese Leistungen entstammen dem männlich geprägten Hochleistungssport. Frauen erreichen durch den biologisch möglichen Anteil an Muskelmasse etwas geringere Werte. Der Einfluss spezieller, leistungssteigernder, meist verbotener Substanzen für diese Hochleistungen ist schwer bestimm- und nachweisbar. Allerdings ist der Mensch auch ohne ein extremes Hochleistungstraining und pharmazeutische Unterstützung allein durch die regelmäßige Nutzung seines Bewegungsapparates zu sehr beeindruckenden körperlichen Leistungen fähig.

Aus körperlicher Sicht ist vor allem unsere Ausdauerfähigkeit naturgegeben und -gewollt. Bis vor 10 000 Jahren lebten alle Menschen als Jäger und Sammler. Die Ausdauerjagd war unsere Spezialität. Die Menschen der damaligen Zeit verfolgten ihre oftmals viel schnellere Beute, bis diese vor Erschöpfung ein leichtes Ziel wurde. Dann wurden die Menschen durch die Kultivierung von Ackerbau und Viehzucht allmählich sesshaft. In Mitteleuropa vollzog sich dieser Wandel erst vor 7000 Jahren. Vor 5000 Jahren lebten noch 50 Prozent der Menschheit als Jäger und Sammler. Strecken von 10 bis 50 Kilometern wurden zu dieser Zeit täglich zu Fuß zurückgelegt.

„Fisch schwimmt, Vogel fliegt, Mensch läuft“, antwortete *Emil Zátopek, tschechischer Leichtathlet, (1922-2000), 1948 und 1952 unter anderem Olympiasieger im Marathon* auf die Frage, warum er diesen Sport betreibe.

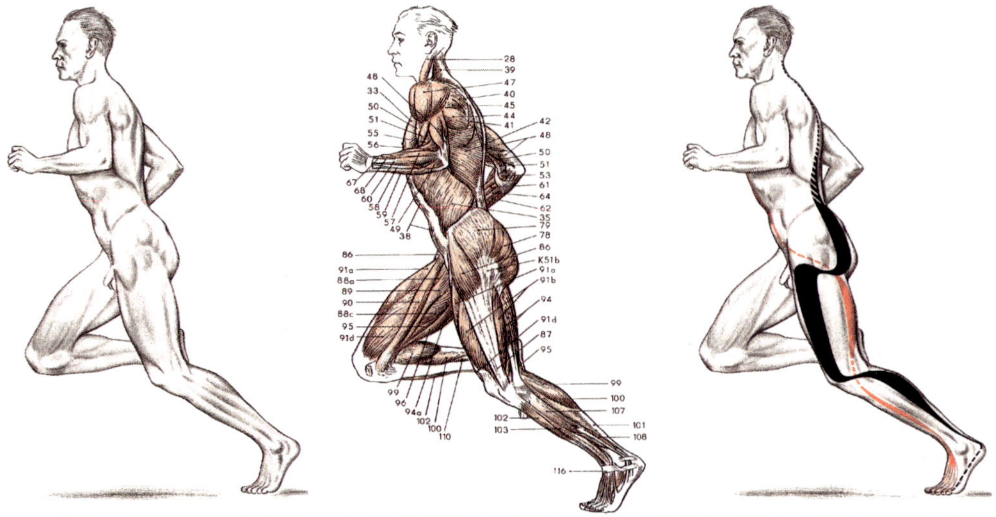

Abb. 1: Der Mensch – ein Langstreckenläufer

Der Bewegungsapparat des Menschen

Bei der Betrachtung des Bewegungsapparates des Menschen und einem zugegebenermaßen hinkenden Vergleich zwischen Mensch und Auto wird unsere Bewegungskompetenz deutlich. Das Auto besitzt einen starren Rahmen (Metall, Carbon oder Ähnliches), der mit Blech verkleidet ist. Der Motor überträgt seine Kraft auf vier Füße – die Reifen. Der menschliche Bewegungsapparat besteht bereits aus einem beweglichen Rahmen – dem Skelett.

Die Analyse der möglichen Bewegungsvarianten unserer mehr als 200 Knochen zueinander nötigt Respekt vor der Evolution ab.
Wir können Körperteile:

1. abspreizen oder heranziehen,
2. einwärts- oder auswärts drehen,
3. nach innen oder außen kanten,
4. beugen oder strecken,
5. heben oder senken,

und wir können diese Bewegungsmöglichkeiten miteinander kombinieren.
Wie filigran das Bewegungswunder Mensch von der Evolution ausgestattet wurde, ist vor allem an den Händen und Füßen zu erkennen. Die Hände und Füße besitzen mit mehr als 100 fast die Hälfte aller Knochen im menschlichen Körper. Feinste Motorik ist mit diesen Körperteilen möglich, die unsere Verbindung zur Außenwelt darstellen.

Damit die Knochen auch einzeln gegeneinander beweglich sind, verbinden über 100 Gelenke diese beweglichen Rahmenteile miteinander. Die Gelenke selbst sind für das Bewegen äußerst intelligent konstruiert. Das Kniegelenk beispielsweise ist für die Beugung und Streckung von Unter- und Oberschenkel vorgesehen. Deshalb sind die betreffenden Gelenkflächen auch als Scharniergelenk von der Natur geschaffen worden. Den oberen Extremitäten wurden weitgreifende und weitreichende Aufgaben zugeteilt. Das Schultergelenk ist kein Scharnier-, sondern ein Kugelgelenk. Vielfältige Bewegungsmöglichkeiten in den oberen Extremitäten sind die logische Konsequenz.

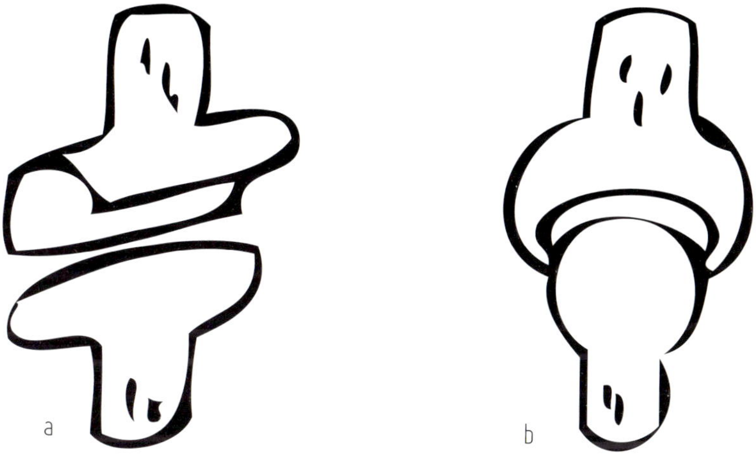

Abb. 2: a) Scharniergelenk und b) Kugelgelenk

Sattel- (zum Beispiel Daumengelenk), Ei- (zum Beispiel Kopfgelenk) oder Drehgelenke (zum Beispiel Gelenk zwischen den Unterarmknochen) sind andere zusätzliche Möglichkeiten einer Verbindung zwischen Knochen im menschlichen Körper.

Damit die Knochen eines Gelenkes nicht auseinanderdriften, werden sie von Bändern zusammengehalten. Diese Bänder sind genau so kurz oder lang, wie es ihre Funktion erfordert. Darüber hinaus sind die Gelenkflächen mit geschmeidigem Knorpel überzogen. Dieser Knorpel verhindert beim Bewegen eine Reibung der Knochen. Damit der Knorpel funktioniert, muss die Knorpelmasse mit Nährstoffen gut versorgt werden, was vor allem durch Bewegung im Gelenk erfolgt.
Die Knochen werden durch Muskeln bewegt, die über Sehnen fest mit den Knochen verbunden sind. Die Masse der Skelettmuskulatur beträgt beim gesunden Menschen etwa 40 Prozent der Gesamtkörpermasse. Sie ist damit das schwerste Organ des Körpers und

beweist die eigentliche Kompetenz der menschlichen Bewegungsmaschine. Der Mensch besteht aus über 600 Muskeln. Die Muskulatur arbeitet statisch, wenn unser Körper aufrecht gehalten wird, und dynamisch, wenn unterschiedliche Bewegungen ausgeführt werden. Dafür hat uns die Natur mit einem erstaunlich schnellen Informationsweiterleitungssystem ausgestattet. Bewegungsimpulse des Gehirns werden in Sekundenbruchteilen durch das Zentralnervensystem bis in die entferntesten Muskeln gesendet.
Der gleichzeitige Einsatz verschiedener Muskeln für eine bestimmte Aufgabe heißt Koordination. In der Akrobatik oder beim Turnen beweist der Mensch sehr eindrucksvoll, wozu das Zusammenspiel von Nerven und Muskeln bei höchsten Bewegungsgeschwindigkeiten in der Lage ist.

Diese beeindruckende, in sich bewegliche und äußerst variabel zu verwendende Muskel-Knochen-Karosserie wird von einem Motor (Herz) angetrieben, der mittlerweile 80 Jahre und länger funktionieren kann. Keine Maschine dieser Welt hat bei permanenter Benutzung eine ähnliche Haltbarkeitsdauer.

Der Mensch ist ein echtes Bewegungswunder, möchte allerdings als solches auch gebraucht werden. Im folgenden Kapitel wird deutlich, was das zivilisierte Leben für den modernen Menschen und seinen Körper bedeuten kann.

Die Entwicklung des Menschen in modernen Industrienationen

„Der moderne Mensch leidet an Bewegungsmangel. Manche halten eine Wanderniere bereits für eine ausreichende körperliche Betätigung.“

- Piet Vlanders -

在现代化的工业社会

人的演变

Ursachen für mangelnde Bewegung

Erfindungen und Lebensstil

Die kulturhistorische Dominanz der aristotelischen Lehre, wonach die Welt vor allem verstanden und nicht mehr erlebt werden soll, ist eine Hauptursache für den menschlichen Forschungsdrang. Wir verdanken ihm Entdeckungen und Entwicklungen wie zum Beispiel die Elektrizität, die Computertechnologie oder die Medizintechnik. Geistige Erkenntnisse bedeuten leider nicht, dass auch der menschliche Körper davon gleichzeitig profitiert. Gegenwärtig scheint der Körper sogar trotz einer beachtlichen Steigerung des Wissens immer mehr zu verkümmern.

Ein wichtiger Grund dafür ist die Erfindung von großartigen und teilweise sinnlosen Geräten und Maschinen zur sogenannten Lebenserleichterung. Diese Erfindungen werden häufig anders gebraucht, als ursprünglich geplant war. Der Fahrstuhl ist nützlich, wenn der Mensch hohe Bauwerke erklimmen möchte. Allerdings wird er auch als Alternative zur Bewältigung nur weniger Treppenstufen verwendet. Autos ermöglichen der Menschheit eine vollkommen neue Dimension der Mobilität. Wahrscheinlich ist es jedoch nicht im Sinne des Erfinders, damit die Brötchen vom Bäcker um die Ecke zu holen.

Die heutigen Menschen können – im Gegensatz zu den Tieren in freier Wildbahn – fast vollständig ohne großen Einsatz ihres Körpers überleben.
Das im Tierreich und bei früheren Menschen lebensnotwendige körperliche Leistungsniveau zur Verteidigung oder Nahrungsgewinnung ist in der heutigen Zeit nicht mehr zwingend erforderlich. Sind wir vor evolutionsbiologisch relativ kurzer Zeit noch weit gelaufen und haben schwer getragen, um die Nahrung in die Höhle zu transportieren, jagen wir heute unser Essen abgestützt auf rollenden Drahtgestellen. Mit größeren Blechwagen bringen wir die Beute möglichst dicht an unsere Behausung heran, um sie dann eventuell mit einem fahrenden Treppenersatz keuchend in unserer Höhle zu lagern. Neben der Nahrungsgewinnung, die nahezu ohne großen körperlichen Einsatz erfolgt, ist auch deren Zubereitung auf dem Feuer ohne mühsames Sammeln und Transportieren von Brennmaterial möglich.
Weitere Grundbedürfnisse können vollständig ohne eigenen Energieverbrauch befriedigt werden. Die Wärmeerzeugung in der Höhle war vor 30 Jahren wenigstens noch mit dem Tragen von Kohlen verbunden. Heute reicht eine minimale Rotation im Unterarm.

Mittlerweile legen viele von uns durchschnittlich nur etwa 700 Meter Fußweg zurück und sitzen oftmals 12 bis 14 Stunden pro Tag.
Wir mutieren vom Bewegungswunder zum sitzenden Denkwunder.

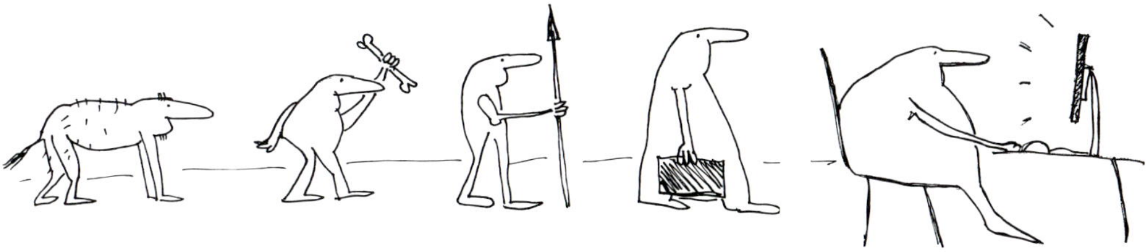

Abb. 3: Die Entwicklung des Menschen

Sitzen

Bereits unsere Vorfahren und alle Naturvölker haben sitzende Haltungen eingenommen, allerdings nicht annähernd so lange und so statisch. In vielen Ländern wurde und wird auch heute noch wesentlich mehr gekniet, gehockt, gekauert oder gelegen. Die japanische Art des Sitzens auf dem Boden beispielsweise ist in europäischen Ländern fast nur noch von kleinen Kindern nachzuvollziehen. Die meisten Erwachsenen in Europa würden sich bei diesen Positionen erheblich zerren, auskugeln, überdehnen oder anderweitig verletzen.

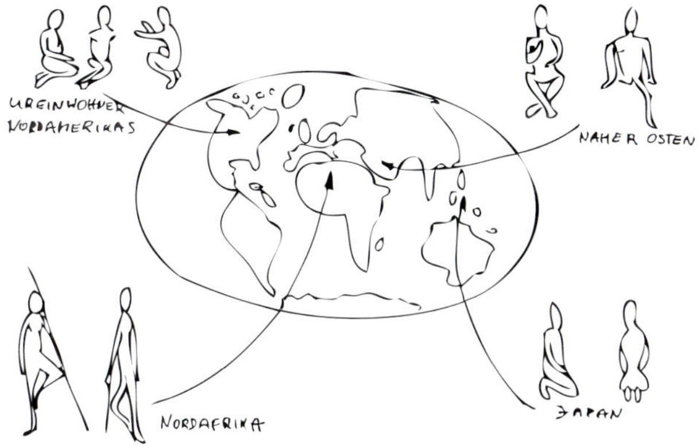

Abb. 4: Das Sitzen in verschiedenen Kulturen

Das Sitzen auf Stühlen ist etwas ganz Besonderes. Ursprünglich war dies nur den Königen, Kaisern und Kirchenoberen zur Machtdemonstration vorbehalten. Es entwickelte sich etwa 1500 n. Chr. in unserer Region eine gesellschaftsfähige Sitzkultur. Zu dieser Zeit wollte auch das Bürgertum an der kulturellen Errungenschaft des Stuhlsitzens teilhaben.

Die Grundidee für das Sitzen war neben der Machtdemonstration zu späterer Zeit eine Energiesparfunktion des Körpers. Geistige Ressourcen sollten durch körperliche Einsparungen frei werden. Diese Idee war bereits im 19. Jahrhundert in deutschen Schulen angekommen. „*Was dabei dem körperlichen Bewegungsdrang vorenthalten wird, soll sich zu einem geistigen Bewegungsdrang, zu einer geistigen Freiheit weiten.*" *(Eickhoff, H.)*
Eine solche Idee ist allein deshalb unökonomisch, weil auch das Gehirn Sauerstoff zum Arbeiten benötigt. Der Sauerstoff kommt aber nur im Gehirn an, wenn der Herzmuskel durch Muskelaktivität jenseits der Fingertipp- oder -schreibbewegung angeregt wird. Bewegtes Lernen in Grundschulen belegt eindrücklich diese These. Die Denkleistung verbessert sich durch Bewegungsangebote im Unterricht.

Der Beginn des Sitzzwangs bereits im frühesten Kindesalter ist erschreckend. In der Kita (Kindertagesstätte) befinden sich die Kinder in einem Alter, in dem viele motorische Grundlagen entwickelt werden müssen. In dieser entscheidenden Phase sitzen die Kinder durchschnittlich fünf bis sechs Stunden täglich. Diejenigen Kinder, deren natürlicher Bewegungs- und Entdeckungsdrang immer wieder das sozio-kulturell angepasste Verhalten zum dauerhaften Stillsitzen torpediert, werden nicht selten auf ADHS (Aufmerksamkeitsdefizit-Hyperaktivitätsstörung) diagnostiziert und mit chemischen Substanzen ruhig gestellt. Das ADHS-Problem steigert sich erheblich, wenn der Sitzzwang mit Bildschirmmedien kombiniert wird.

Spätestens in der Schule müssen wir dann alle lernen, sitzend zu lernen.
Die Diskrepanz zwischen der Benutzung des Körpers im Verhältnis zum Gehirn wird in der folgenden Tabelle deutlich:

	Bewegungsapparat		**Gehirn**
	Knochen	Muskeln	
Gewicht (70 kg schwerer, untrainierter Mann)	12,2 kg	30,6 kg	1,4 kg
Prozentualer Anteil am Gesamtgewicht	17,5 % +	43,7 %	
	= 61,2 %		**2,0 %**
Stundenanzahl in deutschen Schulen (8. Klasse)	3 h (Sport)		33 h
Prozentualer Anteil an der Gesamtstundenzahl	**8,3 %**		**91,7 %**

Zwei Prozent der Körpermasse – das Gehirn – sind in der Schule in 92 Prozent der Gesamtstundenzahl gefordert. 61 Prozent der Körpermasse – der Bewegungsapparat – verkümmern bei einer achtprozentigen Nutzungsdauer.
Da die durchschnittliche Bewegungszeit in einer Sportstunde bei höchstens zehn Minuten liegt (Rest: Umziehen, Anstehen, Organisieren, Disziplinieren ...), und der Denkanteil bei einer 45-Minuten-Unterrichtsstunde zehn Minuten wohl übersteigt, vergrößert sich das Missverhältnis zu Ungunsten des Körpers. Im Optimalfall wären das lediglich 30 Minuten Bewegungszeit in einer Woche. Sportunterricht wird allerdings gern gekürzt und vor allem in Grundschulen häufig von nicht dafür ausgebildeten Lehrern unterrichtet.
Diese Zahlen belegen deutlich den Stellenwert von körperlicher zu geistiger Entwicklung unserer Schulkinder. Die traditionelle Verteilung der Schulstunden ist nicht der einzige Grund für diesen Zustand. Einige Eltern verstehen unter einer sinnvollen Förderung ihres Kindes für das spätere Berufsleben leider eher die Entwicklung des Geistes und nicht eine gleichberechtigte Ausbildung des Körpers.

Da eine Schule ihre Schüler auf das spätere Leben vorbereiten soll, erfüllt sie dadurch allerdings ihre Aufgabe in diesem Punkt sehr ordentlich. Im späteren Berufsleben wird nämlich genauso weiter gesessen. Im Jahr 1800 waren 80 Prozent der Bevölkerung Deutschlands in der Landwirtschaft tätig. Heute sind es etwa acht bis zehn Prozent, und der Körpereinsatz hat sich unter anderem durch Maschinen erheblich reduziert. Mehr als 70 Prozent der berufstätigen Bevölkerung in Deutschland arbeitet heute in einseitigen, meist sitzenden Dienstleistungsberufen. In vielen Berufen werden durchschnittlich 70 000 Stunden bis zur Rente sitzend ertragen.

Nach getaner Büroarbeit bringt der weitere Tagesablauf für den menschlichen Dauersitzer wenig Abwechslung. Nach dem meist sitzenden Transport vom Arbeitsplatz zur Höhle verbringen die Deutschen durchschnittlich weitere 200 Minuten am Tag vor dem Fernseher. Außerdem haben wir mittlerweile die Möglichkeit, Kommunikation, Informationsbeschaffung, Einkäufe, Buchungen oder Ähnliches ganz entspannt und ohne die Beanspruchung unseres Körpers am heimischen Computer zu erledigen. Die Computerdichte ist in den letzten 30 Jahren rasant gestiegen. Gab es 1980 auf der ganzen Welt 7000 Computer, sind es heute allein in Deutschland etwa 27 Millionen nur in Privathaushalten. Nahezu 100 Prozent aller Computertätigkeiten werden wohl sitzend erledigt.

Mit dem zunehmenden Verständnis und dem Gebrauch von Bits und Bytes scheinen gleichzeitig immer weniger Kapazitäten für die Bedürfnisse unseres Körpers zu verbleiben.

Die Folgen

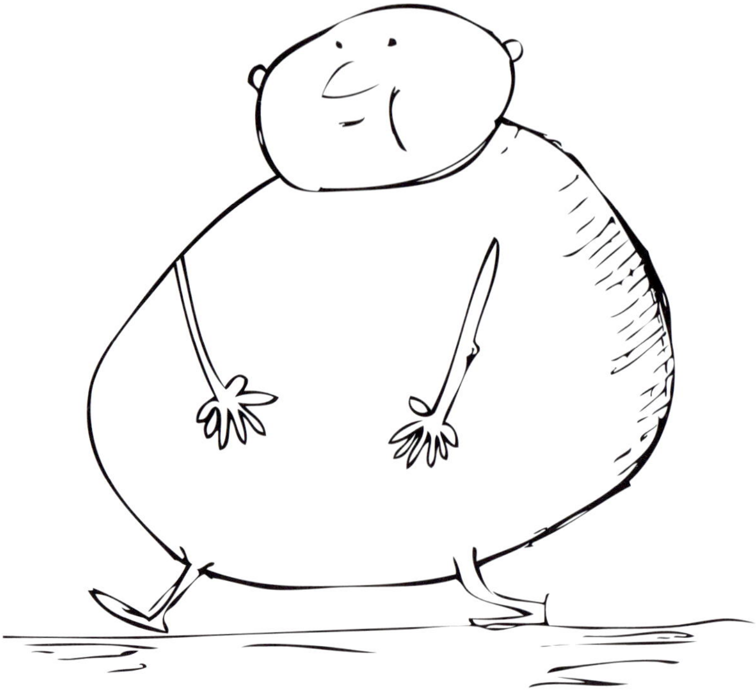

Abb. 5: Der Sitzmensch

Sieht so der Mensch in 100 000 Jahren aus? Der Sitzmensch zeichnet sich durch eine optimale Anpassung an die vorherrschenden Lebensbedingungen aus. Die Beine sind fast unnötig und deshalb deutlich kürzer als heute. Filigrane Füße sucht man vergebens. Das Becken ist erheblich breiter, was die Sitzauflage des Oberkörpers vergrößert und eine höhere Stabilität auf dem Stuhl ermöglicht. Insgesamt ist der Oberkörper eher birnenförmig. Der dadurch sinkende Schwerpunkt erfordert viel weniger Muskeln für das Sitzen. Die Arme sind wesentlich dünner als heute. Dafür haben die Hände jeweils sieben Finger. Dieser Zuwachs an Fingern ermöglicht ein noch schnelleres Tippen auf Computertastaturen. Das Gehirn ist durch die Denkleistungen weiter gewachsen. Die stark verkürzte Halswirbelsäule mit dem Übergang in eine breite Rumpfauflage benötigt kaum noch Muskeln, um den zehn Kilogramm schweren Kopf mit einem vier Kilogramm schweren Gehirn zu tragen.

Die Diskrepanz zwischen dem biologisch vorgesehenen Leistungsvermögen des menschlichen Körpers und seiner tatsächlichen Verwendung führt in den modernen Industrienationen zur Degeneration vieler Körperfunktionen.
Die daraus resultierenden Folgen werden als Zivilisationskrankheiten bezeichnet. Diese *Errungenschaften* eines zivilisierten, bewegungsarmen Lebens sind in der heutigen Zeit die Hauptursachen für verschiedene Erkrankungen und Todesfälle. Beispielsweise ist die Anzahl der Herztoten in Deutschland mit über 200 000 pro Jahr immer noch die Todesursache Nummer eins. *(Deutsches Ärzteblatt 2008)*

Der Zuwachs an Zivilisationserkrankungen bereits bei Kindern und Jugendlichen ist alarmierend. Mittlerweile bekommen sogar 12-Jährige Altersdiabetes. Herz-Kreislauf-, Fuß- oder Rückenprobleme werden schon in Grundschulen diagnostiziert. Ein Organismus, der sich im Wachstum befindet, passt sich besonders schnell an fehlende Reize an. Dies macht der Körper umso mehr, je schneller er sich entwickelt. Im sogenannten *Mark-Jansen-Gesetz* heißt es: *„Die Empfindlichkeit des Gewebes verhält sich proportional zur Wachstumsgeschwindigkeit.“* Sind fehlende Bewegungsreize für Erwachsene sehr ungünstig, dann sind sie für Kinder eine Katastrophe. Körperliche Defizite in der Phase stärkster Entwicklung sind vielleicht nur schwer wieder aufzuholen.

Das stark ansteigende Übergewicht mit all seinen Folgen ist ein weiteres Resultat des Bewegungsmangels und des oftmals ungünstigen Essverhaltens.
In Deutschland gibt es mittlerweile (2008) so viele Übergewichtige wie in keinem anderen europäischen Land. *„Deutschland hat Übergewicht: Zwei Drittel der Männer und die Hälfte der Frauen hierzulande sind zu dick. Jeder Fünfte ist stark übergewichtig, Mediziner sprechen von Fettleibigkeit …“*, schreibt im Jahr 2007 das *Bundesforschungsinstitut für Ernährung.*
Negative Konsequenzen für den Bewegungsapparat oder das Herz-Kreislauf-System durch Übergewicht sind für viele Menschen nachvollziehbar. Eine kuriose Erkenntnis aktueller Untersuchungen ist ein direkter Einfluss des Übergewichts auf das Gehirn. Sesshafte Lebensweise und Übergewicht führen unter anderem zu einem dreifach erhöhten Risiko, an Alzheimer oder anderen Formen der Demenz zu erkranken. Hier schließt sich der Kreis. Eine Überbetonung des Geistigen und eine Vernachlässigung des Körperlichen führen mitunter zur Erkrankung des Denkorgans.

Oftmals ist die heutige Maschine Mensch mit einem riesigen Blechmantel (Fett) über der immer noch gleichen Karosserie (Knochen) und dem durch wenig Gebrauch kleinen und verkümmerten Motor (Herz) schlichtweg überfordert. Zusätzlich kann auch noch das Navigationssystem (Gehirn) als Folge des Bewegungsmangels ausfallen.

Diese Ergebnisse wären noch deprimierender, gäbe es nicht ausgezeichnete Möglichkeiten, diesen beschriebenen Problemen entgegenzuwirken.

Da die zivilisatorisch bedingten Erkrankungen vor allem durch den massiven Bewegungsmangel und das unnatürliche Essverhalten verursacht werden, sind sie durch eine Veränderung dieser beiden Auslöser bis zu einem gewissen Grad umkehrbar. Der menschliche Körper ist neben der Degeneration durch wenig oder fehlenden Gebrauch auch in der Lage, sich auf sinnvolle Reize mit positiven Veränderungen anzupassen.

Die Anpassungsfähigkeit des Menschen

„Man kann die Intelligenz eines Individuums daran messen, wie schnell es sich in einer neuen Situation zurechtfindet.“

- J.F. Williams -

人的适应能力

Gründe für Anpassung

Einer der wesentlichen Unterschiede zwischen einem natürlichen Lebewesen und einer Maschine ist die Fähigkeit des lebenden Organismus, sich flexibel an eine sich verändernde Umwelt anzupassen. Sind diese Anpassungen für die Erhaltung der Art notwendig, wird der genetische Code optimiert. Dies dauert allerdings einige Jahrhunderte oder Jahrtausende. Kurzfristige Anpassungserscheinungen funktionieren nur, wenn Körper und Geist in ihrer Erinnerung eine Lösung gespeichert haben, da das Problem in früheren Generationen bereits aufgetreten ist. Ein Beispiel ist die Reaktion des Körpers auf Nahrungsmangel infolge einer Diät. Alle Systeme des menschlichen Körpers werden durch diese *lebensbedrohliche* Lage auf den Energie-Sparmodus umgeschaltet. Der Energieverbrauch wird bei allen Körperfunktionen, sogar im Ruhezustand, deutlich reduziert. Wird der Körper wieder mit ausreichend Nahrung versorgt, bleibt der Sparmodus noch eine Weile aktiv und die Reserven werden zukunftsorientiert als Fettdepot abgelegt. In früheren Zeiten sicherte diese intelligente Anpassung das Überleben bei unregelmäßig vorbeikommenden Mammuts. Heute ist dieselbe Anpassungsreaktion die Ursache des sogenannten Jojo-Effekts aller Diäten. Eine auf äußere Körpererscheinungen angelegte Diät ist in unserem Programm nicht gespeichert, eine Strategie, um Hunger abzumildern, dagegen schon. Die Konsequenz ist der gestiegene Fettanteil nach jeder Diät, bei der dem Körper weniger Nahrung zugeführt wird, als er benötigt. Es erfolgt eine Anpassung im Sinne des Überlebens statt im Sinne subjektiver Schönheit.

Die Grundlage für jegliche Anpassung des menschlichen Organismus ist sein Bestreben, mit der Umwelt im Einklang zu leben. Der Körper versucht permanent, zwischen seinen eigenen Funktionen und den äußeren Bedingungen ein sogenanntes Fließgleichgewicht herzustellen. Nur wenn eine Art sich den umgebenden Bedingungen anzupassen vermag, ist sie überlebensfähig.
Der Organismus wird immer dann zu einer Änderung gezwungen, wenn eine Reizschwelle überschritten und das Fließgleichgewicht gestört wird.

Eine Anpassung führt bei fehlenden Reizen zur Degeneration, bei sinnvollen Reizen zu einer optimalen Reaktion und bei zu hohen Reizen zum Verschleiß. Unser aktuelles Leistungsvermögen ist für die richtige Reizhöhe entscheidend.
Dies wird an folgendem Beispiel deutlich:
Wir möchten unsere Ausdauerfähigkeit und damit die Funktion unseres Herz-Kreislauf-Systems verbessern.
1. Wir sind gesund und gehen langsam spazieren. →
Der Reiz ist nicht hoch genug, um eine Reaktion und dadurch eine Anpassung auszulösen. Es erfolgt kein Trainingseffekt.
2. Wir werden zehn Tage bettlägerig und gehen das erste Mal danach spazieren. →
Der Reiz stört unser zehntägiges Fließgleichgewicht der Bewegungslosigkeit und führt zu einer leichten Anpassung unseres Herz-Kreislauf-Systems.

3. Wir beginnen sofort nach zehn Tagen Bettruhe mit intensivem Jogging. →
Der Reiz ist für unser aktuelles Leistungsvermögen zu intensiv und könnte eher schädigend wirken.
4. Wir joggen seit längerem regelmäßig dreimal pro Woche jeweils 60 Minuten in zügigem Tempo und bauen eine vierte Trainingseinheit mit 30 Minuten Walking ein. →
Der Reiz ist zu gering, um eine Anpassung auszulösen. Die Ausdauerleistungsfähigkeit wird sich durch das Walking nicht verbessern.
5. Wir sind gesunde Bürositzer und machen ein 30-minütiges Walking-Training. →
Die Reizhöhe ist für unser momentanes Leistungsniveau genau richtig. Es erfolgt eine sinnvolle Verbesserung der Ausdauer.

Da sich viele Menschen in den westlichen Industrienationen sehr wenig bewegen, sind bereits unspektakuläre Maßnahmen (die Treppe statt des Fahrstuhls benutzen, im Stehen telefonieren, mit dem Fahrrad zur Arbeitsstätte fahren und so weiter) für den Körper ein Gewinn. Ein regelmäßiges Bewegungstraining von eher geringerer Intensität, wie beispielsweise Nordic Walking, ist für die meisten das richtige Maß für eine optimale Anpassung.

Möglichkeiten der Anpassung

Die wirklich gute Nachricht der heutigen sportwissenschaftlichen Erkenntnisse ist die Botschaft, dass es nie zu spät ist, die Systeme durch richtiges Benutzen wieder zu stärken. Muskeln, Knochen, das Herz oder das Gehirn lassen sich bis ins hohe Alter trainieren. Natürlich kann ein 70-Jähriger 40 Kilometer nicht mehr so locker joggen wie ein 25-Jähriger. Aber auch mit 70 Lebensjahren kann das Herz noch so trainiert werden, dass aus einem Sitzmenschen ein Marathonläufer wird.

Der Herzmuskel ist ein sehr gutes Beispiel für den Sinn regelmäßiger Benutzung. Dies soll an einem Beispiel näher erläutert werden:
Ein untrainierter Mensch mit einer Ruheherzfrequenz von 80 Schlägen pro Minute benötigt zum Erreichen seines 80. Lebensjahres fast 3,4 Milliarden Kontraktionen seines Herzmuskels. Trainiert dieser Mensch seine Ausdauer, dann passt sich sein Herzmuskel sinnvoll an. Der Muskel vergrößert sich, die Blutmenge pro Herzschlag steigert sich dadurch, die Herzfrequenz in Ruhe und beim Training sinkt als Folge dieser Anpassung. Bei einer realistischen Reduktion der Ruheherzfrequenz von 80 auf 50 Schläge pro Minute (Hochleistungssportler haben teilweise weniger als 30 Schläge pro Minute) durch ein Ausdauertraining reduziert sich die Summe der notwendigen Kontraktionen des Herzmuskels bis zum 80. Lebensjahr um eine Milliarde. Wenn wir, ähnlich wie bei Maschinen, beim Herzmotor eine begrenzte Funktionsdauer voraussetzen, dann können die in 80 Jahren eingesparten Kontraktionen vielleicht eine längere Haltbarkeit ermöglichen.

(Bei diesem Beispiel wird davon ausgegangen, dass das Training mit dem 20. Lebensjahr begonnen und dreimal pro Woche jeweils 60 Minuten mit einer durchschnittlichen Herzfrequenz von 120 Schlägen pro Minute trainiert wird. Die zusätzlichen Herzschläge durch die erhöhte Frequenz beim Training wurden berücksichtigt.)

Wie bereits erwähnt ist auch weniger intensives Training sehr sinnvoll, selbst wenn es in höherem Alter begonnen wird. Untersuchungen bei Herzinfarktpatienten beweisen, dass diejenigen, die nach der Erkrankung regelmäßig mit ihrem Hund spazieren gehen, durchschnittlich vier Jahre länger leben als jene, die das nicht tun.

Da unser Körper ein Netzwerk aller Systeme ist, sind durch einen Reiz immer auch mehrere Bereiche veränderbar. Durch unser beschriebenes Ausdauertraining sind vielfältige Anpassungen neben der beschriebenen des Herzmuskels bekannt. Unter anderem verbessert sich die Sauerstofftransport-Fähigkeit unseres Blutes, das Atmungssystem vergrößert die Menge der ein- und ausgeatmeten Luft, der Stoffwechsel optimiert seinen Energietransport in die Zellen, das Nervensystem verbessert seine Geschwindigkeit zur Muskelansteuerung.
Mittlerweile ist selbst die Trennung von Körper und Geist, die wir in unserer Kultur so perfekt vollzogen haben, als überholt erkannt. Die Durchblutung und der Stoffwechsel des Gehirns werden nicht konstant gehalten, wovon manche wegen der Bedeutung des Gehirns als Steuerzentrale ausgingen. Bestimmte Hirnregionen steigern ihre Durchblutung durch Bewegung um bis zu 30 Prozent. *(W. Hollmann)*

Diese positiven Möglichkeiten der Anpassung des Menschen gelten auch für die am häufigsten auftretenden Folgen des zivilisierten Bewegungsmangels, nämlich für Rücken- und Wirbelsäulenbeschwerden.

Rücken und Wirbelsäule

„Die Beweglichkeit der Wirbelsäule bestimmt das wahre Alter eines Menschen."

- Chinesisches Sprichwort -

背与脊椎

Die Begriffe Rücken und Wirbelsäule werden oftmals fälschlicherweise synonym verwendet. Die Wirbelsäule ist die knöcherne Achse unseres Rumpfes, gehört zum passiven Bewegungsapparat und wird vom aktiven Bewegungsapparat – der Muskulatur – bewegt. Bei der Verwendung des Begriffes Rücken sollte berücksichtigt werden, ob es sich wirklich um diesen oder lediglich die Wirbelsäule handelt.

Statistik der Rückenbeschwerden

Rückenschmerzen können sowohl von der Wirbelsäule als auch vom aktiven Rückenbereich – der Rückenmuskulatur – ausgelöst werden.
Je nach Statistik, der man Glauben schenkt, leiden in Deutschland zwischen 50 bis 90 Prozent der Menschen mindestens einmal in ihrem Leben an Rückenbeschwerden, viele lang anhaltend oder sogar chronisch. Jeder zweite wahrgenommene Schmerz kommt vom Rücken. Waren in Deutschland im Jahr 1955 knapp 10 Prozent der Krankschreibungen auf den Rücken zurückzuführen, sind es heute bereits etwa 65 Prozent. Fast 20 Prozent der Neuzugänge bei Berufs- und Erwerbsunfähigkeitsrenten sind die Folge von Rückenschmerzen. Den deutschen Staat kosten die Rückenleiden jährlich ungefähr 49 Milliarden Euro. Das sind 2 Prozent des Bruttoinlandsproduktes oder 1300 Euro pro Person jährlich. *(Helmholtz Zentrum München – Deutsches Forschungszentrum für Gesundheit und Umwelt, 2008)*
Besonders erschreckend ist auch hier, dass die Betroffenen immer jünger werden.

Aufbau und Funktion des Rückens

Die Wirbelsäule ist, wie unser gesamter Körper, ein Bewegungsphänomen und keine starre Achse. Sie besteht aus 24 beweglichen Einzelteilen, den Wirbelkörpern. Diese 24 Wirbelkörper sind über 46 kleine Wirbelgelenke miteinander verbunden. Wir finden Gelenke überall dort im Körper, wo sich Knochen gegeneinander bewegen sollen. Die Wirbelsäule ist eine Bewegungssäule. Sie kann sich und damit auch den Rumpf durch Muskeleinsatz nach vorne beugen, nach hinten strecken, zur Seite neigen, nach links beziehungsweise rechts drehen und diese Bewegungsvarianten miteinander kombinieren.

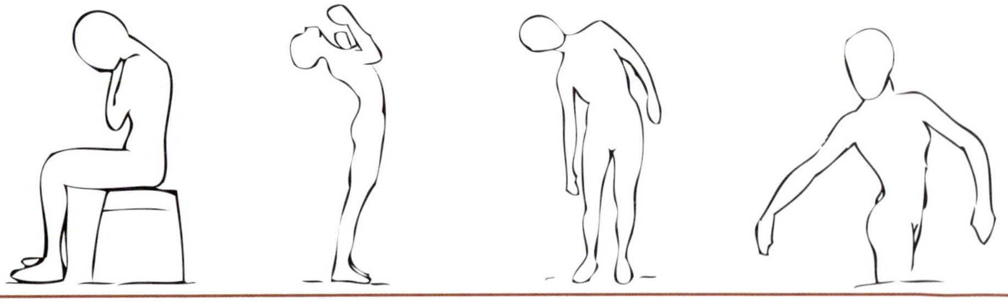

Abb. 6: Bewegungsmöglichkeiten der Wirbelsäule / des Rumpfes

Unsere bewegliche Achse wird von oben nach unten in die Bereiche Hals-, Brust- und Lendenwirbelsäule unterteilt. Die Wirbelsäule wird von oben nach unten dicker und weniger beweglich. Beispielsweise beträgt die Rotationsfähigkeit in der Halswirbelsäule 50 Grad, in der Brustwirbelsäule 35 Grad und in der Lendenwirbelsäule fünf Grad. Während die Halswirbelsäule nur das Gewicht des Kopfes trägt (fünf bis sechs Kilogramm), liegt auf der Lendenwirbelsäule die gesamte Last des Oberkörpers (30 bis 50 und mehr Kilogramm).

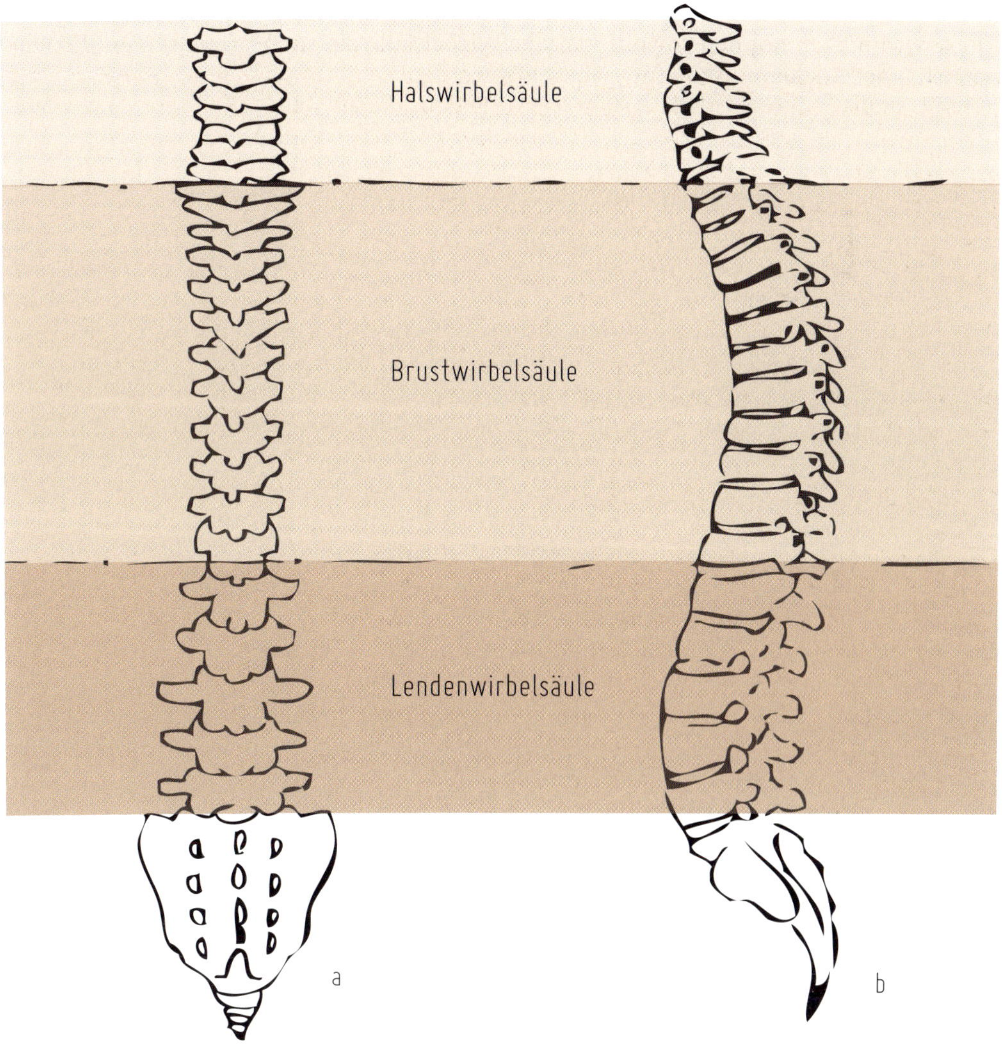

Abb. 7: Der Aufbau der Wirbelsäule a) von hinten und b) von der Seite

Zwischen den Wirbelkörpern befinden sich wassergefüllte Schwämme – die Bandscheiben – die eine Stoßbelastung auf die Wirbelsäule reduzieren und den Abstand zwischen den Wirbelknochen konstant halten sollen.

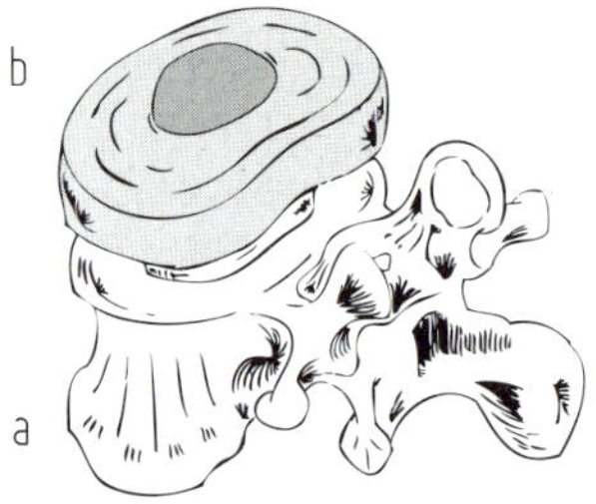

Abb. 8: a) Wirbelkörper und b) Bandscheibe

Der Beweis für die Funktionsweise des Schwammes Bandscheibe ist die unterschiedliche Körpergröße eines Menschen am Morgen und am Abend. Am Abend sind wir durch den Dauerdruck der Schwerkraft und das daraus folgende Herauspressen der Bandscheibenflüssigkeit etwa zwei Zentimeter kleiner als am Morgen. Die Bandscheiben füllen sich während des liegenden Schlafens nachts wieder auf. Ein Wechsel von Be- und Entlastung tagsüber lässt die Bandscheibenhöhe zum Abend deutlich weniger abnehmen.

Die optimale Ausrichtung der einzelnen Wirbelsäulenabschnitte übereinander ist wichtig für die richtige Druckverteilung in der Wirbelsäule und auf die Bandscheiben.

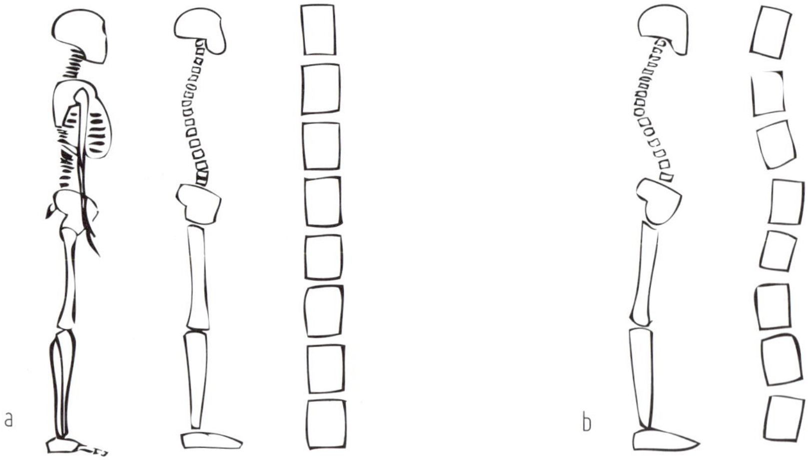

Abb. 9: Die ausbalancierte Wirbelsäule a) ausgeglichene Statik und b) gestörte Statik

Die aufrechte Wirbelsäule wird von Muskeln ausbalanciert, auf der Körpervorderseite von den Bauch-, auf der Rückseite von den Rückenmuskeln. Die Muskulatur hat sich selbstverständlich den eigentlichen Funktionen der Wirbelsäulenabschnitte angepasst. Die Muskeln des unteren Rückens sind für das Halten besser geeignet als die des oberen Rückens. Im oberen Rückenbereich finden wir dagegen sehr feinmotorische Bewegungsmuskeln.
Die Wirbelsäule ist im Lot, wenn sowohl Bauch- als auch Rückenmuskulatur ihre Aufgaben erfüllen können.

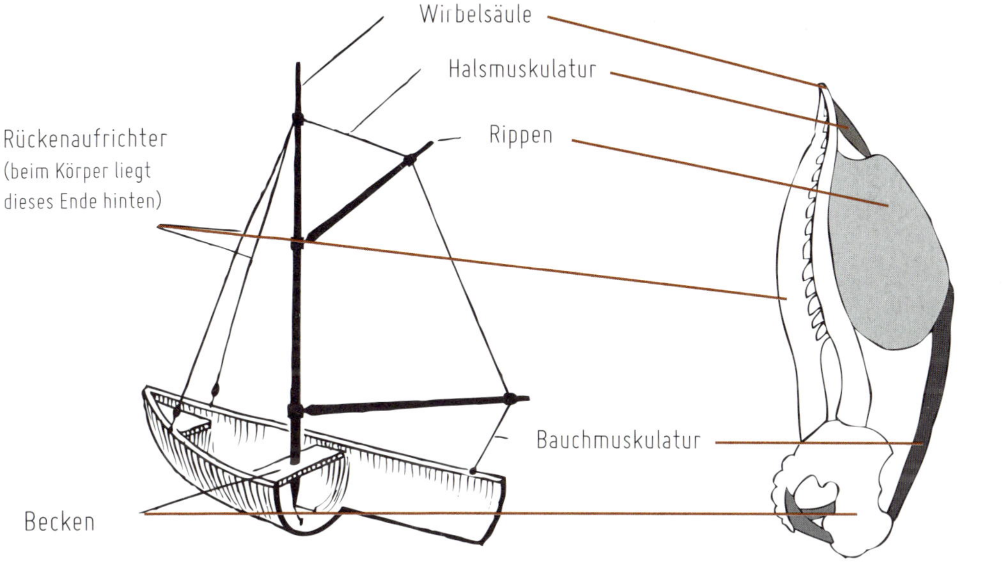

Abb. 10: Wirbelsäule und Muskulatur als Segelboot und im menschlichen Körper

Alle Strukturen der Wirbelsäule benötigen für ihren Stoffwechsel und ihr optimales Funktionieren einen Wechsel von Be- und Entlastung und sind demzufolge von Bewegung abhängig. Bandscheiben benötigen den häufigen Wechsel von Be- und Entlastung, um verbrauchte Nährstoffe abzutransportieren, neue Nährstoffe einzulagern und ihrer Stoßdämpferfunktion mit einer angemessenen Höhe gerecht zu werden. Wirbelkörper benötigen den Muskelzug und sinnvollen Druck, um die Knochendichte zu erhöhen. Gelenkflächen benötigen die Bewegung zwischen den Knochen des Gelenks, um Gelenkflüssigkeit zu bilden und geschmeidige Bewegungen zu ermöglichen. Muskeln benötigen Bewegung, um existieren zu können. Der Wechsel von Kontraktion und Entspannung stärkt die Muskeln und die dazugehörigen Sehnen.

Ursachen von Rückenbeschwerden

Ursachen für Wirbelsäulen- und Rückenbeschwerden können zum Beispiel angeborene Fehlstellungen, Unfälle, Entzündungen, Tumore, Abnutzung, mechanische oder operative Einflüsse oder psychische Erkrankungen sein. Körperliche Befunde sind bei 40 bis 50 Prozent der diagnostizierten Rückenbeschwerden nicht eindeutig festzustellen. Stress und Depressionen sind als Ursachen nicht unwahrscheinlich.

Die entwicklungsgeschichtlich relativ kurze Evolutionszeit von etwa sechs Millionen Jahren scheint darüber hinaus vielleicht nicht ausgereicht zu haben, um unsere Körperachse optimal für den aufrechten Gang umzubauen. Die schräg nach vorn gleitenden, unteren Lendenwirbel werden von einigen Experten als nicht ausgereifte Entwicklung betrachtet. Viele Wirbelsäulenprobleme befinden sich an diesem Übergang von der Wirbelsäule zum Kreuzbein. L5 (5. Lendenwirbel) / S1 (1. Sakralwirbel) steht bei einem solchen Fall auf dem Diagnosebericht des Arztes.

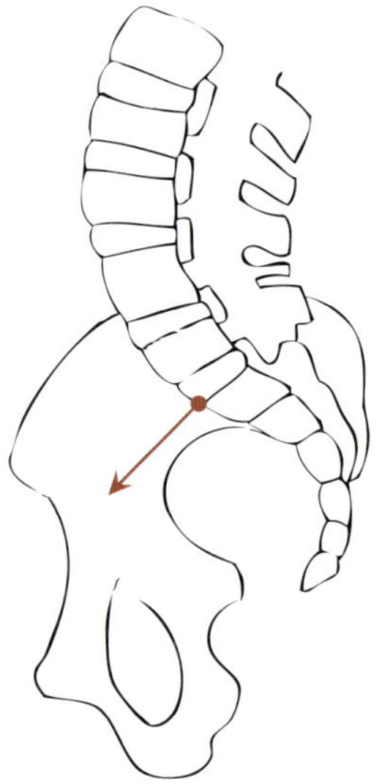

Abb. 11: Die Lendenwirbelsäule

Diagnosen wie Lumbalgie, Hexenschuss oder Wirbelsäulenzerrung deuten auf die Ratlosigkeit einiger Ärzte bei der eigentlichen Ursachenfindung hin. Ersteres bedeutet übersetzt Schmerzen, welche die Lendenwirbelsäule betreffen. Aber genau deshalb geht der Patient zum Arzt. Hexenschuss bezeichnet einen plötzlichen, stechenden Schmerz im Rücken. Die Bezeichnung Wirbelsäulenzerrung zeigt die letzte Hilflosigkeit bei der Ursachenfindung. Eine Zerrung entsteht ausschließlich in der Muskulatur. Die Wirbelsäule besteht aber nicht aus Muskeln. Lumbalgie, Hexenschuss oder Wirbelsäulenzerrung sind als allgemeine Diagnose bei den verschiedenen Ursachen von Rückenbeschwerden nicht hilfreich für eine präventive oder therapeutische Herangehensweise.

Bei sitzenden Berufen treten prozentual häufiger Rückenbeschwerden auf als bei schwer tragenden Berufen. Alle Strukturen des Rückens brauchen Bewegung für ihre Gesunderhaltung. Aus diesem Grund sind der weit verbreitete Bewegungsmangel und einseitige Dauerhaltungen die entscheidenden Auslöser der heutigen Rückenprobleme in den westlichen Industrienationen.

Rückenschulen

Flächendeckende Schonungsprogramme, wie die weit verbreiteten Rückenschulen, schmerzlindernde Symptomspritzen oder Tabletten lösen nicht die Ursachen der meisten Rückenprobleme.

Schonende Verhaltensweisen sind nur bei akuten Rückenschmerzen hilfreich. Ein bandscheibengeplagter Patient findet allerdings selbst sehr schnell seine individuell bevorzugte Körperhaltung. Bei einer identischen Diagnose eines Bandscheibenproblems zweier Menschen gibt es sehr unterschiedliche Auswirkungen. Der eine Betroffene kann sich vielleicht gar nicht mehr bewegen, während der andere nur wenig eingeschränkt ist. Deshalb kann der Arzt oder Therapeut unterschiedlichen Menschen auch nicht das Gleiche empfehlen. Diese Empfehlungen für Bandscheibengeplagte werden noch problematischer, wenn sie für Gesunde vorbeugend ausgesprochen werden.
In Rückenschulen verbreitete Hinweise für das Heben und Tragen schwerer Lasten sind sehr hilfreich. Einen Bleistift mit geradem Rücken und gebeugten Kniegelenken aufzuheben lernen, ist Unsinn. Die Wirbelsäule hat auf der Vorderseite nicht die Dornfortsätze der Rückseite. Sie darf nicht nur, sondern muss sich nach vorn beugen und aufrichten.

Die Wirbelsäule wie einen starren Stock zu benutzen, entspricht nicht ihrer eigentlichen Konstruktionsidee. Die Einschränkung irgendwelcher Bewegungsmöglichkeiten führt unweigerlich zu einer verringerten Beweglichkeit in den Gelenken, und die Muskulatur verkümmert. Vor allem die wirbelsäulennahe Muskulatur benötigt beugende, neigende und rotierende Bewegungen, um ihre stabilisierende Funktion erfüllen zu können.

Bewegung – das Beste für einen gesunden Rücken

„Gäbe es ein Medikament, das alle Vorteile von richtig dosierter Bewegung hätte, würden es alle Menschen kaufen. Leider steht dem das Gesetz der Trägheit gegenüber.“

- Wildor Hollmann -

运动健背最妙

Die Menschen haben sich zu allen Zeiten bewegt.
Keine heute existierende Bewegungsdisziplin oder Sportart ist grundsätzlich zu verurteilen oder durchweg positiv zu bewerten. Man sollte immer die Ziele und den körperlichen Zustand des sich Bewegenden berücksichtigen. Joggen ist eine zum Menschen passende Bewegungsart. Fehlende Kondition, falsche Schuhe, Übergewicht oder Laufen auf Asphalt lassen die positive Bilanz des Joggens allerdings schon ganz anders aussehen. Schwimmen wird oft als gesunder, gelenkschonender Sport beschrieben. Bei Brustschwimmern, deren Haare nicht nass werden dürfen, ist die Halswirbelsäule anderer Meinung.

Gymnastik, Turnen und Sport

Die drei Begriffe Gymnastik, Turnen und Sport prägten und prägen noch heute unseren bewegungsorientierten Sprachschatz. Identische Bewegungen bezeichnen ältere Generationen oftmals als Turnen oder Gymnastik, jüngere Generationen hingegen als Sport. *Carl Diem (Sportwissenschaftler, 1882-1962)* hat sich bereits *1921* der Klärung dieser Begriffe angenommen und sagte nach einem Festmahl im Jugenddeutschlandbund:
„Wenn wir heute nach genossenem, festlichem Mahle hier zusammengekommen wären und uns nun vereinten, um Kniebeugen zu machen, und wenn wir diese Kniebeugen lediglich machten, um der Verdauung förderlich zu sein, so trieben wir Gymnastik; wenn wir uns vereinten, um auf dem Gebiete der Kniebeuge eine gewisse gleichmäßige Fähigkeit zu erwerben, um gleichmäßig die Übung auszuführen, um uns gemeinsam auf ein gewisses Niveau des Könnens hin zu erziehen, so trieben wir Turnen; wenn wir uns aber vornehmen, soviel Kniebeugen zu machen als möglich, um den Sieg zu erringen, so trieben wir Sport." (W. Vierath)

Sport

Der eigentliche Sport hat seinen Ursprung in England. Er war das Ergebnis der Industrialisierung der Gesellschaft. Leistung, Konkurrenz und Rekord im internationalen Vergleich waren und sind ein Spiegel der damaligen und heutigen Zeit.
Der Sportbegriff ist zwar sehr bekannt, aber auch schwer definierbar: *„Aufgrund des großen Bedeutungsgehaltes in der Umgangssprache ist eine präzise Abgrenzung des Begriffes nicht möglich. Was unter Sport alles zu verstehen ist, wird ... vom alltagstheoretischen Gebrauch sowie von historisch gewachsenen und tradierten Einbindungen in soziale, ökologische, politische und rechtliche Gebilde bestimmt. Das Begriffsverständnis unterliegt deshalb historischen Wandlungen und ist nicht für alle Zeit festlegbar." (P. Röthig)*
In jedem Fall ist Sport zuallererst Leistungserbringung in einem fairen Wettstreit und keine gesundheitsorientierte Maßnahme.
Das hat auch *Bertolt Brecht (deutscher Schriftsteller, 1898-1956) 1967* erkannt:
„... Da sind die Leute, die aus Sport mit aller Gewalt eine hygienische Bewegung machen wollen. Diese Sorte von Leuten arbeitet mit Vorliebe unter der Devise, Sport sei gesund,

und versucht damit, in den Schulen und auch durch populäre Literatur das, was an wirklichem Sportsgeist in den jüngeren Leuten steckt, für alle Zeiten zu ruinieren. Selbstverständlich ist Sport, nämlich wirklicher, passionierter Sport, riskanter Sport, nicht gesund. Da, wo er wirklich etwas mit Kampf, Rekord und Risiko zu tun hat, bedarf es sogar außergewöhnlicher Anstrengungen des ihn Ausübenden, seine Gesundheit einigermaßen auf der Höhe zu halten ... Boxen zu dem Zweck, den Stuhlgang zu heben, ist kein Sport. Der Zweck des Sports ist natürlich nicht körperliche Ertüchtigung, sondern der Zweck körperlicher Ertüchtigung kann Sport sein ...“

Wir haben in unserer Kultur aus zwei Gründen eine Dominanz der leistungsorientierten Sportarten.
Erstens sind die Wettkampfsportarten in den Medien die eindeutig dominierenden Bewegungsangebote. Olympische Spiele, Weltmeisterschaften, Bundesligen sind im Fernsehen allgegenwärtig. Diese Leistungsorientierung ist selbstverständlich auch ein Spiegel unserer Zeit und grundsätzlich nichts Schlechtes. Beispielsweise kann das gemeinsame Siegen und Verlieren in Mannschaftssportarten bei ganz eindeutigen Regeln das Sozialverhalten der Sportler sehr positiv beeinflussen. Zum Glück erleben heute noch viele Kinder, Jugendliche und natürlich auch viele Erwachsene wirkliche Freude und Begeisterung beim Sport. Kleine Kinder für spätere Höchstleistungen zu drillen, ist dagegen nicht im Sinne der sportlichen Ideale.
Zweitens werden die ersten bewegungskompetenten Kontaktpersonen für Kinder – leider selten die Erzieher, meistens erst die Sportlehrer – in ihren Ausbildungen fast ausschließlich mit leistungsorientierten Sportarten konfrontiert. Sportstudenten müssen in Deutschland hohe Leistungsanforderungen erfüllen, zum Beispiel in der Leichtathletik, im Turnen, Schwimmen oder bei den Ballsportarten. Trendsportarten oder die gesundheitsorientierten Bewegungsangebote spielen eine eher untergeordnete Rolle im Sportstudium.
Leistungs- und wettkampforientierte Sportarten sprechen die bereits bewegungsbegabten Kinder an. Weniger begabte Kinder brauchen Bewegung am nötigsten. Die motorischen Defizite dieser Kinder führen bei Wettkämpfen unweigerlich zu Misserfolgserlebnissen. Die Konsequenz ist häufig eine folgenschwere Abkehr vom Sport oder sogar teilweise von jeglichen Formen der Bewegung. Ein Umdenken bei der Sportlehrerausbildung zum Bewegungslehrer mit allen möglichen Facetten an Bewegung und einer Ausschöpfung möglichst vieler Varianten der Motivation zur lebenslangen körperlichen Aktivität wäre dringend notwendig.

Bewegung – aber kein Sport

Viele Menschen in den westlichen Industrienationen stehen besonders in ihrem beruflichen Umfeld unter erheblichem Leistungs- und Konkurrenzdruck. Immer mehr Gestresste suchen als Ausgleich deshalb Bewegungsangebote, die ohne den Wettkampfgedanken des Sports auskommen. Die Bezeichnungen für Bewegungsvarianten, die keine klassischen Sportarten darstellen, sind relativ konfus.

Bewegungsinhalte zum Zweck des eigenen körperlichen Ausdrucks fassen wir häufig unter dem Namen Tanz zusammen. Bei Aktivitäten für Schönheit und Gesundheit haben wir große Schwierigkeiten der begrifflichen Einordnung. Fitness, Wellness, Gesundheitssport, Rehasport sind nur einige, manchmal schwer zu deutende oder teilweise schlechte Begriffskombinationen. Wie kann der Begriff Gesundheitssport als zusammengesetztes Wort entstehen, wenn Sport bei all seinen Zielen gerade die Gesundheit nicht vordergründig anstrebt?
Oftmals werden die Bewegungskonzepte nach der Zielregion der Trainingswirksamkeit benannt. Wirbelsäulengymnastik, Herzsport, Rückentraining, Fußgymnastik sind nur einige Beispiele.
Vor allem der Gymnastikbegriff wird auch heute noch in allen möglichen Variationen benutzt. Bekannt sind beispielsweise die Bezeichnungen: Rhythmische Sportgymnastik, Rhythmische Gymnastik, Problemzonengymnastik, Funktionsgymnastik, Wirbelsäulengymnastik, Seniorengymnastik oder Krankengymnastik. Alles ist Gymnastik? Es gibt sogar Versuche, die uralten Bewegungsformen des Qi Gong, Yoga oder Tai Chi unter dem Gymnastikbegriff einzusortieren und Gymnastik als Oberbegriff für jegliche Bewegung zu definieren.

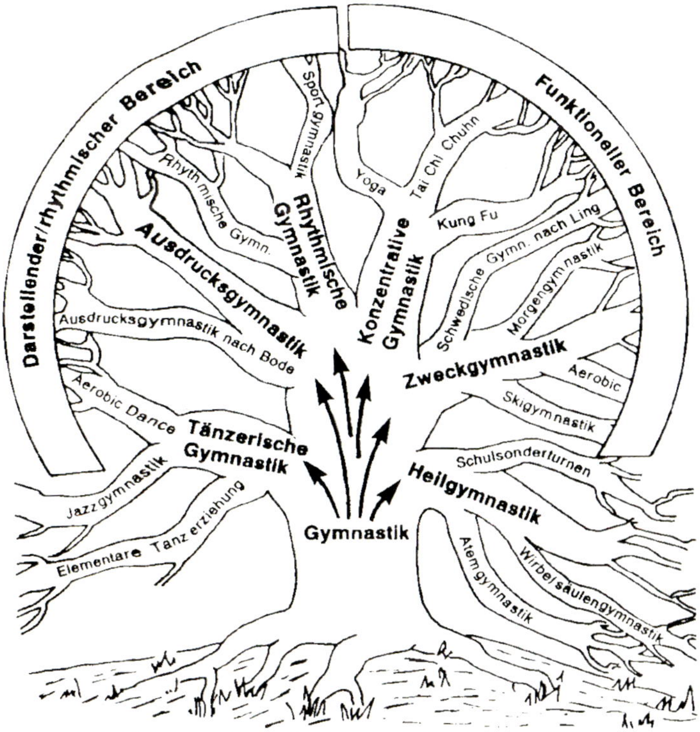

Abb. 12: Der Gymnastikbaum

Unter Umständen entwickeln sehr Mutige völlig neue Formen alter Bewegungsarten oder verschmelzen Dinge, die so gar nicht zusammenpassen. Yogilates (Yoga und Pilates) ist ein solches Beispiel. Nicht selten haben zusammengewürfelte Bewegungskonzepte den eigentlichen Kern ihrer Wurzeln verloren.

Wie finden wir für uns das richtige Bewegungsangebot?

Aus dieser unklaren und ungenauen Begrifflichkeit ergeben sich für alle, die sich bewegen möchten, Probleme beim Finden des persönlich richtigen Angebotes. Erschwert wird die Suche nach einem passenden Bewegungsanbieter zusätzlich durch die völlig diffuse Ausbildungssituation der sogenannten oder wirklichen Bewegungsexperten. Universitären Ausbildungen zum Sportlehrer oder Trainer stehen kommerziell Wochenend-Ausbildungen gegenüber. Rückenexperten, Gesundheitstrainer oder Qi Gong-Lehrer haben mitunter mehrere Jahre oder auch nur wenige Wochenenden in ihre Qualifikation investiert.

Eine sinnvolle Suche nach dem individuell richtigen Bewegungsangebot ist über die motorischen Fähigkeiten des Menschen möglich. In der Sportwissenschaft sind dies die vier konditionellen Fähigkeiten: Kraft, Ausdauer, Beweglichkeit, Schnelligkeit und die Koordination als eigenständige Fähigkeit.
Während die ersten vier motorischen Fähigkeiten bestimmte Körperfunktionen, wie zum Beispiel das Herz-Kreislauf-System, trainieren, wird die Fähigkeit der Koordination menschlicher Bewegung durch das Zusammenspiel von Nerven- und Muskelsystem definiert. Ausdauer, Kraft, Beweglichkeit und Koordination kommen mit zunehmendem Alter besondere Bedeutungen im Sinne der alltagsrelevanten Tätigkeiten zu. Die Schnelligkeit spielt für den Alltag keine Rolle. Sie ist eine motorische Fähigkeit, die im Leistungssport trainiert wird und mit einem hohen Verletzungsrisiko einhergeht.

Die Suche nach dem individuell passenden Bewegungsangebot sollte über die Auswahl der trainierten motorischen Fähigkeiten innerhalb einer Bewegungsart erfolgen. Dazu müssen die eigenen Ziele, die mit der Bewegung erreicht werden sollen, bekannt sein. Möchte der Trainierende beispielsweise sein Herz-Kreislaufsystem stärken, erfolgt dies vor allem über solche Bewegungsarten, in denen die Ausdauerleistungsfähigkeit oberste Priorität besitzt. Zum Training der Ausdauer wiederum sollte mindestens ein Sechstel der gesamten Skelettmuskulatur über einen längeren Zeitraum von mindestens 20 Minuten beansprucht werden. Radfahren, Schwimmen, Walking, Nordic Walking, Jogging, Skilanglauf und so weiter trainieren die Ausdauer und demzufolge auch das Herz-Kreislaufsystem. Yoga ist für dieses Ziel eher ungeeignet.

Bewegung gegen Rückenbeschwerden

Die folgenden motorischen Fähigkeiten sind wichtig, um durch Bewegung Rückenschmerzen zu beseitigen oder vorbeugend zu verhindern:

Kraft

Da die Wirbelsäule den Anforderungen des Alltags nur genügen kann, wenn vor allem die Rücken- und Bauchmuskulatur entsprechend trainiert sind, kommt der Kräftigung dieser Bereiche eine große Bedeutung zu. Viele Methoden des Krafttrainings haben sicherlich ihre Berechtigung und führen mehr oder weniger zum Erfolg. Dies ist vom Trainierenden sowie von seiner Anleitung und Betreuung, der Qualität der Geräte und den individuellen Zielen abhängig.
Bekannte Methoden des Krafttrainings sind unter anderem ein Training an Maschinen, mit Zusatzgewichten (zum Beispiel Hanteln) oder mit dem eigenen Körpergewicht.
Die ersten beiden Varianten konzentrieren sich zumeist auf das Training weniger Gelenke und demzufolge weniger Muskeln gleichzeitig. In der Therapie oder bei der Prävention von Rückenbeschwerden wird mittlerweile eher ein Weg über das Training von vielen Körperbereichen gleichzeitig und mit dem eigenen Körpergewicht gegen die Schwerkraft bevorzugt. Dies findet zum Beispiel in der Wirbelsäulengymnastik oder beim Pilates statt. Ein Training des Körpers mit vielen Gelenken gleichzeitig gegen die Schwerkraft entspricht eher den alltäglichen Belastungen als das isolierte Beugen oder Strecken einzelner Gelenke gegen einen imaginären Widerstand.

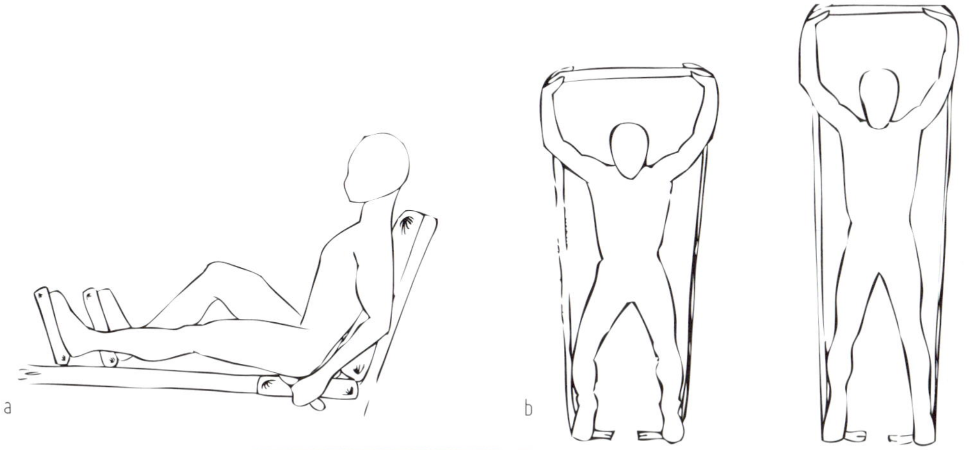

Abb. 13: Krafttraining a) mit Maschine und b) gegen die Schwerkraft mit Theraband

Die Bedeutung der wirbelsäulennahen Muskulatur wurde bereits benannt.
In der präventiven und therapeutischen Praxis zeigt sich die Wirksamkeit eines Trainings dieser kleinen Muskeln eher bei geringer Intensität. Es erscheint logisch, dass der Körper zur Überwindung großer Lasten auch die größten Muskeln verwendet. Demzufolge trainieren Rückenübungen mit hohen Gewichten eher die äußeren kräftigen Rückenmuskeln. Diese haben allerdings wenig bis keine Verbindung zur Lendenwirbelsäule und können ihr deshalb auch keine direkte Stabilität verleihen. Die kleinen,

tieferen Muskeln verlaufen von Wirbelkörper zu Wirbelkörper und können den unteren Rücken absichern. Um diese Muskeln zu trainieren, sind vor allem jene als gefährlich und Rücken schädigend dargestellten Bewegungen wie Rotieren, Beugen, Neigen, Strecken auszuführen, und zwar mit geringer Intensität, die viele von uns leistungssportorientierten Wettkampfeuropäern als nicht oder kaum wirksam wahrnehmen.

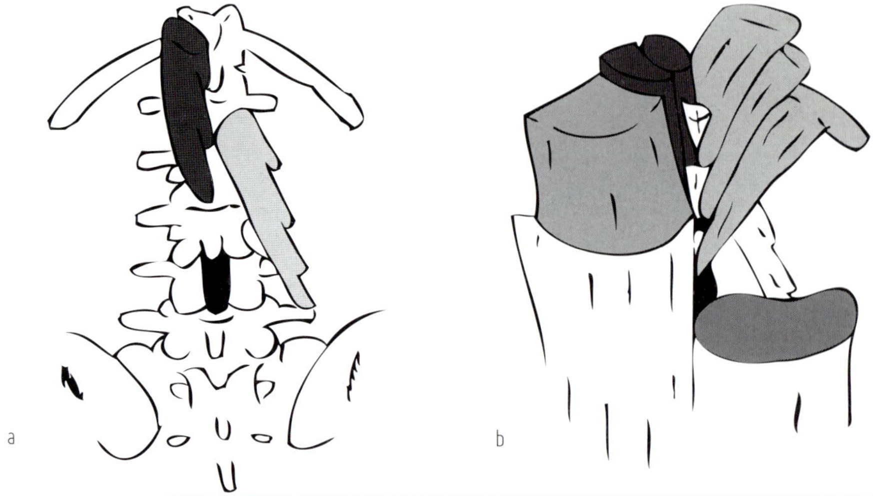

Abb. 14: a) Kleine und b) große Muskeln im Bereich der Lendenwirbelsäule

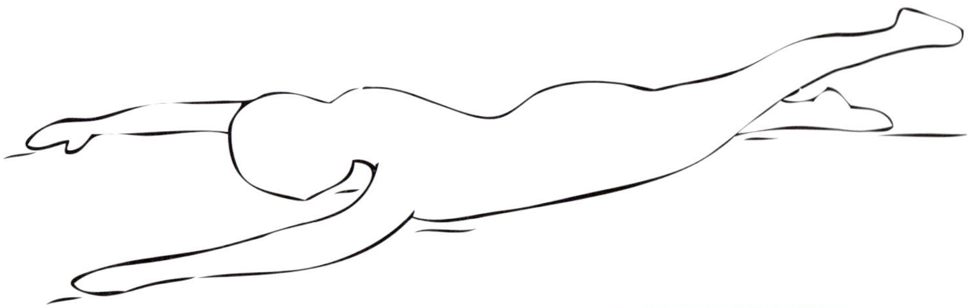

Abb. 15: Kräftigungsübung für die kleineren Muskeln des unteren Rückens

Beweglichkeit

Die Begriffe Beweglichkeit und Dehnfähigkeit werden häufig synonym verwendet, selbst von einigen sogenannten Bewegungsexperten. Die Dehnfähigkeit bezieht sich allerdings immer nur auf die Muskulatur, die Beweglichkeit auf das gesamte Gelenk.

Gelenke können hypermobil (überbeweglich) oder hypomobil (unterbeweglich) sein. Bei der Überbeweglichkeit hilft vor allem eine Kräftigung der gelenkumspannenden Muskeln. Nicht selten wird diese Überbeweglichkeit durch ein übertriebenes Beweglichkeitstraining, zum Beispiel beim Turnen oder bei der Rhythmischen Sportgymnastik, verursacht. Wenn bei diesen Sportlern mit nachlassendem Training und zunehmendem Alter die Muskulatur schwächer wird, entstehen zwangsläufig Probleme. Die überbeweglichen Gelenke werden instabil.
Die Unterbeweglichkeit in den Gelenken ist vor allem eine Folge des Nichtbenutzens beziehungsweise von Dauer- oder Fehlhaltungen, was auch schon den vorbeugenden Ansatz erklärt. Bei einer Bewegungseinschränkung im Gelenk wird leider im Sportbereich häufig eine angeblich verkürzte oder verspannte Muskulatur verantwortlich gemacht und ausschließlich mit Dehnung trainiert. Für das Training der eingeschränkten Beweglichkeit eines Gelenkes ist es unabdingbar, die wirklichen Ursachen zu kennen. Hat zum Beispiel das Schultergelenk eine knöcherne Fehlstellung, ist die Dehnung der dieses Gelenk umgebenden Muskulatur nutzlos. Dadurch kann sogar im Gegenteil ein verstärkter Gelenkverschleiß durch unphysiologische Gelenkpositionen erzeugt werden.

Beweglichkeitstraining erfolgt neben der Dehnung der umgebenden Muskulatur auch durch eine Mobilisierung des Gelenkes (zum Beispiel Schulterkreisen) oder durch äußere Maßnahmen für eine eventuell verspannte Muskulatur, wie zum Beispiel Wärmeanwendungen oder Massagen.
Für den Alltag ist besonders die Mobilisierung in den möglichen gesunden Gelenkbereichen sinnvoll. Dadurch wird eine normale Bewegungsamplitude der Gelenke erhalten oder wieder hergestellt.

Koordination

Ohne einen optimalen Einsatz zum richtigen Zeitpunkt nützen Kraft und Beweglichkeit relativ wenig. Der richtigen Koordination kommt daher eine ganz entscheidende Bedeutung für einen gesunden Körper zu.

Es ist bis heute nicht geklärt, wie das menschliche Gehirn komplexeste Aufgaben schnell und zuverlässig erledigt. Bei der Koordination von Bewegungen müssen über 100 Milliarden Nervenzellen in kleinsten Zeiteinheiten über 600 Skelettmuskeln steuern. Auf ein Orchester übertragen bedeutet dies die Steuerung durch einen Dirigenten (Gehirn) von über 600 Instrumenten (Muskeln) zu einem harmonischen Miteinander. Sind diese Instrumente (Muskeln) verspannt oder schlaff, nennt man diese Fehlfunktion in der Musik verstimmt. Ein harmonisches Klangbild (koordinierte Bewegung) ist ausgeschlossen. Der Dirigent (Gehirn) kann nur dann ein optimales Klangerlebnis erzeugen, wenn er weiß, wie es sich anhören muss (wie eine optimale Haltung oder Bewegung aussieht). Dabei kann er sich hauptsächlich von der Arbeit des Komponisten (Bewegungstechnik) oder der Funktion der Instrumente (Anatomie des Bewegungsapparates) leiten lassen. Letzteres verspricht den größeren Erfolg und bedeutet, dass immer zuerst von den Strukturen des gesunden Körpers und erst danach von der Zielstellung der auszuführenden Haltungen und Bewegungen ausgegangen werden muss. Dies setzt selbstverständlich ein fundiertes Wissen der funktionellen – den Strukturen entsprechenden – Anatomie voraus. Hat der Balletttänzer beispielsweise die Füße überwiegend nach außen gedreht und der Qi Gong-Praktizierende parallel, entscheidet immer die Funktion der Gelenke darüber, wer Recht hat. Die ausgedrehten Füße mögen für ballettähnliche Bewegungen notwendig sein, die parallelen Füße entsprechen dafür der Anatomie der unteren Extremitäten.

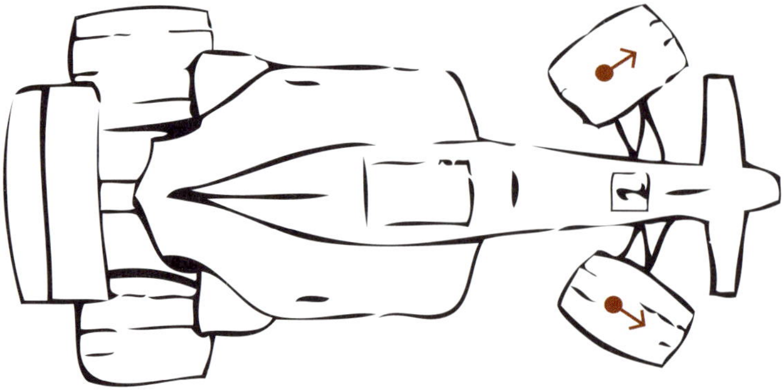

Abb. 16: Wohin fährt dieses Auto?

Kinder sind die größten Bewegungsexperten. Durch eine natürlich gute Haltungs- und Bewegungskoordination könnten sie den Erwachsenen den richtigen Weg weisen. Kinder benutzen nur die wirklich notwendigen Muskeln (Instrumente) und sind meistens noch nicht psycho-emotional beeinflusst. Ihre einfache und ökonomische Bewegungskunst entspricht dem auf das Wesentliche beschränkten Orchester, um entsprechend der Klangqualitäten der Instrumente (Muskeln) und dem Ziel des Stückes (Bewegung) zu begeistern.
Mit steigendem Alter, dem Nachahmen der Erwachsenen und zunehmend eingeschränkten Bewegungsmöglichkeiten verliert der Mensch zum einen die Wahrnehmung für das Richtige und trainiert sich zum anderen falsche Haltungs- und Bewegungsmuster an. Ein wenig übendes Orchester (Bewegungsapparat) mit einem leicht verwirrten Dirigenten (Gehirn) und teilweise fehlenden oder verstimmten Instrumenten (Muskeln) ist für viele von uns keinen Besuch wert. Der Körper, unser persönliches Orchester, funktioniert manchmal genauso oder leider genauso wenig.

Das Lernen der Bewegungskoordination erfordert einen mitunter längeren Weg. Dieser Weg erfolgt in vier Schritten:

1. Das Entdecken und Bewusstwerden des eigenen Ist-Zustandes angeborener oder erworbener Haltungs- und Bewegungsmuster ist die Basis für jegliche Veränderung. Dies setzt zum einen voraus, den Ist-Zustand zu kennen, und zum anderen zu wissen, wie er sich verbessern könnte.
2. Durch das Üben neuer Bewegungen lösen sich die alten Muster allmählich auf, und es bildet sich eine Grobform des Neuen. Diese sieht noch recht hölzern aus und ist mit viel Überlegung und einem oftmals unökonomischen Muskeleinsatz verbunden. Das vertraute, alte Bewegungsmuster dominiert immer wieder über das Neue.
3. Weiterführendes Üben des jetzt Bekannnten führt zu einer weiteren Lösung von den alten Mustern bis hin zu einer Feinform des Neuen. Die Grundprinzipien der neuen Bewegungen sind schon fast automatisiert. Der Muskeleinsatz ist bereits relativ ökonomisch, die Bewegungen werden fließend.
4. Die Feinstform ist von absoluter Geschmeidigkeit gekennzeichnet. Nur die nötigsten Muskeln werden gerade so benutzt, dass die Bewegung möglich wird. Keine Energie wird verschwendet. Der Bewegungsablauf kann ohne aktives Bewusstsein ausgeführt werden.

Für eine gute Koordination sind die motorischen Grundlagen der Kindheit äußerst wichtig.

Körperwahrnehmung

Die Körperwahrnehmung zählt nicht zu den motorischen Fähigkeiten. Ihre Bedeutung für den Erfolg einer Bewegungsmaßnahme ist allerdings äußerst hoch.
„Angenommen, Sie machen zweimal täglich 20 Minuten eine bestimmte Übung X zur Verbesserung des Problems Y. Gleichzeitig praktizieren Sie aus lauter Gewohnheit im Alltag das genaue Gegenteil von X. Was dabei herauskommt, ist nicht schwer zu erraten: Es bleibt wahrscheinlich alles beim alten Y." (C. Larsen: „Die zwölf Grade der Freiheit")

Die Voraussetzung für ein neues Körperverhalten ist nicht nur die Kenntnis der Unterschiede zwischen schlechter und besser, sondern auch die Empfindungsfähigkeit des Körpers, beide Varianten voneinander unterscheiden zu können.
Gute und sinnvolle Bewegungsangebote trainieren demzufolge zusätzlich zu den Strukturen des Körpers auch die Schaltzentrale für die Bewegungssteuerung – das Gehirn.

Für die eigene Körperkontrolle gibt es drei Wahrnehmungsmethoden:

1. Die visuelle Wahrnehmung beobachtet mit den Augen, was wir gerade tun.
2. Die kinästhetische Wahrnehmung spürt die Stellung der Gelenke oder den Spannungsgrad der Muskeln.

3. Die auditive Wahrnehmung horcht im wahrsten Sinne in den Körper hinein. Sie stellt zum Beispiel fest, dass in bestimmten Körperpositionen die Atmung nur eingeschränkt möglich ist.

Alle drei Wahrnehmungsmethoden sind sehr gut zu trainieren. Aufgrund der starken Dominanz unseres visuellen Kanals – den Augen – laufen wir Gefahr, dass bei einer Beobachtung der eigenen Bewegungen (zum Beispiel in einem vorhandenen Spiegel) die beiden anderen Wahrnehmungskanäle unbenutzt bleiben. Wenn wir dann später keinen Spiegel zur Kontrolle haben, versagt unser gesamtes Wahrnehmungssystem. Ein Training ohne Spiegelkorrektur oder sogar mit geschlossenen Augen verbessert die ebenso wichtige kinästhetische und auditive Wahrnehmung.

Für die Verbesserung der Körperwahrnehmung eignen sich vor allem Bewegungsaktivitäten mit geringen Bewegungsgeschwindigkeiten. Langsam ausgeführte Bewegungen ermöglichen eine erhöhte Achtsamkeit während des Übens. Die Achtsamkeit wiederum führt neben dem physiologischen Trainingseffekt zu Veränderungen in unserer Steuerzentrale für Bewegung. Die im Gehirn gespeicherten neuen Informationen ermöglichen auch im Alltag die Umsetzung des Gelernten.
Nur langsam setzt sich in unserer sportbetonten Leistungsgesellschaft durch, dass auch sanfte, langsame, teilweise schweißresistente Bewegungsarten sinnvolle Effekte erzielen und es wert sind, sich diesen in der kostbaren Freizeit zu widmen.

In den westlichen Kulturen haben sich verschiedene Bewegungsmodelle mit einem primär gesundheitlichen Ziel herausgebildet. Aufgrund unserer Denkweise von *entweder-oder* haben diese Bewegungskonzepte zumeist entweder Kraft oder Beweglichkeit oder Koordination als Ziel. Darüber hinaus trainieren sie sehr oft spezifische Bereiche des Körpers relativ isoliert.

Für eine nachhaltige Verbesserung von Rückenschmerzen sollten alle in diesem Abschnitt genannten Aspekte (Kraft, Beweglichkeit, Koordination, Körperwahrnehmung) gemeinsam berücksichtigt werden.
Die fernöstliche Form von gesundheitsorientierten Körperübungen – das Qi Gong – leistet dies seit mehreren Jahrhunderten auf beeindruckende Weise.

Qi Gong

„Wer Qi Gong übt, wird geschmeidig wie ein Kind, gesund wie ein Holzfäller und gelassen wie ein Weiser."

- Chinesisches Sprichwort -

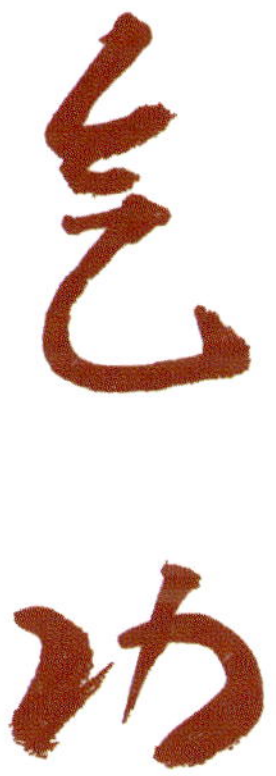

Um Qi Gong zu verstehen, ist es für den westlich geprägten Menschen notwendig, einige grundsätzliche Denk- und Handlungsansätze der chinesischen Kultur zu kennen. Vor allem die Chinesische Medizin gibt einen guten Einblick in die asiatische Philosophie.

Die Chinesische Medizin

Die Chinesische Medizin hat sich unter anderem aus einem Finanzierungsmodell entwickelt, das völlig entgegengesetzt zu dem uns bekannten Modell der Schulmedizin funktionierte.
Im alten China erhielten die Ärzte ihr Honorar in vielen Fällen nur so lange, wie sich ihre Patienten in einem guten Gesundheitszustand befanden. Dies erfolgte über Steuerzahlungen der Familien, wenn alle Familienmitglieder gesund waren. Verschlechterte sich die Gesundheit nur eines Familienmitgliedes, wurden die Zahlungen eingestellt.
Es erfordert wenig Fantasie, sich eine Medizin in dieser Konstellation vorzustellen. Dies muss zwangsläufig eine Medizin sein, die vor allem auf das Verhindern von Krankheiten ausgerichtet ist. Wird trotzdem jemand krank, versucht diese Medizin, die Ursache zu finden und zu behandeln. Eine Symptombehandlung birgt schließlich das Risiko in sich, dass der Patient nicht gesund wird und die Zahlungen ausbleiben. Für eine solche Medizin ist eine sehr ausgefeilte Diagnostik erforderlich. Bis heute vertraut der klassische chinesische Arzt zuallererst den Schilderungen des Patienten sowie bestimmten Körpermerkmalen. Diese Körpermerkmale sind vor allem der Zustand der Zunge und die Art des Pulses. Aber auch das Gesicht und speziell die Augen verraten eine ganze Menge über unseren Gesundheitszustand.

Gesundheit und Krankheit

Neben der wesentlich stärkeren Orientierung der Chinesischen Medizin an vorbeugenden Maßnahmen gibt es auch bei den Begriffen *Gesundheit* und *Krankheit* erhebliche Unterschiede zur uns bekannten Schulmedizin.
Die *Weltgesundheitsorganisation (WHO)* definiert den Begriff Gesundheit heute wie folgt: *„Gesundheit ist ein Zustand vollkommenen körperlichen, geistigen und sozialen Wohlbefindens und nicht die bloße Abwesenheit von Krankheit oder Gebrechen."*
Das Positive an dieser Definition ist die Berücksichtigung von Körper, Geist und sozialer Zufriedenheit. Damit ist die WHO schon deutlich ganzheitlicher als die praktizierte Medizin in unserer Kultur. Das Problem dieser Definition liegt jedoch in der Tatsache, dass bei genauer Auslegung wohl kaum jemand wirklich gesund ist.

Einen vollkommenen Zustand zu erreichen, ist in der asiatischen Lehre die höchste aller Künste und gelingt nur den Wenigsten. Die Chinesische Medizin kennt kein entweder 100 Prozent gesund oder 100 Prozent krank. Es ist immer eine Frage der Relation und dreht sich um die Erkenntnis, wie weit das Pendel der Gesundheit vom Optimalzustand abweicht. Je stärker die Symptome ausgeprägt sind, desto notwendiger wird das medizinische Eingreifen.

Krankheitsursachen

Wind, Kälte, Hitze, Feuchtigkeit, Trockenheit zählen zu den äußeren Krankheitsursachen; Zorn, Trauer, Sorge, Nachdenklichkeit, Angst oder Schock zu den inneren Krankheitsursachen in der Chinesischen Medizin.
An den inneren Krankheitsursachen lässt sich sehr gut erkennen, dass emotionale und körperliche Zustände eng miteinander verbunden sind. Angst oder Trauer können körperliche Symptome auslösen und umgekehrt. So kann beispielsweise Angst die Niere und den Nierenmeridian schwächen, was unter anderem zu häufigem und eventuell nächtlichem Wasserlassen führen kann. Bei einer Schwächung der Nierenenergie durch Raubbau am Körper mit zum Beispiel dauerhaft schlechter oder reduzierter Nahrung können im umgekehrten Fall verstärkt Ängste auftreten. Ein Verständnis dieser Zusammenhänge gab es auch in unserer Kultur, wie das Zitat: *„Das geht mir an die Nieren“*, belegt.

Neben den inneren und äußeren Krankheitsauslösern gibt es in der Chinesischen Medizin drei weitere Hauptursachen für das Entstehen von Krankheit:
1. Das Yin ist zu schwach oder das Yang zu hoch;
2. das Yang ist zu schwach oder das Yin zu hoch;
3. der Qi-Fluss ist blockiert.

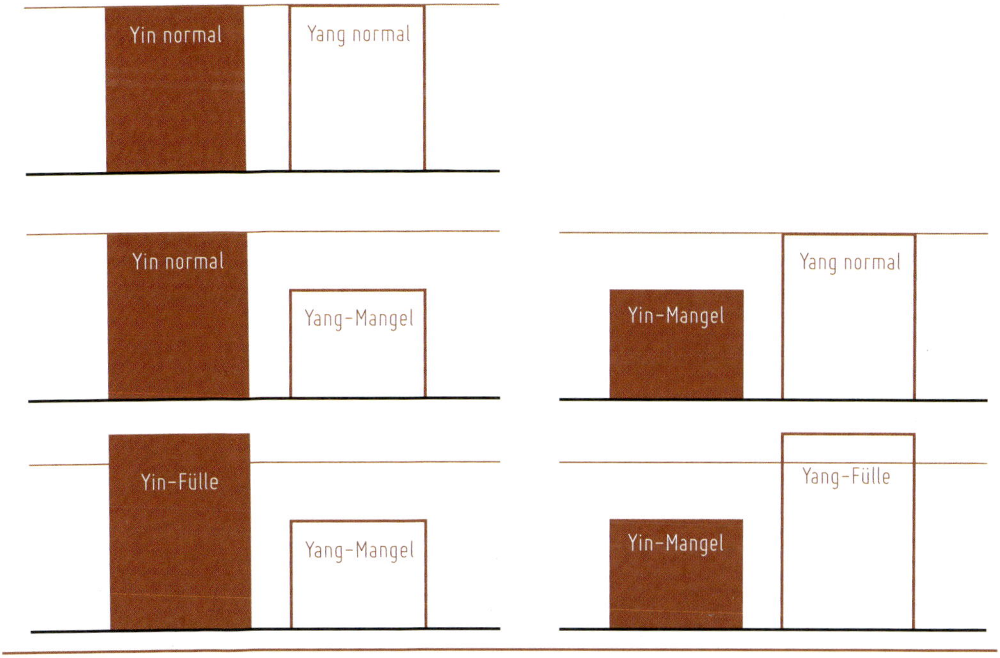

Abb. 17: Yin und Yang im (Un-)Gleichgewicht

Die drei Begriffe Yin, Yang und Qi sind für die Chinesische Philosophie und Medizin von fundamentaler Bedeutung.

Yin und Yang

Die Yin- und Yang-Theorie ist die wichtigste und unverwechselbarste Theorie chinesischen Denkens. Bei genauerer Betrachtung wird die Unterschiedlichkeit zu westlichen Denkansätzen deutlich. Die westliche, aristotelische Logik ist eine Gegenüberstellung von Gegensätzen. Chinesisches Denken ist nicht entweder-oder sondern sowohl-als-auch. Jedes Ding kann gleichzeitig es selbst und sein Gegenteil sein. Eine Einteilung in Yin oder Yang ist immer nur im aktuellen Vergleich und niemals generell oder absolut zu treffen. Begegnen sich beispielsweise ein Mann und eine Frau, so ist die Frau Yin und der Mann Yang. Trifft nun dieselbe Frau eine andere Frau, die vielleicht noch weiblichere Züge besitzt, dann ist sie in dieser neuen Konstellation Yang. Diese Denkweise, dass nicht alles Schwarz oder Weiß sein muss, bereitet uns vollkommen anders ausgebildeten Spezialisten der kleinen Teile große Probleme. Es gibt allerdings auch in unserer Kultur zunehmend ein Verständnis für diese Lehre der zwei Pole. *C. Larsen* schreibt in seinem Buch *„Die zwölf Grade der Freiheit"*: *„Jede abgegrenzte Raumeinheit besitzt zwei Pole, die sich gegenseitig ergänzen und bedingen. Diesem Phänomen begegnen wir überall in der Natur. Der empirischen Lebensforschung im alten China war dies bereits wohl vertraut. Yin und Yang gelten seit 4000 Jahren als universales, polares Wirkungsprinzip, als elementare Wertkonvention der chinesischen Hochkultur. Heute sind Yin und Yang vielen Menschen ein gegenläufiges Lebensprinzip. Naturwissenschaftliche Erkenntnisse unseres Jahrhunderts liefern eine breite Palette greifbaren Anschauungsmaterials für den universalen Charakter der Bipolarität. Magnetfelder (Nord- und Südpol), Elektrizität (Plus- und Minuspol), Wolkenbildungen (Zyklone, Antizyklone), Atome (Protonen, Elektronen). … Diesem Polaritätsprinzip wohnt eine Dynamik inne. Zwei Pole sind nicht statisch, sondern stehen in Wechselwirkung zueinander. Sie bilden zusammen ein Ganzes. Ein Pol kann ohne den anderen nicht sein (Komplementarität). Die beiden Pole sind und wirken einander entgegengesetzt (Opposition) und gehen fließend ineinander über (Transformation), so, wie die Nacht langsam der Tagesdämmerung weicht und umgekehrt."*

In der Chinesischen Medizin ist der Mensch gesund, wenn Yin und Yang im Gleichgewicht sind.
Yin und Yang beeinflussen sich gegenseitig wie Feuer und Wasser auf einer Waage.
Zuviel Wasser – Yin – löscht das Feuer – Yang. Menschen mit viel angelagertem Schleim, zum Beispiel durch häufigen Verzehr von Kuhmilchprodukten und daraus folgend viel eingelagerter Feuchtigkeit, haben selten Feuer, Temperament, hohe Aktivität. Sie sind häufig phlegmatisch (Phlegma griech.: Schleim).
Bei einem Yang-Überschuss durch Stress, scharfes Essen, viel Kaffee, Alkohol und Zigaretten kann das Feuer das Wasser verbrennen. Yin – Ruhe, Entspannung, Erholung, guter Schlaf – sind dann selten vorhanden. *(B. Temelie: „Ernährung nach den 5 Elementen")*

Seine Mitte finden – diese bekannte Weisheit fernöstlichen Denkens und Handelns ist ein wesentliches Kriterium für einen gesunden Menschen.

Qi

Der Qi-Fluss ist neben dem Yin- und Yang-Gleichgewicht der dritte wichtige Aspekt für ein gesundes Leben.

Für Qi gibt es keine wirklich gute Übersetzung. Lebensenergie ist der am häufigsten verwendete deutsche Begriff. Qi kann materiell sein, zum Beispiel manifestiert als Blut oder als die Substanz der Knochen. Qi kann aber auch feinstoffliche Energie sein, die durch die sogenannten Meridiane fließt. Die westliche Physik kann diese Meridiane bereits messen. Meridianpunkte haben andere Hautwiderstände als Nicht-Meridian-Punkte. Die Meridiane des Menschen sind nicht auf materieller Ebene nachzuweisen. Diejenigen westlichen Wissenschaftler, die das feinstoffliche Qi und die Meridiane nicht als Unsinn abtun, vermuten, dass es sich hierbei um eine spezielle Form der Lichtenergie handelt, die den Körper auf festgelegten Leitbahnen durchströmt.

Die traditionellen Chinesen interessiert nicht so sehr, was es ist, sondern wie ein Phänomen genutzt werden kann. Deshalb beruhen viele Verfahren der Chinesischen Medizin auf der Verbesserung des Qi-Flusses im Körper. Qi Gong, Akupunktur, Kräutertherapie oder richtige Ernährung zielen neben dem Ausgleich von Yin und Yang auf einen harmonischen Fluss des Qi.

Wesentliche Voraussetzungen für einen gesunden Menschen sind das Vermeiden der äußeren und inneren Krankheitsursachen, das Herstellen eines Gleichgewichts zwischen Yin und Yang und ein starkes, gut fließendes Qi. Aus diesem Verständnis von Gesundheit ist unter anderem auch das Qi Gong – gesprochen Tschi Gung – entstanden.

Schreibweise

Bei der Übertragung der chinesischen Schriftzeichen in die lateinische Schrift haben sich zwei Systeme durchgesetzt. Da beide heute noch verwendet werden, gibt es häufig Unklarheiten über die richtige Schreibweise. Außerdem haben sich mittlerweile einige westliche Varianten der Original-Umschriften herausgebildet. Die Wade-Giles-Umschrift stammt von zwei gleichnamigen Engländern, die an der Universität Cambridge im 18. und 19. Jahrhundert als Professoren für Chinesisch tätig waren. Die immer bekannter werdende und meist benutzte Umschrift heißt Pinyin und wurde von der chinesischen Regierung 1957 als offizielle Umschrift auf der Basis des lateinischen Alphabets beschlossen.

Bei der Übertragung des Schriftzeichens für chinesische Gesundheitsübungen entsteht zum Beispiel *qigong, qi gong, Qigong, Qi Gong* (Pinyin) oder *Chi Kung* (Wade-Giles). *Chi Gong* heißt es manchmal, wenn beide Varianten miteinander vermischt werden.
Bestimmte Begriffe haben sich mitunter in jeweils unterschiedlichen Varianten eingeprägt. Beim *Tai Chi Chuan* ist die Wade-Giles-Umschrift geläufiger als die Pinyin-Umschrift *taijiquan, Taijiquan, Tai Ji Quan* oder *Taiji Quan*. Beim *Qi Gong* (*Chi Kung*) ist es umgekehrt.
Daoismus und *Taoismus, Daodejing* und *Tao Te King* oder *Laozi* und *Lao Tse* sind lediglich unterschiedliche Umschriften desselben Begriffs.

Im weiteren Verlauf des Textes wird zur besseren Lesbarkeit überwiegend die Pinyin-Umschrift mit der Großschreibung der ersten Buchstaben einer jeweiligen Silbe verwendet. Bei Begriffen, die sich bis heute in der Wade-Giles-Umschrift durchgesetzt haben, wird diese auch verwendet.

Begriffe

Ebenso wie der Begriff der Traditionellen Chinesischen Medizin ist auch jener des Qi Gong erst in den 1950er Jahren (als Sammelbegriff für Körperübungen zur Gesundheit) eingeführt worden. Qi Gong hatte früher andere Bedeutungen (siehe Abschnitt *Qi Gong – Geschichte*).
Die Körperübungen waren im Altertum nur einer von mehreren Bestandteilen für eine harmonische Lebensführung. Außerdem wurden:
- Methoden zur Atemkontrolle,
- Aufnahme von kosmischem Qi,
- sexuelle Techniken,
- pharmazeutische und alchemistische Verfahren und
- diätetische Maßnahmen praktiziert.

Diese Methoden dienten in erster Linie dazu, ein langes Leben und Unsterblichkeit zu erlangen. Die Unsterblichkeit bezog sich eher auf philosophische Betrachtungen. Das Streben nach Unsterblichkeit war im kosmischen und psychischen Sinn und nicht körperlich gemeint. Der Körper als eine Art Gefäß oder Behausung sämtlicher Energien ist zwar dem natürlichen Verfall ausgesetzt, aber trotzdem das wichtigste Instrument zur Kultivierung und Vervollkommnung der eigenen Persönlichkeit.

Das erklärt auch die fehlende Trennung von körperlicher Substanz und geistigen Fähigkeiten in der chinesischen Denkweise und die Bedeutung der Lebensenergie Qi für ein langes Leben. „*Das Leben des Menschen ist eine Ansammlung von qi: Wenn es sich sammelt, bedeutet es Leben, wenn es sich zerstreut, bedeutet es Tod.“ (Zhuangzi)*

Der Begriff Qi Gong setzt sich aus den beiden Teilen:
- Qi = Lebensenergie, körpereigene Vitalkraft, Bewegungskraft und
- Gong = Erfolg, Wirkung, Arbeit, Disziplin, verdienstvolle Handlung zusammen.

Wie bereits erwähnt, gibt es allein für den Begriff Qi keine wirklich sinnvolle deutsche Übersetzung.

Das Schriftzeichen setzt sich zusammen aus:
1. Dunst, Dampf, Gas und
2. (ungekochtem) Reis

und symbolisiert dadurch, dass Qi substanzlos wie Dampf oder substanzhaft wie Reis sein kann.

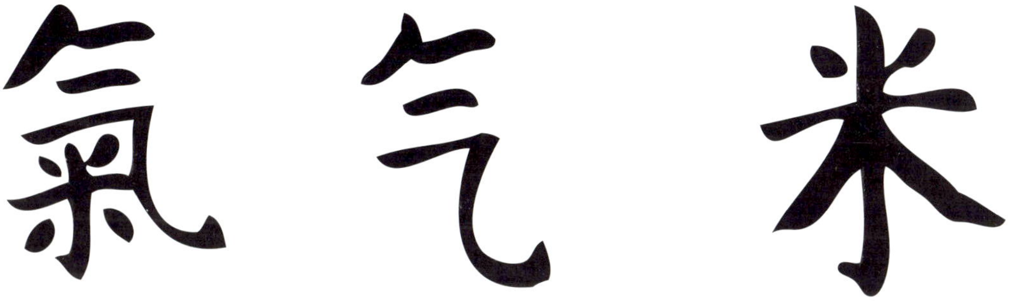

Abb. 18: Das Schriftzeichen für Qi

Diese Veränderbarkeit des Qi sorgt für die Schwierigkeiten bei der Übersetzung in die abendländische Kultur, wo Qi doch entweder dies oder jenes zu sein hat.

Geschichte

„Am Anfang des Herrschers Tang Yao staute sich die Kraft in hohem Maße und sammelte sich in der Tiefe. Der Lauf des Lichten wurde so gehemmt, so dass es sich nicht mehr der Ordnung nach auswirken konnte. Die Stimmung des Volkes wurde trübe und träge. Die Sehnen und Knochen lockerten sich und gehorchten nicht mehr. Da erfand er den Tanz, um die Leute wieder zur Bewegung anzuleiten." (Zhuangzi)

War dies die Geburtsstunde des Qi Gong, die sich der Legende nach vor etwa 4000 Jahren ereignete?

Ebenso wie die Geschichte der Chinesischen Medizin ist auch die Entstehung und Entwicklung des Qi Gong ungeklärt und von zahlreichen Legenden durchsetzt.

Der Begriff Qi Gong tauchte vermutlich das erste Mal in der Song-Zeit (960-1279 n. Chr.) auf und bedeutete damals *Wirkkraft des Qi.*

In der Qing-Zeit (1644-1911 n. Chr.) bedeutete Qi Gong *Auswerfen und Assimilieren.* Qi Gong wurde verwendet, wenn Qi wahrgenommen, aktiviert und geleitet wurde. Dies geschah durch Körper- und Bewegungsübungen und darüber hinaus durch Atem-, Konzentrations- und Meditationsübungen.

Im folgenden Text sind mit Qi Gong ausschließlich die chinesischen Bewegungsübungen gemeint. Diese hatten bis vor der beschriebenen Zusammenfassung zum Qi Gong-Begriff in den 1950er Jahren Bezeichnungen wie:
- Lian Qi – Übung der Lebensenergie
- Tu Na – Einatmen und Ausatmen
- Nei Gong – Innere Selbstübung
- Dao Yin – Übungen zum Leiten des Qi und Dehnen des Körpers.

Vor allem die Dao Yin-Übungen sind durch verschiedene, erhalten gebliebene Zeitzeugnisse bis heute dokumentiert.
Der früheste Beweis für die Existenz dieser Übungen ist ein im Jahr 1973 gefundenes Seidenbild aus der beginnenden Han-Zeit (206 v. Chr. bis 220 n. Chr.). Im *Plan zu den Übungen zum Leiten und Dehnen (Dao Yin Tu)* zeigen 22 Frauen und 22 Männer 44 verschiedene Körperhaltungen. Da sich auf dem Seidenbild außer den Übungen noch Hinweise zur Moxibustion-Behandlung (Erwärmung von speziellen Punkten an den Meridianen), zur Atmung und Aufnahme des Qi befanden, sind diese Maßnahmen früher vermutlich gemeinsam praktiziert worden.
Sehr gut dokumentiert sind die Dao Yin-Übungen in einem noch heute existierenden Text von *Sima Chengzhen (647-735 n. Chr.)* mit dem Titel: *„Abhandlung über die essenzielle Bedeutung der Aufnahme des Qi"*, auf den im weiteren Verlauf des Buches vertiefend eingegangen wird.

Es entstanden viele Weiterentwicklungen dieser Dao Yin-Übungen und ersetzten diese in vielen Gegenden Chinas. Durch die Beobachtung von Tieren, zum Beispiel der sehr alt werdenden Schildkröte, entstanden die heute wahrscheinlich ältesten, überlieferten Qi Gong-Übungen: *„Das Spiel der Fünf Tiere"* (Abb. 19, Seite 51).

Der berühmte Arzt *Hua Tuo (141 – 203 n. Chr.)* praktizierte diese Übungen regelmäßig und bildete außerdem Schüler darin aus, die sich angeblich bis ins hohe Alter optimaler Gesundheit erfreuten. *Hua Tuo* schreibt zu den von ihm entwickelten Übungen: *„Jeder Mensch hat das Verlangen, sich Bewegung zu verschaffen; nur erreichen die meisten darin nicht Vollkommenheit. Wenn man sich bewegt, kann das mit der Nahrung aufgenommene qi verbraucht werden, zirkulieren die pulsierenden Säfte ungehindert und Krankheit kann nicht entstehen. Es ist dabei wie mit einer Türangel, die niemals rostet. Deshalb haben die ‚Unsterblichen' des Altertums die ‚Übungen zum Leiten und Dehnen', die Haltung des gleitenden Bären und der Eule, die den Kopf wendet, die Dehnung in den Hüften, wie überhaupt die Bewegung der Gelenke geübt, um das Altern hintanzuhalten. Auch ich habe* *eine Methode, die ich das ‚Spiel der Fünf Tiere', nämlich des Tigers, des Hirsches, des Bären, des Affen und des Vogels nenne. Damit lassen sich nicht nur bestimmte Krankheiten heilen, man erreicht überhaupt eine größere Beweglichkeit der großen und kleinen Gelenke. Wenn also bei dem (herkömmlichen) ‚Leiten und Dehnen' im Körper eine Verspannung auftritt, so geht man zur Übung einer dieser Tierbewegungen über und sogleich kommt mit einem allgemeinen Schweißausbruch die Entspannung." (U. Engelhardt)*

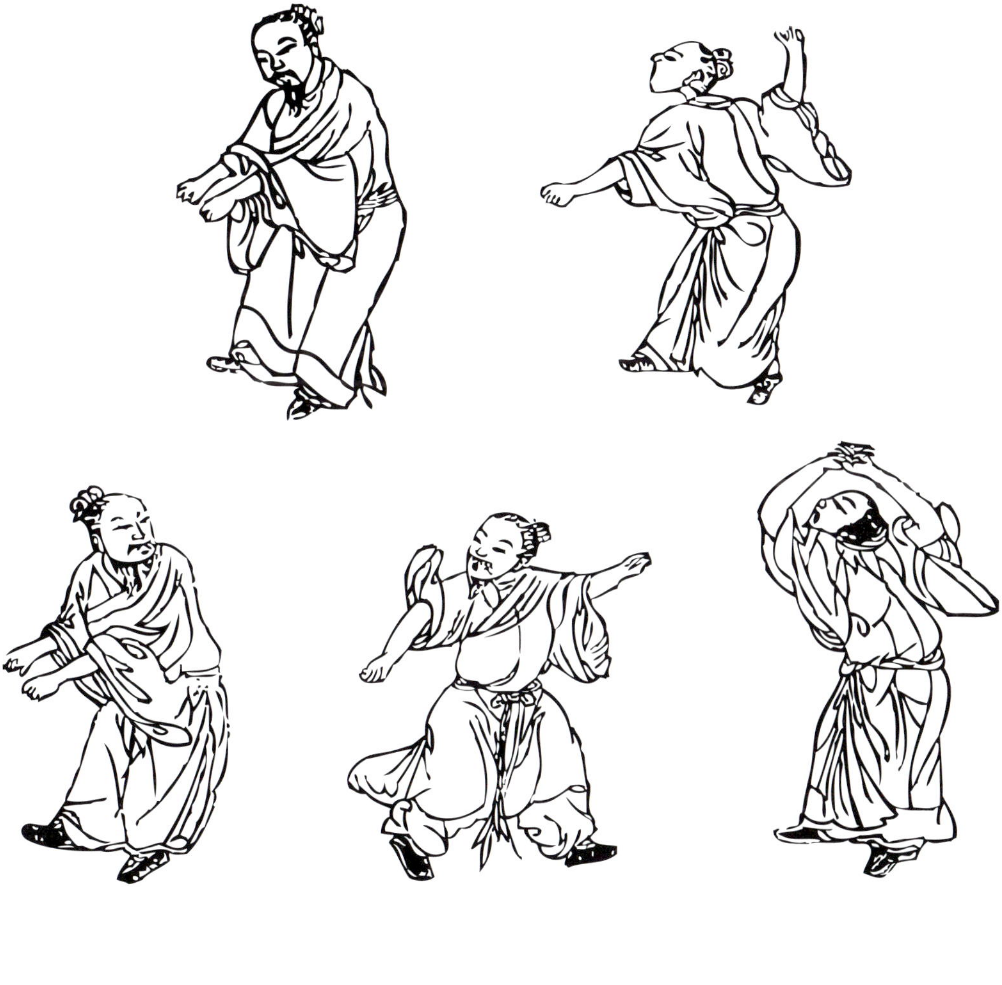

Abb. 19: Das Spiel der Fünf Tiere

Die weiterführenden Entwicklungen des Qi Gong sind dem nachfolgenden Abschnitt über die verschiedenen Qi Gong-Schulen zu entnehmen.

Die enge Verbindung des Qi Gong mit der politischen Geschichte Chinas wird in den letzten 100 Jahren besonders deutlich. Mit dem Ausrufen der Chinesischen Republik im Jahr 1911 galt traditionelles Kulturgut wie Qi Gong oder Tai Chi Chuan als veraltet. Es entstand ein starker Trend zu einer naturwissenschaftlich orientierten, westlichen Medizin.
Nach Beendigung des Bürgerkrieges (1949), in dessen Verlauf viele geflohene Bewegungsexperten ihr Wissen über Taiwan und Hongkong in der Welt verbreiteten, wurde im Jahr 1955 im Tangshou-Sanatorium erstmals Qi Gong als medizinische Maßnahme praktiziert.
Schwer erkrankte, schulmedizinisch geprägte Ärzte, die von traditionellen Qi Gong-Meistern durch uralte Techniken therapiert worden waren, verbreiteten damals häufig die Übungen des Qi Gong.
Unzählige neue Übungsreihen entstanden durch Kombinationen, Abwandlungen, Erweiterungen klassischer Formen oder durch Neuentwicklungen. Die heute bekannten Varianten des *Medizinischen Qi Gong* stammen überwiegend aus dieser Erfinder-Zeit der letzten 50 Jahre. Selbstverständlich sind die Inhalte des neueren Qi Gong nicht automatisch schlechter oder unwirksamer als die alten Formen. Jedoch sind bei den neueren Varianten leider oftmals der fundamentale Gedanke der Ganzheitlichkeit und die notwendigen Körperprinzipien zum richtigen Gebrauch der Strukturen des Körpers und der damit verbundenen Arbeit mit dem Qi verloren gegangen.

In der Zeit der Kulturrevolution zwischen 1966 und 1978 wurden kostbare Kulturgüter zerstört, und viele Meister traditioneller Künste verließen freiwillig oder unfreiwillig das Land oder wurden umgebracht. Es ist deshalb nicht verwunderlich, dass viele chinesische Experten des Tai Chi oder Qi Gong auf der ganzen Welt zu finden sind, aber nicht mehr überwiegend in China.

Nach der Kulturrevolution wurde Qi Gong eine Massenbewegung, wie es sie vorher noch nie gab. Ganz ohne medizinischen Hintergrund war dies in erster Linie ein Ventil für das unterdrückte Volk. In dieser Zeit entstanden viele Formen des Qi Gong, die spontane Bewegungsvarianten als Ausdruck persönlicher Freiheit zuließen. Sehr bekannt ist beispielsweise das Ende der 1970er Jahre entstandene *Kranich-Qi Gong*.
Die wissenschaftliche Forschung wurde in den 1980er Jahren durch verschiedene Institute und durch Gelder der Regierung intensiviert. Die naturwissenschaftliche Suche nach den Wirkungen des Qi Gong bestimmt auch heute noch den chinesischen Umgang mit dieser uralten Bewegungskunst.
Mittlerweile gibt es in Europa eine unüberschaubare Flut an Qi Gong-Varianten in Volkshochschulen, Vereinen, Rehaeinrichtungen, Hotels und so weiter. Eine weitere Unterteilung der Qi Gong-Arten hilft bei der Suche nach dem richtigen Angebot.

Qi Gong-Arten

Die häufigsten und sinnvollsten Einteilungen der Qi Gong-Übungen sind:
1. nach ihrer äußeren Form,
2. nach ihrer Absicht und
3. nach ihrer Herkunft.

1. Nach der äußeren Form unterscheiden wir Übungen in Ruhe (Jing Gong) und Übungen in Bewegung (Dong Gong).
2. Die Einteilung nach der Absicht führt entweder zu weichem Qi Gong für Entspannung oder hartem Qi Gong für Anspannung im Körper. Ersteres wird überwiegend als Gesundheits-, letzteres als Kampfkunst-Übung praktiziert.
3. Qi Gong-Übungen nach ihrer Herkunft einzuteilen, führt zu den unterschiedlichen Schulen des Qi Gong.

Die konfuzianische Schule

Konfuzius, jener auch im Westen bekannte Beamte, Lehrer und Philosoph, lebte vermutlich von 550 bis 479 v. Chr. in China und hieß eigentlich Kong Fu Zi, was so viel wie *Alter Meister Kong* bedeutet. Zu seiner Zeit waren die politischen und sozialen Verhältnisse in China sehr aufgewühlt und ungeordnet. Der Wunsch nach einer gesellschaftspolitischen Ordnung sollte durch eine strenge Erziehung über klare Regeln und Normen vom tugendhaften, disziplinierten, bescheidenen Menschen verwirklicht werden. Qi Gong-Übungen zielten neben der Erhaltung der Gesundheit auf die Zähmung des Geistes und die Kontrolle triebhafter und gefühlsmäßiger Regungen. Die Übenden sollten mit Disziplin und Beharrlichkeit einen ethisch und moralisch einwandfreien Charakter entwickeln, um die Funktionen und Aufgaben in Staat und Familie erfüllen zu können. Qi Gong-Übungen wurden zu dieser Zeit für verschiedenste Zwecke instrumentalisiert.

Die daoistische Schule

„Je mehr Einschränkungen und Verbote es gibt, desto ärmer wird das Volk.
Je mehr scharfe Waffen die Menschen haben, desto mehr Verwirrung ist in der Welt.
Je mehr Geschick und Schlauheit die Menschen haben, desto mehr seltsame Dinge kommen auf.
Je mehr Gesetze und Verordnungen erlassen werden, desto mehr Räuber und Diebe gibt es." (Laotse, 57. Kapitel)
Ob Laotse (Lao Zi) wirklich gelebt hat, ist nicht bekannt. Angeblich war er irgendwann in der Zeit zwischen 600 und 400 v. Chr. Geschichtsschreiber am Kaiserhof und für das Dao De Jing (Tao Te King), eines der bekanntesten philosophischen Werke Chinas, verantwortlich. Es gibt aber auch genügend Hinweise darauf, dass er nie existierte, und seine Person lediglich zur Verkündung der Botschaften dieses Werkes erfunden wurde.

Der Daoismus ist nahezu das Gegenteil des Konfuzianismus. Der Mensch sollte jegliche Form von Einmischung in die natürlichen Abläufe unterlassen und alle Erscheinungen und Geschehnisse als berechtigt hinnehmen, ohne sie ethisch oder moralisch zu bewerten. Naturgesetze sollten erkannt und nutzbar gemacht aber nicht manipuliert werden. Es gibt im daoistischen Qi Gong viele Übungen, die auf der Beobachtung der Natur beruhen und die bereits beschriebene Bewegung von Tieren nachahmen.
Die in diesem Buch dargestellten Rücken Qi Gong-Übungen entstammen dieser Richtung und sind auch als *Daoistische Gesundheitsübungen* bekannt.

Die buddhistische Schule

Der Legende nach suchte der buddhistische Meister Bodhidharma auch in China einen würdigen Nachfolger. Dadurch kamen im 6. Jahrhundert n. Chr. buddhistische Einflüsse nach China, und Bodhidharma gründete den Chan-Buddhismus, aus dem sich später in Japan der im Westen bekanntere Zen-Buddhismus entwickelte. Diese Religion des Mitgefühls war ganz maßgeblich an der Entstehung der ersten chinesischen Hospitäler beteiligt. Das indische Yoga, neue Meditationstechniken und die in buddhistischen Klöstern entstandenen harten, den Kampfkunsttechniken zuzuordnenden Qi Gong-Formen beeinflussten die chinesische Bewegungskultur erheblich. Buddhistische Mönche entwickelten als Schutz vor Übergriffen auf ihren Wanderungen das noch heute bekannte Gong Fu (Kung Fu). In der buddhistischen Schule waren die Beherrschung des Qi und seine bewusste Lenkung in äußere Körperbereiche als Schutz vor Verletzungen wesentliche Zielstellungen. *Eisenhemd-Qi Gong* ist eine Bezeichnung für Übungen dieser Art. Buddhistische Shaolin-Mönche demonstrieren noch heute eindrucksvoll diese Fähigkeiten. Auf Köpfen zertrümmerte Ziegelsteine, mit der Haut aufgehaltene Speerspitzen und gebogene Eisenstangen lassen den naturwissenschaftlich geprägten Westeuropäer gern an der Echtheit dieser Künste zweifeln.
Der gesundheitliche Aspekt, der das Qi eher im Inneren nutzbar machen will, steht in der buddhistischen Schule nicht im Vordergrund. Aber auch die Ausübenden der Kampfkünste wussten die gesundheitsfördernde Wirkung von Qi Gong zu schätzen. *Yue Fei (1103-1142 n. Chr.)*, ein rechtschaffener Marschall, hat zum körperlichen und seelischen Wohl seiner Soldaten die *Acht Stücke Brokat* (Acht edle Übungen oder Ba Duan Jin), die wahrscheinlich heute bekannteste Qi Gong-Form der buddhistischen Schule, zusammengestellt (Abb. 20, Seite 55).

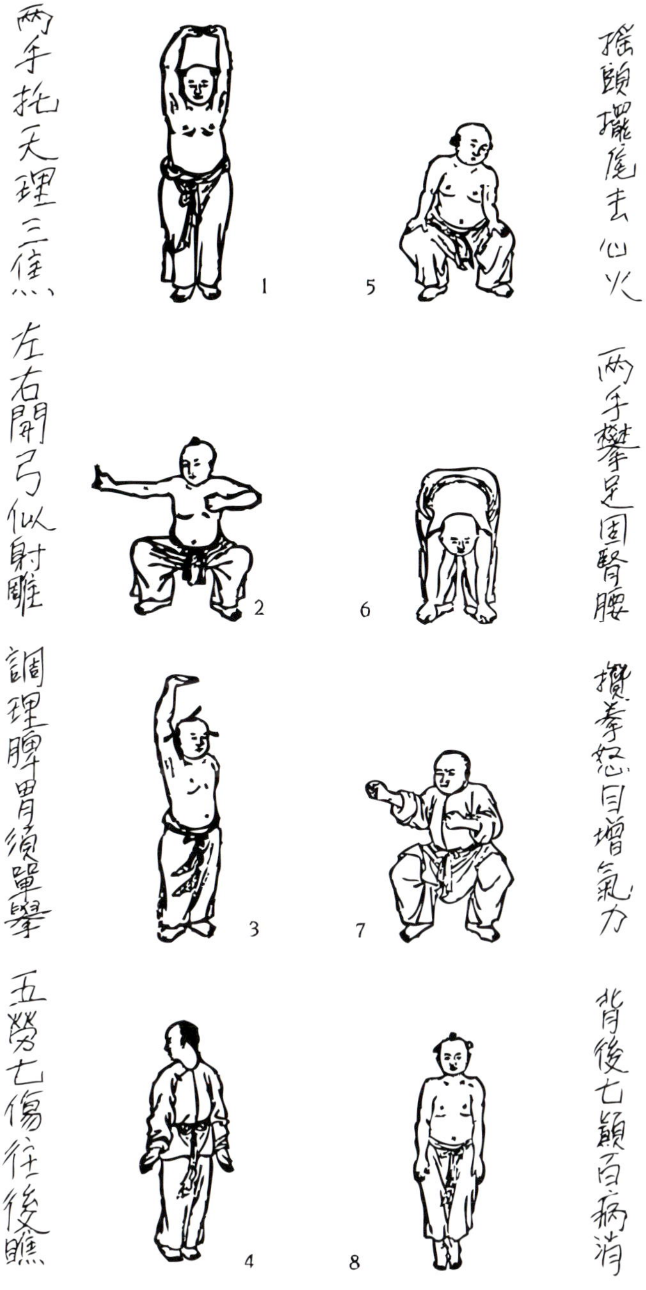

Abb. 20: Acht Stücke Brokat

Wird die Herkunft des Qi Gong mit einem Ziel verbunden, entstehen daraus zwei weitere Qi Gong-Schulen.

Die Schule der Kampfkunst

Die kampfkunstorientierten Richtungen wurden und werden im Allgemeinen von gesunden Menschen praktiziert. Qi zum Kämpfen und als Schutz vor Verletzungen zu nutzen, sind die Motive des kampfkunstorientierten Qi Gong. Bei den Kampfkünsten wird zwischen äußeren – unter Verwendung der Muskelkraft (zum Beispiel erwähntes Kung Fu) – und inneren – unter Benutzung der inneren Qi-Kraft (wie beispielsweise Tai Chi Chuan) – unterschieden. Vor allem das Tai Chi Chuan findet im Westen eine immer größere Verbreitung. Obwohl in den traditionellen Tai Chi-Formen noch Angriffs- und Abwehrbewegungen zu erkennen sind, wird diese Art der geschmeidigen Bewegungskunst mittlerweile überwiegend als Gesundheitsmaßnahme praktiziert. Über die Entstehung des Tai Chi Chuan ranken sich ebenfalls die unterschiedlichsten Legenden. Angeblich hat der daoistische Mönch Zhang San Feng aus dem Beobachten oder dem Traum eines Kampfes zwischen einem Kranich und einer Schlange im 12. Jahrhundert das Tai Chi Chuan als innere Kampfkunst entwickelt. Wahrscheinlicher ist jedoch, dass er aus seinem Wissen der daoistischen Gesundheitsprinzipien und zwei Kampfkunststilen, dem Schlangen- und dem Kranich-Stil der Shaolin-Mönche, etwas Neues entwickelte. Richtig ist in jedem Fall, dass diese Kampfkunst nicht Muskelkraft sondern vor allem Qi-Kraft einsetzte und sehr lange geheim war. Tai Chi Chuan wurde ausschließlich innerhalb der Familien, überwiegend an männliche Nachkommen, weitergegeben. Die Familie Chen (ab etwa 1600 n. Chr.) hat den ersten bekannten, nach ihr benannten Tai Chi-Stil praktiziert. Heute ist der Yang-Stil (nach der Familie Yang ab etwa 1800 n. Chr.) wohl weltweit die bekannteste aller Tai Chi-Varianten.
Heutige Chinesen praktizieren überwiegend die 24er Peking-Form. Sie ist eine vom Sportkomitee entwickelte Kurzform des Yang-Stils, der sehr häufig die wichtigen inneren Prinzipien der Qi-Entwicklung und -Lenkung fehlen.

Im Gegensatz zum Qi Gong sind die Tai Chi-Bewegungen als längere Bewegungsabfolgen deutlich schwerer zu erlernen. Sie eignen sich bei fleißigem Üben aber ebenso wie das Qi Gong, Fehlhaltungen und ungünstige Bewegungsmuster kennen zu lernen und zu verändern.

Die medizinische Schule

Wie bereits erwähnt, gab es zu früheren Zeiten eine Verbindung zwischen der Chinesischen Medizin und Körperübungen für die Gesundheit. Das beschriebene Seidenbild, schriftliche Hinweise im *Huang Di Nei Jing („Buch des Gelben Kaisers zur Inneren Medizin", angeblich von 3000 v. Chr.)* oder die medizinisch orientierten Übungen des *Spiels der Fünf Tiere* belegen diese frühere Verbindung.

Und doch tat sich die Chinesische Medizin lange sehr schwer, Qi Gong als gleichberechtigte Maßnahme neben zum Beispiel der Kräuterheilkunde oder der Akupunktur anzusehen.
Selbst um das Jahr 620 n. Chr., als zu Zeiten der Tang-Dynastie (618-907 n. Chr.) erstmalig ein *Kaiserliches Büro für Medizin* eingerichtet wurde, sucht man das Qi Gong als medizinische Maßnahme vergeblich. Qi Gong war nicht Bestandteil der Arztausbildung und wurde eher durch Lehrer, über Familien, durch Mönche und wenige Ärzte weitergegeben.

Trotz dieser etwas unklaren Haltung der Chinesischen Medizin zum Qi Gong als wichtige Maßnahme stand der gesundheitliche Aspekt beim Praktizieren dieser Übungen immer im Vordergrund. Dies ist im Rücken Qi Gong genauso.

Rücken Qi Gong

„Die fruchtbarsten Entwicklungen haben sich überall dort ergeben, wo zwei unterschiedliche Arten des Denkens zusammentrafen."

- Werner Heisenberg -

背与气功

Rücken Qi Gong ist die Verschmelzung von authentischen Daoistischen Gesundheitsübungen des alten China und ihrer westlichen Aufbereitung.

Der im Westen geborene und aufgewachsene, westlich denkende und fühlende Mensch wird die ferne Kultur Asiens aufgrund seiner Erziehung und seiner Erfahrungen immer zumindest ein wenig anders verstehen.
Bei der Darstellung von fernöstlichem Qi Gong für den westlich geprägten Menschen entsteht die große Schwierigkeit, zwei völlig unterschiedliche Kulturen und Denkweisen zusammenzuführen und nicht aus dem persönlichen Erfahrungsschatz das eine über das andere zu stülpen.

Die Menschen des Westens (mittlerweile auch die meisten Chinesen) versuchen, aus dem Qi Gong mit ihrem wissenschaftlich-technischen Denken das herauszufiltern, was sie sehen, anfassen oder verstehen können und für sie logisch ist. Nicht selten bleibt von der ursprünglichen Energiearbeit und dem ganzheitlichen Ansatz nichts mehr übrig, und Qi Gong wird eine reine Gymnastikvariante. Der fernöstlich, spirituell orientierte Qi Gong-Meister kann andererseits den westlichen Menschen mit der Energiearbeit überfordern.
Wird die nichtmaterielle Komponente des Qi Gong mit traditionellen chinesischen Lehrweisen kombiniert, fühlen sich viele westlich geprägte Menschen zusätzlich abgeschreckt. Die konfuzianische Schule mit Disziplin und Meisterverehrung mag in einigen Regionen Asiens noch funktionieren, in Europa oder Amerika hingegen möchte der Lernende als mündige Person akzeptiert werden. Die alte asiatische Lehrweise ist außerdem sehr stark darauf ausgerichtet gewesen, dass der Lehrer die Übungen mitunter über viele Jahre hinweg ohne Erklärung vormacht und der Schüler sie nachahmt. Das Besondere der westlichen Gestaltung des Lernens ist unter anderem die Verwendung verschiedener Lehr-Methoden. Für die Auswahl der richtigen Methoden und Inhalte sollte der Qi Gong-Lehrer den aktuellen körperlichen Zustand und die Ziele der Übenden kennen.

Da Rücken Qi Gong aus traditionellen Qi Gong-Übungen besteht, wirken sie immer zuallererst ganzheitlich. Ihre Strukturierung dient dem vereinfachten Verständnis des westlich geprägten Interessenten.

Rücken Qi Gong gegen Rückenbeschwerden

Ausgehend vom dargestellten Bewegungsmangel in unserer technologischen Welt mit massiven Rückenproblemen und den aufgezeigten Lösungsmöglichkeiten lässt sich zu den Rücken Qi Gong-Übungen und Bezug nehmend auf den Abschnitt *Bewegung gegen Rückenbeschwerden* Folgendes festhalten:

Verbesserung der Kraft

– Die ausgewählten Übungen werden stehend mit dem eigenen Körpergewicht gegen die Schwerkraft ausgeführt. Dies verbessert die Belastbarkeit der beteiligten Körperstrukturen auch für den Alltag.
– Durch das Fehlen von Zusatzgewichten ist die Intensität der zu bewältigenden Kraftleistungen gering. Dadurch wird der Einsatz vor allem der kleineren, tiefliegenden, gelenkstabilisierenden Muskeln unterstützt.
– Die Bewegungen werden in allen für den Körper funktionellen Bewegungsrichtungen durchgeführt. Einseitige oder ungesunde Körperpositionen werden vermieden. Der Bewegungsapparat bekommt die den Strukturen entsprechenden Bewegungsreize.
– Durch die Ausgewogenheit der Bewegungsvarianten werden die Beuge- und Streckmuskeln, die Körpervorder- und Rückseite, die Wirbelsäule, die oberen und unteren Extremitäten ausgewogen trainiert.

Verbesserung der Beweglichkeit

– Die Bewegungen werden innerhalb der gesunden Gelenkbereiche ausgeführt. Die Wirbelsäule zum Beispiel wird bei diesen Übungen so gebeugt, gestreckt, seitwärts geneigt und gedreht, wie es ihrer Konstruktion entspricht.
– Bei den Übungen werden viele Gelenke gleichzeitig bewegt. Dadurch verbessert sich die Beweglichkeit des gesamten Körpers.
– Die Beweglichkeit wird durch sanfte Mobilisation der Gelenke verbessert und nicht durch Dehnung der Muskulatur. Die knöchernen Strukturen der Gelenke werden berücksichtigt.
– Durch die funktionelle Durchführung der Bewegungen entsteht eine optimale, keine maximale Beweglichkeit in den Gelenken.

Verbesserung der Koordination

– Die Rücken Qi Gong-Übungen sind Einzelübungen und keine Übungsfolge, wie zum Beispiel das Tai Chi Chuan. Deshalb eignen sie sich auch hervorragend für Einsteiger in die fernöstlichen Bewegungskünste und sind relativ schnell und einfach in ihrer Grobform zu erlernen.
– Für die meisten Menschen in den westlichen Industrienationen sind die Bewegungen neu und anders als bisherige Bewegungserfahrungen. Dadurch können alte Bewegungsmuster wahrgenommen und verändert werden. Neuen Bewegungsmustern wird Vorschub geleistet.
– Die Muskeln können durch die Übungen besser und ökonomischer eingesetzt werden. Für eine Bewegung unnötige Muskeln werden zunehmend erkannt und bleiben unbenutzt. Je weniger unnötige Muskeln gebraucht werden, desto größere Kapazitäten hat unsere Steuerzentrale – das Gehirn – für die notwendig beteiligten Muskeln frei. Die Bewegungen werden geschmeidiger.

Verbesserung der Körperwahrnehmung

– Durch die geringen Bewegungsgeschwindigkeiten werden die Übungen achtsam ausgeführt. Neben den körperlichen Effekten trainieren die Übungen zusätzlich unser Gehirn.
– Die zeitlupenähnlich ausgeführten Übungen ermöglichen ein Hineinspüren im Sinne des kinästhetischen und auditiven Wahrnehmens. Die dadurch erlebten Körperempfindungen können gespeichert und im Alltag abgerufen werden.

Neben den hier dargestellten spezifischen positiven Effekten des Rücken Qi Gong, vor allem für den Rücken und die Körperwahrnehmung, verringert sich durch das Üben in entspannter Langsamkeit auch der Stress-Level. Die Übungen ermöglichen durch den entspannenden Yin-Aspekt einen notwendigen Ausgleich zu unserem hektischen Alltag mit einem dominierenden Yang-Anteil. Körper und Geist werden gleichzeitig harmonisiert.

Rücken Qi Gong – Übungen mit Tradition

Die in diesem Buch dargestellten Rücken Qi Gong-Übungen entstammen der Tradition Daoistischer Gesundheitsübungen, die zum bewegten, weichen Qi Gong gehören. Diese Übungen wurden vor allem von Generationen von Mönchen in Klöstern praktiziert und von Meister zu Meisterschüler weitergegeben.
Häufig wurden und werden diese Übungen nicht nur von Qi Gong-, sondern auch von Tai Chi-Meistern praktiziert. 15 der in diesem Buch dargestellten Übungen zum Beispiel wurden ursprünglich von Meister Chu King-Hung (Jahrgang 1945) aus einer Vielzahl von über 600 Daoistischen Gesundheitsübungen ausgewählt. Neun Daoistische Gesundheitsübungen wurden vom Autor ergänzt. Alle 24 Rücken Qi Gong-Übungen sind nach ihrer Bedeutung für ihre Wirksamkeit vor allem gegen Rückenbeschwerden, nach ihrem hohen Anteil an gleichzeitig bewegten Gelenken und nach ihrem geschmeidigen Fluss ausgewählt worden. Dabei wurde vor allem ihre Wirkung auf die unter Abschnitt *Bewegung gegen Rückenbeschwerden* aufgeführten Punkte berücksichtigt.

Meister Chu unterrichtet in der 5. Generation den authentischen Yang-Stil des Tai Chi Chuan. Da er von seinem Lehrer die inneren, energetischen Prinzipien vermittelt bekam, ist dieses Wissen in die Daoistischen Gesundheitsübungen eingeflossen und an seine Schüler weitergegeben worden.
Frieder Anders (Jahrgang 1944, ab 1979 Schüler, seit 1988 Meisterschüler von Chu King-Hung, 2002 von ihm zum Meister der 6. Generation ernannt) und Thomas Karthaus (Jahrgang 1955, seit 1983 Schüler, seit 2003 Meisterschüler von Meister Chu King-Hung) praktizieren diese Übungen seit über 20 Jahren und haben sie an viele ihrer Schüler in Deutschland, unter anderem an den Autor dieses Buches, weitergegeben.

Die Struktur der Rücken Qi Gong-Übungen

Die 24 Rücken Qi Gong-Übungen sind in drei Teile zu je acht Übungen gegliedert:
- Teil 1: Die Wirbelsäule
- Teil 2: Der Schulter-Nackenbereich und die Arme
- Teil 3: Das Becken, die Beine und die Füße

Für den systematisch denkenden Menschen des Westens ist es hilfreich, bei den Übungen des ersten Teils vor allem auf die Wirbelsäule als zentrale Achse zu achten. Der zweite Teil lässt eine vertiefende Konzentration auf den Schulter-Nackenbereich und die Arme zu. Im dritten Teil stehen die Fuß-, Beinarbeit und die Beckenbewegung im Vordergrund.

Innerhalb der einzelnen Teile sind die Bewegungen vom Einfachen zum Schweren (ein wichtiges methodisches Prinzip in der westlichen Lehre) geordnet. Drei Faktoren waren entsprechend der im Kapitel *Die Rücken Qi Gong-Übungen in der Praxis* dargestellten Übungen für diese Einteilung ausschlaggebend und werden im Folgenden beispielhaft erklärt:
1. die Anzahl der Bewegungsvarianten:
- gering → Beugen und Strecken der Wirbelsäule,
- mittel → Beugen und Strecken der Wirbelsäule + Heben und Senken der Arme,
- hoch → Beugen und Strecken der Wirbelsäule + Heben und Senken der Arme + Beugen und Strecken der Beine;
2. die Beanspruchung im Sinne der Koordination:
- gering → beide Arme gleichzeitig heben und senken,
- mittel → beide Arme entgegengesetzt heben und senken,
- hoch → beide Arme entgegengesetzt heben und senken und zusätzlich drehen;
3. die Anforderungen an das Gleichgewicht:
- gering → Stand auf hüftbreiten Füßen,
- mittel → im schulterbreiten Stand verlagert sich das Körpergewicht auf ein Bein,
- hoch → die Übung wird stehend auf einem Bein ausgeführt.

Rücken Qi Gong zwischen Ost und West

Die Ganzheitlichkeit und die Arbeit mit dem Qi sind grundlegende Ideen der Daoistischen Gesundheitsübungen. Die in diesem Buch zusammengestellten Übungen sollten trotz ihrer Strukturierung immer als Bewegungen für den gesamten Körper verstanden und praktiziert werden. Der erste Teil der Bewegungen – die Wirbelsäule – integriert Übungen, die alle Bewegungsvarianten unserer Körperachse enthalten. Das bedeutet keinesfalls, die grundlegenden Bewegungsprinzipien für die nicht primär im Fokus stehenden Körperbereiche zu vernachlässigen.

Die Übungen sind so ausgewählt, dass alle Bereiche des Körpers gleichrangig bewegt werden. Es ist deshalb davon auszugehen, dass alle Meridiane gleichrangig angesprochen werden. Da Qi Gong für spezielle Meridiane eine überwiegend neuere Erfindung der Traditionellen Chinesischen Medizin ist (zum Beispiel Herz-Qi Gong, Magen-Milz-Qi Gong, Leber-Qi Gong), werden die dargestellten Rücken Qi Gong-Übungen diesbezüglich nicht bewertet. Das Spüren von Dehnungen bestimmter Muskelregionen und eine Abbildung der Meridianverläufe könnte sehr schnell eine künstliche Verbindung zwischen den Übungen und bestimmten Meridianen erfinden. Dies ist aber nicht das Ziel des Rücken Qi Gong oder des traditionellen Qi Gong.

Die Aufbereitung der Rücken Qi Gong-Übungen ist nicht nur strukturiert und methodisch geordnet, sondern sie ist auch so gestaltet, dass ein Einstieg über die äußeren Körperbereiche ermöglicht wird.
Hierbei ist nicht der Vergleich zwischen den äußeren oder inneren Muskeln gemeint. Mit den äußeren Körperbereichen soll die Arbeit mit dem Bewegungsapparat im Gegensatz zur Arbeit mit den inneren Energien beschrieben werden. Westlich geprägte Menschen, die ihr Qi nicht spüren, können diese Bewegungskunst dadurch trotzdem nachvollziehbar kennen lernen.
Durch regelmäßiges Üben, am besten zusätzlich mit einem kompetenten Lehrer, werden später ganz automatisch die vertiefenden Erfahrungen, vielleicht sogar energetischer Art, möglich.

In der Abhandlung über das Dao Yin, die *Übungen zum Leiten und Dehnen* von *Sima Chengzhen (647-735)*, einem daoistischen Priester und Vertreter der Shangqing-Schule (Schule des Daoismus, ab Ende des 4. Jahrhunderts n. Chr. in China) wird ein ähnlicher, äußerer Ansatz sichtbar: *„(Für die Funktionstüchtigkeit) der Extremitäten und Gelenke ist die Grundvoraussetzung deren Bewegung und Gebrauch … Wenn man nur müßig verharrt, ohne sich fortzubewegen, sollte man die Übungen zum „Leiten und Dehnen“ (daoyin) praktizieren, um Harmonie und Durchlässigkeit (des gesamten Körpers) zu erreichen. Hier gilt ganz entschieden der Grundsatz: Die Türangel rostet nicht.“ (U. Engelhardt)*
Die nicht benutzten Gelenke (Türangeln) können irgendwann ihre Funktionen schlecht oder gar nicht mehr erfüllen. *„Ich bin ganz schön eingerostet“*, ist ein Zitat aus der heutigen, bewegungsarmen Zeit.

Sima Chengzhen hat bereits vor über 1300 Jahren die Zersplitterung der Lehrmeinungen, die fehlende systematische Darstellung und die Unübersichtlichkeit der Übungsanleitungen der Dao Yin-Übungen kritisiert und in seinem Werk verändert. Er unterteilt in seinem Buch über *Die Übungen zum Leiten und Dehnen* 17 genauer erklärte Bewegungen folgendermaßen:

– Übungen 1-3: für den Kopf und den Brustkorb
– Übungen 4-6: zusätzlich für den Rücken und das Becken
– Übungen 7-10: zusätzlich für die Beine
– Übungen 11-13: im Liegen vor allem für die Beine
– Übungen 14-17: vor allem für die Drehung der gesamten Wirbelsäule
Das Besondere der Dao Yin-Übungen nach seiner Strukturierung sei:
– die Ausgewogenheit zwischen Beugen-Strecken und Heben-Senken.
– Die Benutzung vieler Gelenke gleichzeitig.
– Die systematische Einteilung der Übungen nach Körperregionen.
– Präzise Übungsbeschreibungen.
(U. Engelhardt)

Das Rücken Qi Gong ist im Vergleich zur Darstellung der Dao Yin-Übungen von Sima Chengzhen sehr nah an den uralten Traditionen chinesischer Gesundheitsübungen.

Allgemeine Übungshinweise

„Der Buddha fragte den Mönch Sona: ‚Stimmt es, dass du Musiker warst, bevor du Mönch wurdest?‘ – ‚So ist es‘, antwortete der Mönch. Der Buddha fragte: ‚Was geschieht, wenn auf einem Instrument eine Saite zu locker gespannt ist?‘ – ‚Sie gibt keinen Ton von sich, wenn man sie anzupft‘, erwiderte Sona. ‚Und was geschieht, wenn eine Saite zu straff gespannt ist?‘ – ‚Sie reißt.‘ – ‚Genauso ist es, wenn du den Pfad beschreitest. Behalte deine Gesundheit im Auge. Zwinge dich nicht, Dinge zu tun, die deine Kräfte übersteigen. Tue sie freudig und mit Leichtigkeit!‘“

- Buddha -

常见练习指南

Rücken Qi Gong ist kein Leistungssport. Das Prinzip von Yin und Yang gilt auch hier, um mögliche Gesundheitswirkungen zu erreichen. Zu viel oder zu intensives Üben ist genauso falsch wie zu wenig oder gar nicht Üben. Die entscheidende Frage nach der richtigen Dosierung ist allerdings nicht wie ein Rezept für alle Menschen gleich zu beantworten. Das ist auch schon die erste und wichtigste Regel:

Alle Übungshinweise sollten Sie Ihrem individuellen körperlichen Zustand und Ihren individuellen Zielen anpassen!

Übungshinweise zu den Dao Yin-Übungen und ihre Interpretation

Übungshinweise von *Sima Chengzhen (646-735 n. Chr.)*

1. Übungsvorbereitung:
   a) Dafür sorgen, dass von Kopf bis Fuß alles übereinstimmt und durchgängig ist;
   b) sich in eine bestimmte Himmelsrichtung ausrichten;
   c) Haare lösen und kämmen;
   d) Hände zu Fäusten ballen;
   e) mit den Zähnen klappern.
2. Übungszeit von Mitternacht bis Mittag – die Zeit des belebenden Qi.
3. Am besten bei klaren Witterungsverhältnissen üben.
4. Jede Übung pro Seite dreimal ausführen.
5. Alle drei bis fünf Tage üben.

(U. Engelhardt: „Die klassische Tradition der Qi-Übungen")

Interpretation der Übungshinweise von *Sima Chengzhen*

Zu 1.
Eine Vorbereitung auf die Übungen ist sehr hilfreich.
Die Einstimmung in einer Grundhaltung, eventuell mit geschlossenen Augen, entspricht dem ersten Punkt: „Dafür sorgen, dass von Kopf bis Fuß alles übereinstimmt und durchgängig ist."
Für die Ausrichtung in eine bestimmte Himmelsrichtung gibt es für das Rücken Qi Gong keine Vorgaben. Stellen Sie sich in eine Richtung, die Ihnen einen angenehmen Blick ermöglicht.
Die Punkte c) bis e) bereiten energetisch auf die Übungen vor. Die Haare zu öffnen, ist sicher sinnvoll, aber die Übungen funktionieren auch mit Zopf und ohne vorheriges Ballen der Hände zu Fäusten und ohne Zähneklappern.
Zu 2.
Rücken Qi Gong wirkt sehr unterschiedlich. Einige spüren nach den Bewegungen eine aktivierende, erfrischende Wirkung. In diesem Fall ist das Üben am Morgen sinnvoll, da es den Start in den Tag unterstützt.

Andere spüren durch das Üben eher eine beruhigende, verlangsamende Wirkung. Diese Menschen können die Übungen sinnvoll als Einstimmung auf eine Ruhe- oder Schlafphase benutzen. Probieren Sie selbst aus, wann Ihnen die Übungen am angenehmsten sind.
Außerdem ist es wichtig, dass Sie nicht mit Hunger, Durst oder vollem Magen üben. Kalte Getränke, übermäßiges Essen oder eine kalte Dusche werden nach den Übungen nicht empfohlen.
Zu 3.
Klares Wetter erhöht den Effekt einer guten Atmung durch das Rücken Qi Gong. Dies ist umso wichtiger, je häufiger Sie im Freien üben. Meistens richtet sich die Übungszeit jedoch nach den organisatorischen Abläufen Ihres Alltags. Bei lang anhaltenden Schlechtwetterperioden dürfte demnach eine Weile gar nicht geübt werden. Es ist schön, wenn Ihre eingeplante Übungszeit mit klarem Wetter einhergeht. Es ist aber nicht dramatisch, wenn dem nicht so ist.
Zu 4.
Meister Chu empfiehlt, die Daoistischen Gesundheitsübungen zehn- oder zwanzigmal zu wiederholen. Es gibt einige Übungen im Rücken Qi Gong, die mit der jeweiligen Körperseite separat ausgeführt werden. Wenn Sie hierbei zehn Wiederholungen pro Körperseite und ansonsten 20 Wiederholungen pro Übung anstreben, entspricht Ihre Intensität den Empfehlungen eines wirklichen Meisters asiatischer Bewegungskünste. Diese Angabe ersetzt allerdings keinesfalls das Hineinhorchen in den eigenen Körper. Nur Sie selbst können ein Gespür für die richtige Wiederholungszahl entwickeln.
Zu 5.
Für die Häufigkeit des Übens pro Woche oder pro Monat gilt die individuelle Befindlichkeit ebenfalls als wichtigster Gradmesser. Dies sollte selbstverständlich eine möglichst objektive Beurteilung des eigenen Zustandes sein. Es gibt immer Gründe, warum gerade heute für Bewegung keine Zeit ist.
Die erwähnten drei- bis fünfmal pro Woche beziehen sich darauf, dass Qi Gong niemals dazu führen soll, die eigenen Energiereserven anzugreifen. Das wiederum hängt vom persönlichen Energiezustand und der Intensität der Übungseinheit ab. Ob Sie bei gleichem energetischen Zustand in einer Übungseinheit 8 oder 24 Übungen durchführen, bestimmt die Länge der Pause zum nächsten Üben. Generell ist es sinnvoll, regelmäßiger und kürzer zu üben als länger und seltener.

Weitere wichtige Übungshinweise

Übungsintensität

Die Intensität innerhalb einer Übungseinheit sollte ebenso wie die Verteilung im Wochenrhythmus nicht die Energiereserven angreifen. Es geht beim Rücken Qi Gong nicht um einen Zustand der Erschöpfung oder des außer Atem seins. Sie sollten die gesamte Übungszeit konzentriert bleiben können. Zu angespanntes oder zu langes Üben ist den gesundheitlichen Wirkungen des Qi Gong eher abträglich.

Übungsdauer

Die Dauer einer Übungseinheit richtet sich natürlich in erster Linie nach dem vorhandenen Zeitrahmen des Übenden. Dabei ist es entscheidend, welche Priorität dem Rücken Qi Gong-Training gegenüber anderen Dingen im Leben eingeräumt wird. Bei einer Einstufung des Rücken Qi Gong als besonders wichtig schaffen es sogar Menschen mit 60 und mehr Arbeitsstunden pro Woche, regelmäßig 30 Minuten und länger zu üben. Für Einsteiger genügen 15 bis 30 Minuten, Fortgeschrittene können diese Zeitdauer auf maximal 90 Minuten ausbauen.

Übungsort

Das Wichtigste für den Übungsort ist, dass Sie sich dort wohl fühlen. Bewegungen im Freien sind nur dann von Vorteil, wenn die Luft, die Geräuschkulisse und die Abschottung vor neugierigen Blicken ein besseres Üben als in einem Raum ermöglichen. Die Räume sollten gut belüftet (ohne Zugluft), wohl temperiert, hell und freundlich sein. Der große Vorteil beim Rücken Qi Gong ist der geringe Platzbedarf. Deshalb können die Übungen fast an jedem Ort dieser Welt ausgeführt werden.

Übungsbekleidung

Die Bekleidung sollte durch flexibles Material und den Schnitt alle Bewegungen ermöglichen. Vor allem der Bauchbereich sollte nicht durch zu enge Hosengummis eingeschnürt werden. Beim Üben im Freien ist auf witterungsangepasste Kleidung zu achten.

Übungsverbot

Im Zweifelsfall kann nur ein kompetenter Arzt entscheiden, ob ein Üben beim jeweiligen Gesundheitszustand anzuraten ist. Die Schwierigkeit dürfte vor allem darin bestehen, einen Arzt zu finden, der weiß, was Qi Gong ist, und vielleicht sogar selbst praktische Erfahrungen damit gesammelt hat. Da der Körper bei Krankheiten die Energie vor allem benötigt, um sich zu heilen, ist bei körperlichen Aktivitäten Vorsicht angeraten. Rücken Qi Gong ist sehr sanft und deshalb bei vielen Krankheiten begleitend möglich und für den Heilungsprozess eher förderlich. Qi Gong als Allheilmittel für die verschiedensten Krankheiten zu betrachten, ist gefährlich. Diese Übungen erzielen die beste Wirkung immer noch als vorbeugende Maßnahme. Regelmäßiges Üben stärkt das Wei-Qi (Abwehr-Qi), was in unserer Medizin als Stärkung des Immunsystems verstanden wird.
Die Eigeninitiative des Übenden ist äußerst positiv am Qi Gong. Für Heilungsprozesse ist es vorteilhaft, wenn der oder die Betroffene an deren Verlauf aktiv mitarbeiten.

Die *Allgemeinen Haltungs- und Bewegungsprinzipien* im folgenden Kapitel sind ebenfalls individuell anzupassen und entsprechend Ihres persönlichen Körperbaus zu variieren.

Allgemeine Haltungs- und Bewegungsprinzipien

„Jeder will es richtig machen; aber niemand hält inne, um zu überlegen, ob seine Vorstellung von ‚richtig' die richtige ist."

- F. M. Alexander -

常见姿式
与运动规则

Individuelle Haltungs- und Bewegungsmuster

Im Vergleich zu Tieren einer Art sind beim Menschen die Haltungs- und Bewegungsmuster wesentlich differenzierter ausgeprägt. Falsche Körperhaltungen und Bewegungsausführungen sowie kulturelle und psychische Einflüsse prägen den Körper bereits in früher Kindheit. In der Jugend kann es dann *cool* sein, eine etwas abgeschlaffte und locker hängende Haltung einzunehmen. Während der Pubertät ist es für die meisten Jugendlichen erheblich wichtiger, innerhalb des eigenen Freundeskreises akzeptiert zu werden, als den Empfehlungen der Erwachsenen nachzukommen.
Auch der emotionale Zustand eines Menschen bestimmt seine Haltung und seine Bewegungen. Ist ein Mensch glücklich und zufrieden, ist seine Haltung deutlich aufgerichteter als nach einem belastenden Erlebnis. Ein glücklicher und zufriedener Mensch bewegt sich weniger schwerfällig und teilweise sogar mit einer gewissen Leichtigkeit.

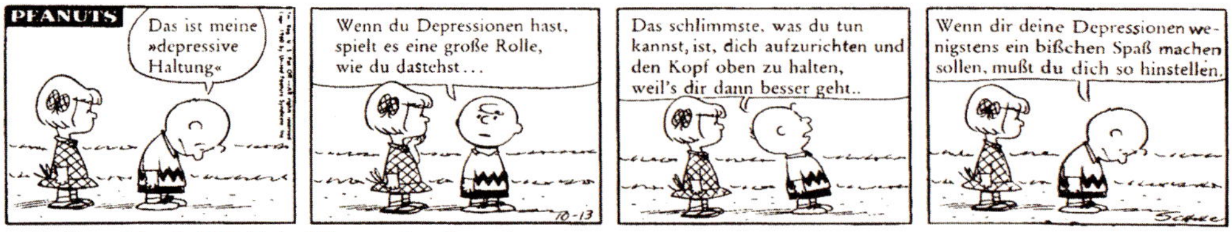
PEANUTS
Das ist meine »depressive Haltung«
Wenn du Depressionen hast, spielt es eine große Rolle, wie du dastehst...
Das schlimmste, was du tun kannst, ist, dich aufzurichten und den Kopf oben zu halten, weil's dir dann besser geht..
Wenn dir deine Depressionen wenigstens ein bißchen Spaß machen sollen, mußt du dich so hinstellen.

Abb. 21: Emotionen und Körperhaltung

Vor dem Beginn des Übens von Rücken Qi Gong haben Sie bereits Ihre individuellen Haltungs- und Bewegungsmuster gespeichert.
Ihr Körper hat sich entsprechend ausgebildet. Deshalb sind bei allen empfohlenen Hinweisen immer zwei Prinzipien vorrangig:

1. Vermeiden Sie alle Positionen, bei denen Sie Beschwerden haben!
2. Vermeiden Sie alle Positionen, die Ihnen unangenehm sind!

Sie sollten allerdings immer berücksichtigen, dass die Körperstrukturen durch ein vorsichtiges Herantasten an die eigenen Grenzen positiv verändert werden können. Zum Beispiel kann eine X-Beinstellung zu Beginn des Übens dazu führen, dass es der betreffenden Person schwer fällt, die empfohlene Beinposition einzunehmen. Durch regelmäßiges Üben im Grenzbereich (nicht darüber hinaus) verändern sich alle Strukturen des Bewegungsapparates, sogar die Knochen. Eine gesündere Beinachsenstellung, die nicht so sehr die Knorpel auf der Knieaußenseite oder die Bänder auf der Knieinnenseite belastet (X-Bein), kann die langfristige Folge des funktionellen Übens sein. Eine aktive, längerfristige Körperarbeit verbessert die Strukturen und nicht nur die Symptome, wie zum Beispiel Einlagen in den Schuhen.

Haltungs- und Bewegungsprinzipien in Ost und West

Da der menschliche Körper in Asien und Europa eine weitgehend identische Anatomie aufweist, sind sowohl die fernöstlichen als auch die westlichen Körperexperten trotz sehr unterschiedlicher Methoden zu denselben Schlussfolgerungen für eine optimale Körperhaltung und sinnvolle Bewegungsprinzipien gekommen. Dies soll am folgenden Beispiel der richtigen Kopfhaltung exemplarisch dargestellt werden.

Zum Qi Gong existieren leider nicht so viele Aufzeichnungen, die für die Übungspraxis konkrete Anleitungen zum richtigen Bewegen liefern. Eine Ausnahme ist ein Buch von *Ping Liong Tjoa*, ebenfalls einem ehemaligen Schüler von Meister Chu. Sein Buch *„Taoistisches Chi Kung"* (Daoistisches Qi Gong) beschreibt wesentliche körpermechanische Prinzipien im Qi Gong, unter anderem die Kopfhaltung. Er schreibt zur Haltung des Kopfes unter anderem: *„... Insgesamt sollte der Kopf aber als ganzes so leicht wie möglich auf dem Ende der Wirbelsäule schweben; das Strecken am hinteren Ende der Wirbelsäule bringt kein Senken der Vorderseite des Kopfes mit sich."* Über zwei Anhaltspunkte könne der Übende ein zu starkes Neigen des Kopfes auf die Brust verhindern. *„Erstens sollte der Blick in der Endstellung bei entspannter Augenstellung geradeaus gehen ... Der zweite Anhaltspunkt ist die Stimme. Wenn wir das Kinn zu weit auf die Brust gezogen haben, wird der vordere Halsbereich und damit auch der Durchgangskanal für die Luftröhre enger."*

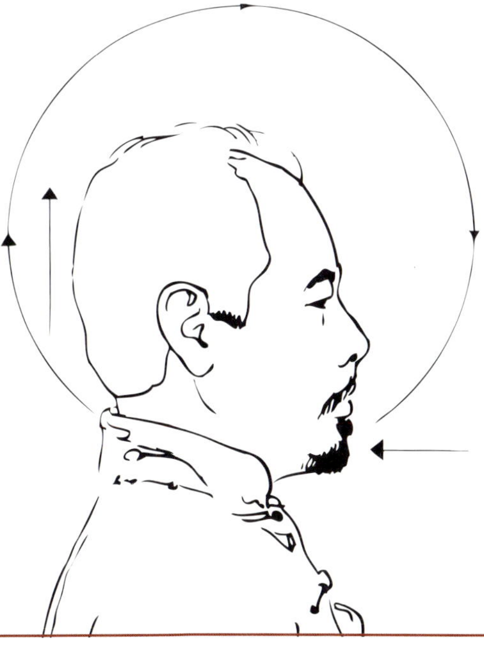

Abb. 22: Die Kopfhaltung im Qi Gong

Die im Westen bekannte Alexandertechnik arbeitet genau nach diesem Prinzip, allerdings häufig ohne Kenntnis des Qi Gong. F. M. Alexander (1869-1955) war ein australischer Rezitator und Schauspieler. Da ihm bei der Ausübung seines Berufes des Öfteren die Stimme versagte, entwickelte er vor allem über eine Neuausrichtung seiner Kopf- und Halspartie die nach ihm benannte Körpertherapie. Neben der Veränderung der Kopfstellung – ähnlich wie bei P. L. Tjoa – sollen alte Haltungsmuster durch neue ersetzt werden, um so die Spannung oder besser Entspannung des gesamten Körpers zu optimieren.

Eine völlig identische Kopfhaltung empfiehlt außerdem das westliche Bewegungskonzept der Spiraldynamik.

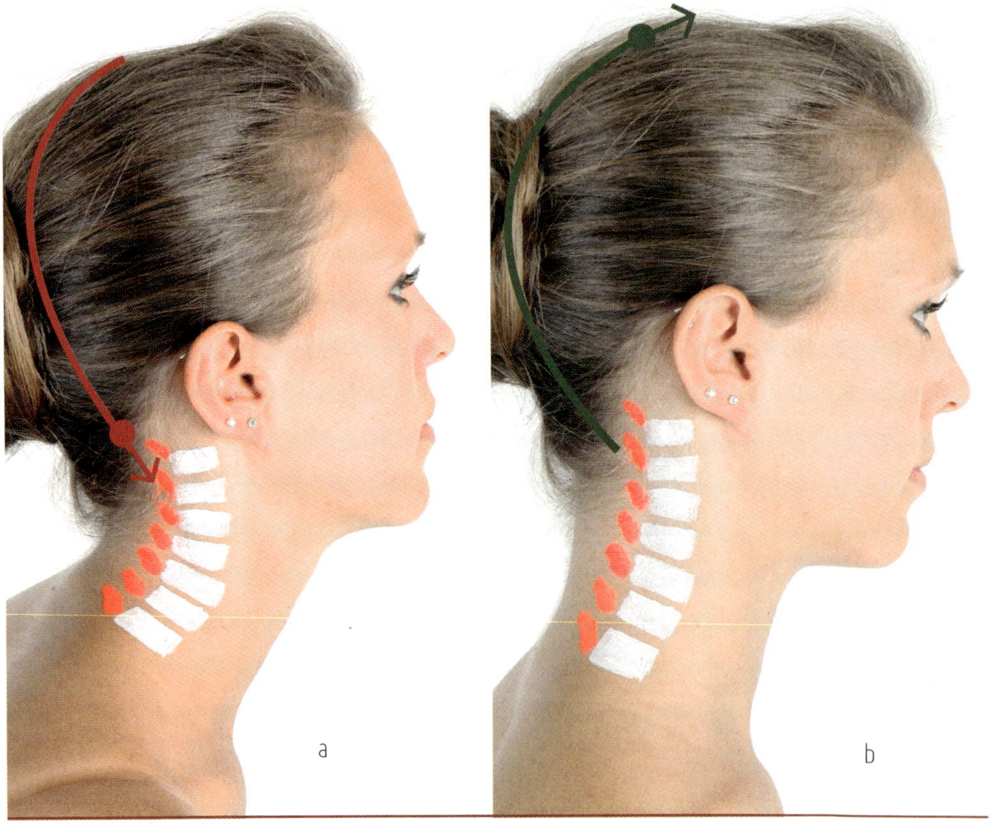

Abb. 23: Die Kopfhaltung in der Spiraldynamik – a) falsch und b) richtig

Im Text dazu heißt es: *„Der Mensch ist zum Aufrechtgehen geboren. Beobachten Sie Babys, wenn sie im Alter von sechs Monaten sitzen können. Sie schaffen das trotz ihres überdimensional großen und schweren Kopfes. Ihr Trick: Perfekte Zentrierung des Kopfes über dem Körper. Achten Sie auf einen solchen Babynacken – hoch aufgespannt schafft er die Balance." (C. Larsen: „Spiraldynamik – Aufrechter Nacken")*

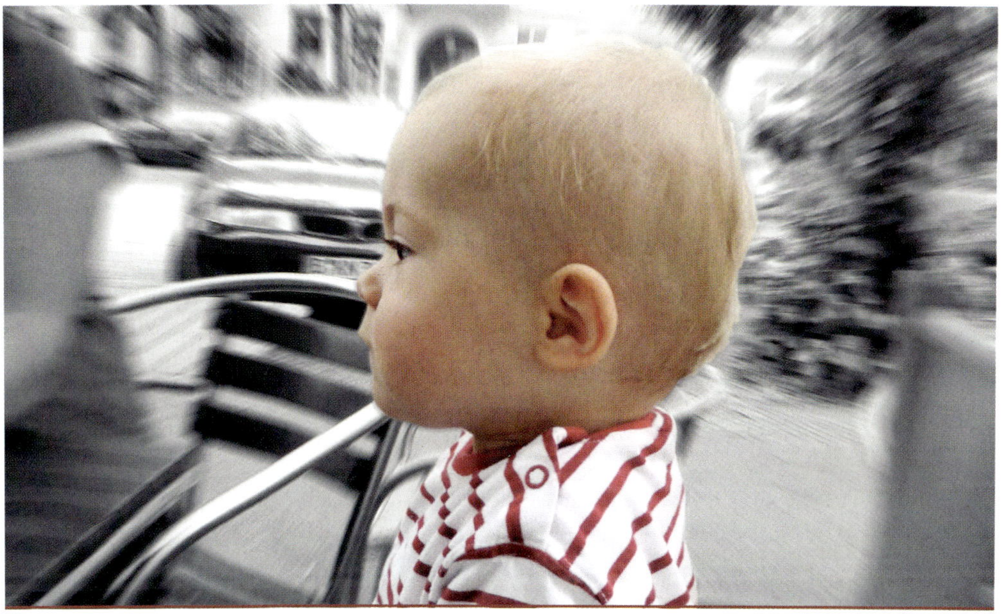

Abb. 24: Die Kopfhaltung des Babys Ole B.

Ein internationales Forscherteam hat ausgehend von der funktionellen Anatomie und der Tatsache, dass alle umgebende und einschließende Natur, zum Beispiel der Spiralnebel unserer Galaxie, der Wasserstrudel, die DNS, die Nabelschnur, die Anordnung unserer Muskeln … nicht geradlinig sondern nach dem Spiralprinzip angeordnet sind, ein entsprechendes Bewegungskonzept entwickelt. *„Anatomisch intelligente Bewegung"* heißt das Erfolgsrezept dieser relativ jungen Richtung gegen Bewegungsmangel oder Fehlbelastungen. Die *„Vermittlung eines neuen, intelligenten Körperbewusstseins"* ist das zum Rücken Qi Gong identische Hauptziel der Spiraldynamik.

Im Qi Gong, das nach den traditionellen Prinzipien ausgführt wird, sind sehr viele der bekannten Körper- und Bewegungskonzepte des Westens bereits integriert. Das betrifft auch die Haltungs- und Bewegungsprinzipien, die im Weiteren beschrieben werden.

Zehn wichtige Haltungs- und Bewegungsprinzipien

Die ersten drei Prinzipien beschreibt *Meister Frieder Anders* in seinem Buch „*Das innere Tai Chi Chuan*".

1. Aufrichtung (wie ein Baum)

Der Mensch ist mit seiner aufgerichteten Körperhaltung die Verbindung zwischen Himmel und Erde. Während die Füße mit der Erde verwurzelt sein sollen, wächst die Krone des Baumes – der Scheitel des Kopfes – in Richtung Himmel. Dadurch sind wir sicher mit dem Boden verbunden und gleichzeitig beweglich gegenüber äußeren Kräften – wie ein Baum im Wind. Für die Verwurzelung sind vor allem drei Körperregionen wichtig:
a) Die Füße stehen mit drei Punkten fest auf dem Boden. Dabei wandert der von oben kommende Druck überwiegend in das hintere Drittel der Füße, da genau in diesem Bereich die Unterschenkel enden. Vor allem die sogenannten Knickfüße mit einem abgeflachten Längsgewölbe führen zu einer ungünstigen Ausgangsposition für die Beinachse. Durch das nach innen Knicken der Füße entsteht eine X-Beinstellung, und die darüber liegenden Hüftgelenke blockieren nach innen.
b) Die Kniegelenke richten sich mit dem Kniescheiben-Lot oberhalb der Fußmitten aus und sind immer gebeugt. Durch das daraus resultierende Öffnen der Hüftgelenke, welches durch eine leichte Außendrehung der Oberschenkel verstärkt wird (ohne dass die Fußinnenseiten den Kontakt zum Boden verlieren), kann das Becken in Richtung der Beine sinken und hängen gelassen werden. Die Lendenwirbelsäule wird dadurch eher gerade als stärker gewölbt. Die Verlagerung des Schwerpunktes nach unten durch die gebeugten Kniegelenke gibt dem Körper ein stabileres Gleichgewicht.
c) Der Scheitel wächst gleichzeitig mit dem Sinken des Beckens in Richtung Himmel. Dadurch richtet sich die Körperachse oberhalb des Beckens in der Schwerkraft aus. Die Wirbelsäule, vor allem auch im Halswirbelsäulenbereich, flacht etwas ab. Die Wirbelgelenke werden vor zu starker Kompression bewahrt, was wiederum dem Qi-Fluss dient.

2. Ausdehnung (wie ein Ball)

a) Die Ausdehnung ist ein Symbol für das Überschreiten der eigenen körperlich vorgegebenen Grenzen unserer Haut im Sinne der Qi-Ausdehnung. Das beschriebene Wei-Qi (Abwehr-Qi) kann bereits vor unserer äußeren Körpergrenze wirksamen Schutz vor dem Eindringen ungünstiger Einflüsse wie Wind oder Kälte bieten.
b) Außerdem bezieht sich die Ausdehnung auf runde, geöffnete Gelenke und Positionen. Vor allem die Kombination aus runden Händen (stellen Sie sich einen handgroßen Ball vor, der die Handinnenseite wölbt), Armen und einem runden und trotzdem vorne und hinten geöffneten Schultergürtel zeigt dieses Prinzip der Ausdehnung.

3. Schönheit (wie eine Perlenkette)

Die Kombination aus Aufrichtung und Ausdehnung lässt die Gliedmaßen des Körpers wie eine Perlenkette miteinander verbunden sein. Sie hängen zusammen, sind aber völlig frei beweglich. Das Bild der Perlenkette ist vor allem für die Wirbelsäule geeignet, um ihre verbindende aber nicht stauchende Sortierung der einzelnen Wirbelkörper zu verstehen. Dies geschieht durch das sanfte Auseinanderziehen von Kopf und Steißbein. Die Perlenkette ist auch für die Verbindung der Knochen in Bewegung zutreffend und kann mit der Vorstellung einer vor Leichtigkeit schwebenden Marionette ergänzt werden.

Weitere Prinzipien für die Körperhaltung und die Bewegungen im Qi Gong sind:

4. Leichtigkeit

Das Wichtigste für entspannte und leichte Haltungen und Bewegungen ist der Einsatz der notwendigen und das Weglassen der unnötigen Muskeln. Das bedeutet nicht, mit der Schwerkraft in sich zusammenzufallen. Die beschriebene Aufrichtung sollte immer erhalten bleiben. Ein ökonomischer Muskeleinsatz vermindert oder verhindert Spannungen im Körper, die für die eigentliche Haltung oder die Bewegungen unnötig sind. Außerdem sollten die Gelenke in den für sie günstigsten Bewegungsbahnen bewegt werden. Neben den fernöstlichen Meistern haben das auch westliche Bewegungsexperten erkannt. *Moshe Feldenkrais (1904-1984)* schrieb zu diesem Punkt: *„Wenn sich der Körper von einer Stellung in die andere bewegt, ... so ist die ideale Bahn für das Skelett diejenige, die es durchmessen würde, wenn es überhaupt keine Muskeln hätte, sondern seine Knochen nur noch durch Bänder verbunden wären ...“*

5. Offenheit (in den Gelenken)

Neben dem reduzierten Einsatz der für eine Haltung oder Bewegung notwendigen Muskeln ist außerdem ein für die Gelenke sinnvolles Miteinander der äußeren und der tiefer liegenden Muskeln wichtig.
Die äußeren, großen Muskeln haben eine starke Kraftwirkung auf die Knochen, die sie stabilisieren und bewegen. Diese Kraftwirkung führt häufig zu einer Kompression der beteiligten Gelenke. Bei gleichzeitiger Aktivierung der tief liegenden, kleinen Muskeln kann die Stärke der Kompression deutlich reduziert und entsprechend der Gelenkstruktur optimiert werden. Ein kompetenter Qi Gong-Lehrer kennt dieses Problem und nennt die komprimierten Gelenke zum Beispiel *geschlossene Tore*, an denen sich Qi-Blockaden bilden. Der Begriff Tor wird hier synonym zu Gelenk verwendet. Wenn die Gelenke in ihren Endstellungen einrasten, sind die Tore ebenfalls geschlossen. Offene, immer mindestens leicht gebeugte Gelenke sind die Grundvoraussetzung für einen ungehinderten Qi-Fluß und demzufolge für die gesundheitliche Wirkung der Übungen. Dies ist mit

dem Bild eines Gartenschlauches vergleichbar. Knickt ein Gartenschlauch an irgendeiner Stelle ab, ist der Fluss des Wassers unterbrochen. Das Wasser staut sich vor dem Knick. Das Abknicken des Gartenschlauches ist gleichbedeutend mit der Kompression eines Gelenkes. Die Hüft- und Schultergelenke knicken am häufigsten in unserem *Körperschlauch*. An diesen Punkten verbinden sich unsere Extremitäten mit dem Rumpf, dem Hauptenergieverteiler aus fernöstlicher Sicht. Dabei ist zu berücksichtigen, dass Hüft- und Schultergelenke für unterschiedliche Aufgaben verschieden aufgebaut sind. Während das Hüftgelenk das gesamte Gewicht des Oberkörpers in die Beine überträgt und gleichzeitig die Bewegungen der Beine nach oben lenkt, ist das Schultergelenk mit derartigen Lasten nicht gefordert. Die Hüftgelenke trotz großer Kräfte offen zu halten, ist schwerer als das Öffnen der Schultergelenke mit den frei beweglichen Armen. Beim Öffnen der Schultergelenke stören häufig angenommene Haltungsmuster wie zum Beispiel das Hochziehen der Schultern beim Heben der Arme.

6. Atmung

In vielen Qi Gong-Büchern wird die Atmung als entscheidend für die Wirksamkeit der Übungen dargestellt. Dabei unterscheiden die Experten die verschiedensten Atemtechniken und -varianten. Bei der Atmung ist es besonders wichtig, dass Sie diese nur so weit bewusst beeinflussen, wie es Ihnen wirklich gut tut. Von einer künstlichen Regulierung der Atmung ist eher abzuraten. Eine zum Beispiel nach Buch- oder Lehrerempfehlung kontrollierte Atmung in Verbindung mit ungünstigen Körperpositionen bildet eine kritische Kombination. Die zusätzlich angereicherte Atemenergie staut sich an den Gelenkblockaden.

Die Atmung funktioniert evolutionsbiologisch nicht umsonst auch ohne bewusste Steuerung. Vielleicht ist deshalb der willentliche Versuch, diesen uralten, überlebenswichtigen Mechanismus steuern zu wollen, zumindest fragwürdig. Und das umso mehr, wenn die Körperstrukturen noch unsortiert sind.

Ein Ansatz, den unter anderem die Tai Chi-Akademie in Frankfurt am Main unter Meister Frieder Anders entwickelt hat, ist sehr interessant. Bezogen auf Erkenntnisse der sogenannten Terlusollogie (Atemtypenlehre) gibt es demnach zwei unterschiedliche Atemtypen. Der Einatem- oder auch lunare Typ ist, wie die Bezeichnung schon sagt, der wesentlich bessere Einatmer. Beim solaren Ausatemtyp ist die Einatmung eher kürzer und flacher, die Ausatmung dagegen lang anhaltend. Viele praktische Tests und Erfahrungen sprechen für eine Existenz dieser Atemtypen-Lehre.

Die Konsequenz ist allerdings immer dieselbe. Hören Sie auf Ihren Körper und achten Sie auf das, was Ihnen angenehm ist. Dann atmen Sie auch nicht nach der Theorie eines Lehrers oder Autors, der vielleicht der gegenteilige Atemtyp ist.

7. Gleichzeitigkeit (der Extremitäten)

Ebenso wie die Vorstellung des gleichzeitigen Auseinanderziehens von Steißbein und Scheitel für eine aufrechte Körperachse ist es wichtig, dass der Körper sich insgesamt als Einheit bewegt. Bei allen Übungen, bei denen mehrere Körperteile unabhängig voneinander bewegt werden, beginnen und enden diese Bewegungen immer gleichzeitig.
Dies ist vor allem dann schwierig, wenn die Bewegung des einen Körperteils kleiner ist als die eines anderen Körperteils. Beugen und strecken sich beispielsweise die Beine in den Kniegelenken und öffnen und schließen sich gleichzeitig die Arme in den Schultergelenken, dann ist die Beinbewegung deutlich kleiner. Häufig sind die Übenden in diesem Fall mit den Beinen bereits in der Endposition angekommen, während sich die Arme noch bewegen. Die Lösung dieses wichtigen Bewegungsprinzips ist die Verlangsamung der kleineren Bewegung. Dabei ist unbedingt auf den ununterbrochenen Bewegungsfluss zu achten.

8. Bewegungsfluss

Die Übungen haben einen Anfang und ein Ende und oftmals zwei gegensätzliche Bewegungsrichtungen (Heben-Senken, Beugen-Strecken, ...). Dies ist auch in der Darstellung der Rücken Qi Gong-Übungen ersichtlich. Die Kunst des Qi Gong ist es allerdings, sich zwischen den einzelnen Phasen einer Übung und dem Wechsel zur folgenden Wiederholung nach dem Yin- und Yang-Symbol zu bewegen.

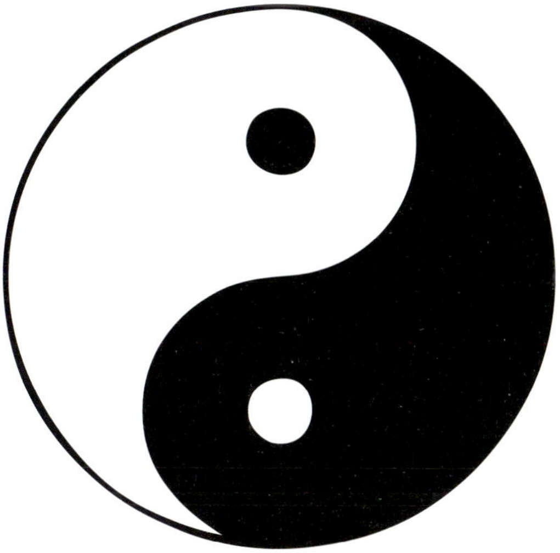

Abb. 25: Das Yin- & Yang-Symbol

Dieses Symbol steht für den fließenden Wechsel von Yin und Yang. Beides sind zwei Dinge in einem, die sich permanent abwechseln, genauso wie Beugen und Strecken oder die aufeinander folgenden Wiederholungen. Beim waagrechten Anlegen und Hochschieben eines Lineals vom unteren Ende des Symbols wird ersichtlich, dass am dicksten Punkt des Yin (schwarz) bereits das Yang begonnen hat zu wachsen. Ebenso sind die Bewegungsübergänge zu verstehen. Sie werden, wie der Wechsel von Yin und Yang, fließend und harmonisch, ohne dass die Bewegungsphasen verschwimmen.

9. Langsamkeit

Qi Gong-Übungen werden sehr langsam ausgeführt. Stellen Sie sich das Zeitlupentempo für Ihre eigenen Bewegungen vor und versuchen Sie, trotz der Langsamkeit einen gleichmäßigen Bewegungsfluss mit einer konstanten Bewegungsgeschwindigkeit zu erlangen. Durch die Verlangsamung haben Sie die Möglichkeit, die Ausführung der Übungen wesentlich besser zu kontrollieren als bei schnellen Bewegungen. Darüber hinhaus führt das langsame Bewegungstempo bei vielen Menschen zu einem angenehmen Ausgleich bei einem hektischen Alltag und wirkt entspannend auf Körper und Geist.

10. Geschmeidigkeit

Unter Berücksichtigung der Punkte eins bis neun und einer regelmäßigen Übungspraxis stellt sich eine bereits wohltuend anzuschauende Geschmeidigkeit ein. Diese bei den eigenen Bewegungen zu erreichen, ist ein längerer, aber lohnender Weg. Ab einem gewissen Punkt der eigenen Fähigkeiten ist hierbei sicherlich die Betreuung eines guten Lehrers erforderlich. Die auf diesem Weg erlebten Erfahrungen verändern bei vielen Übenden nicht nur den Körper, sondern auch den Geist und die Einstellungen zu einigen Dingen des Lebens.

Die im folgenden Kapitel dargestellten *Speziellen Haltungs- und Bewegungshinweise* sind wichtige Voraussetzungen, um die Rücken Qi Gong-Übungen geschmeidig ausführen zu können. Die Hinweise orientieren sich an der Anatomie des Menschen und sollten deshalb bei der Übungsausführung berücksichtigt werden.

Beachten Sie bitte bei der konkreten Umsetzung Ihre individuellen Möglichkeiten und Grenzen!

Spezielle Haltungs- und Bewegungshinweise

„Sollte es einmal zu einer entsprechenden Untersuchung kommen, so wird sich herausstellen, dass alles und jedes, was wir in unserer Arbeit tun, eben dasjenige ist, was sich unter den richtigen Umständen in der Natur selber tut – mit dem Unterschied, dass wir lernen, es bewusst zu tun."

- F. M. Alexander -

特殊姿式
与运动指南

Spezielle Haltungshinweise

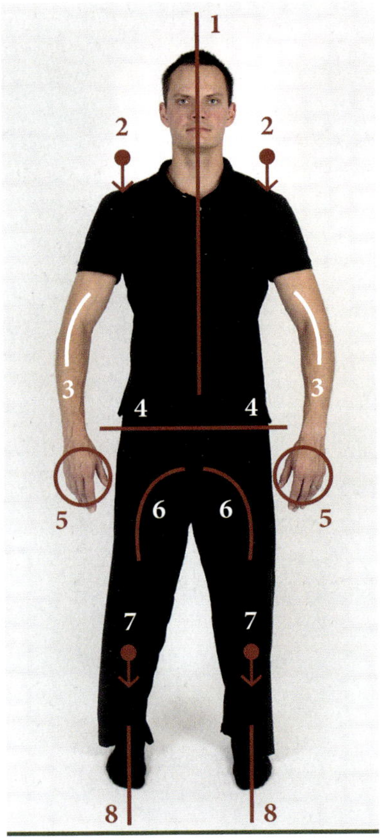

1 Die Körperachse (bis zum Scheitel) ist immer in der Mitte über dem Becken. Sie kippt nicht zur Seite.

2 Der Schulter-Nackenbereich sinkt durch die Schwerkraft völlig ohne Muskelanspannung nach unten.

3 Die Arme sind rund durch ein leichtes Beugen der Ellenbogen zur Seite.

4 Das Becken bleibt immer waagerecht. Es verdreht sich nicht und kippt nicht zur Seite.

5 Die Hände sind leicht gewölbt und die Finger locker geöffnet.

6 Die Hüftgelenke öffnen sich durch ein leichtes Drehen der Oberschenkel nach außen. Vom Gefühl her ist es wie eine leichte O-Beinstellung. Die Fußinnenseiten (mit Fußgewölbe) bleiben dabei am Boden.

7 Die Kniescheibenmitte ist etwa über dem dritten Zeh des jeweiligen Fußes.

8 Die Füße stehen hüft- bzw. schulterbreit und parallel zueinander. Die Hüftbreite orientiert sich an den Hüftgelenken und nicht an der Breite des Beckens.

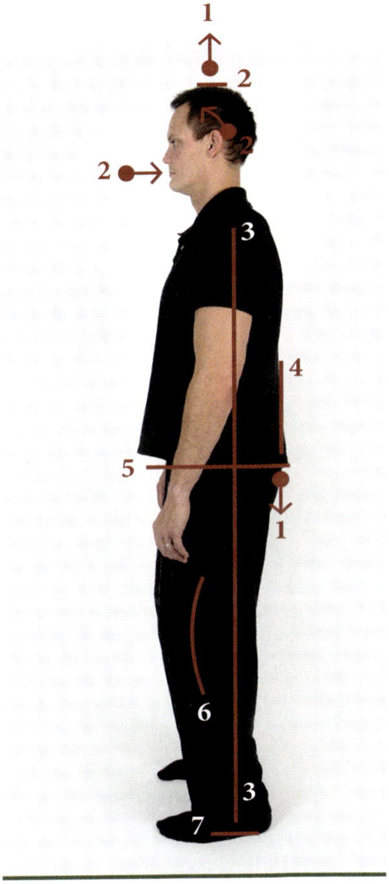

1 Die Körperachse sinkt und steigt gleichzeitig. Dies geschieht durch ein „Auseinanderziehen" von Scheitel und Steißbein.

2 Der Kopf ist mit dem Kinn leicht zurückgeschoben, der Scheitelpunkt richtet sich nach oben aus. Die Hals-Nackenmuskulatur bleibt entspannt.

3 Die Achse Schulter-Hüft-Fußgelenk ist in einer Ebene. Der Oberkörper kippt nicht nach vorn oder hinten. Das Becken weicht nicht nach vorn oder hinten aus.

4 Die Lendenwirbelsäule ist eher gerade und nicht im Hohlkreuz. Dies geschieht durch das Beugen der Kniegelenke und dadurch sinkt das Becken leicht nach unten.

5 Das Becken ist gerade. Es kippt nicht nach vorn oder hinten.

6 Die Kniegelenke sind immer leicht gebeugt und nicht eingerastet.

7 Das Körpergewicht sinkt auf das hintere Drittel der Füße.

Spezielle Bewegungshinweise – Wirbelsäule

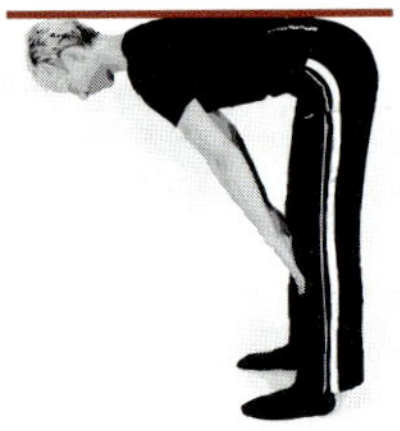

w1
Bewegung
Neigen des geraden Oberkörpers

Bitte beachten Sie
Der Rücken bleibt gerade und der Kopf in der Verlängerung der Wirbelsäule.

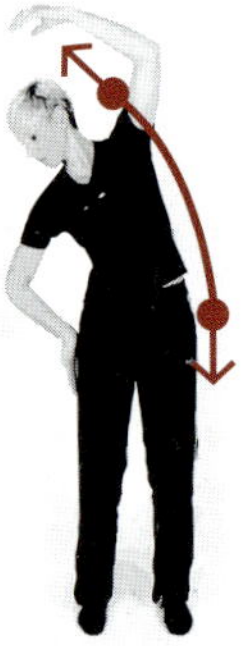

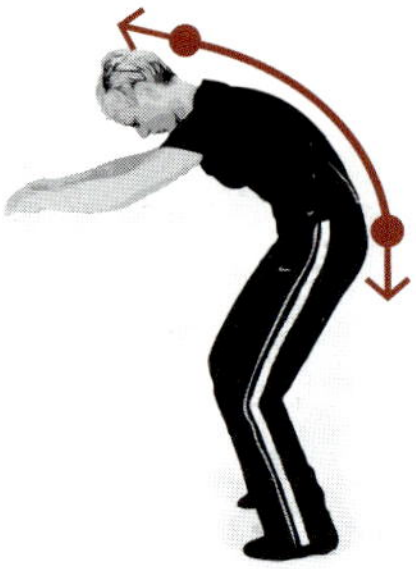

w2
Bewegung
Beugen des runden Oberkörpers

Bitte beachten Sie
Die Außenseite (konvex) wird langgezogen, nicht die Innenseite (konkav) eingeknickt.

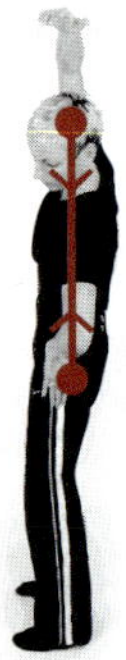

a

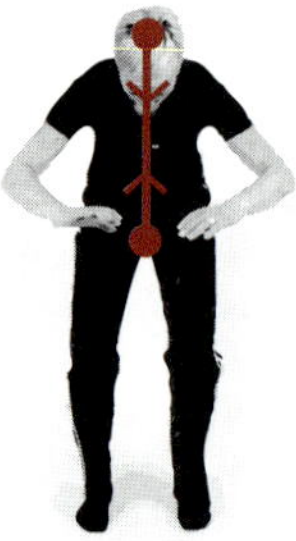

b

w3
Bewegung
Beugen des runden Oberkörpers

Bitte beachten Sie
Das Neigen und Aufrichten erfolgt in einer Ebene zur Seite und frontal. Der Oberkörper weicht nicht nach vorn, hinten (a) oder zur Seite (b) aus.

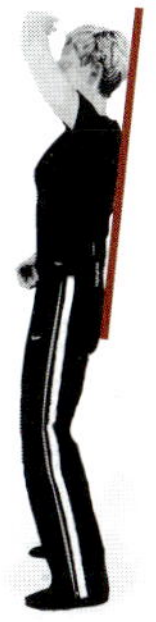

w4
Bewegung
Strecken des Oberkörpers

Bitte beachten Sie
Der Rücken bleibt gerade und hat keine verstärkte Krümmung in der Hals- und Lendenwirbelsäule.

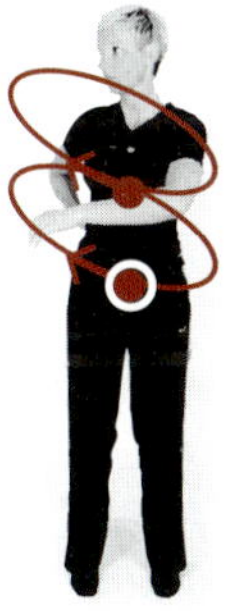

w5
Bewegung
Rotieren des Oberkörpers

Bitte beachten Sie
Das Drehen des Oberkörpers beginnt immer im Zentrum (etwa zwei fingerbreit unter dem Bauchnabel) und setzt sich spiralförmig bis zum Kopf fort. Beim Zurückdrehen beginnen und enden alle Wirbelsäulenabschnitte gleichzeitig.

Nach der traditionellen fernöstlichen Philosophie besitzt unser Körper drei Kraft- bzw. Energiezentren. Das untere Energiezentrum (Dantien) etwa zwei fingerbreit unter dem Bauchnabel, das mittlere Dantien in Brusthöhe und das obere Dantien in Kopfhöhe. In den Übungsbeschreibungen ist mit Zentrum immer das untere Dantien gemeint.

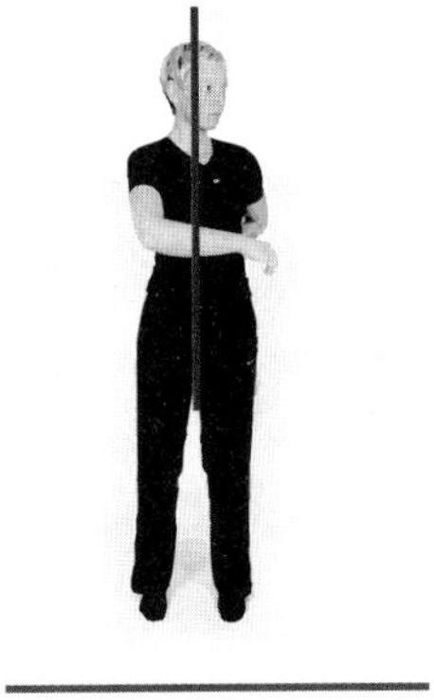

w6
Bewegung
Rotieren des Oberkörpers

Bitte beachten Sie
Die Wirbelsäulenachse bleibt aufrecht und neigt sich nicht nach vorn, hinten oder zur Seite.

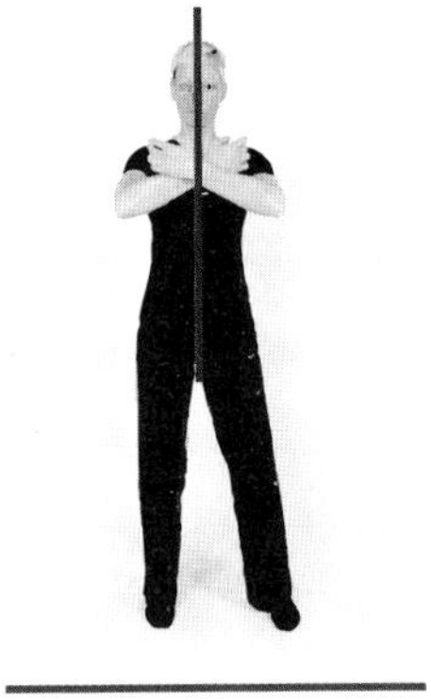

w7
Bewegung
Verlagern des Oberkörpers

Bitte beachten Sie
Die Wirbelsäulenachse bleibt aufrecht und neigt sich nicht zur Seite.

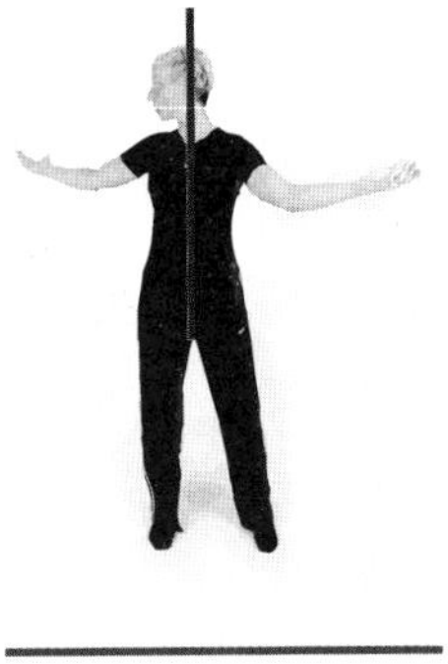

w8
Bewegung
Verlagern und Rotieren des Oberkörpers

Bitte beachten Sie
Die Wirbelsäulenachse bleibt aufrecht und neigt sich nicht nach vorn, hinten oder zur Seite.

Spezielle Bewegungshinweise – Schultern und Arme

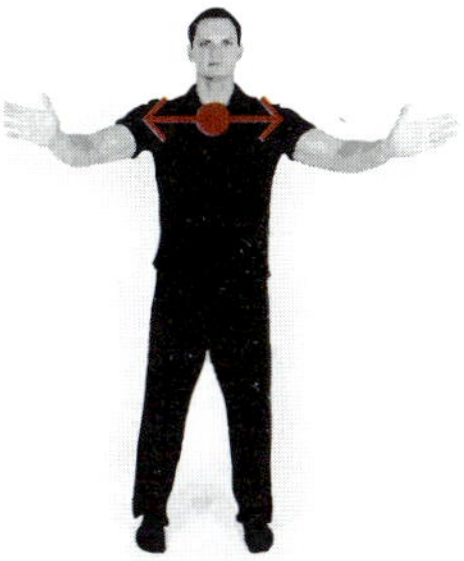

a1
Bewegung
Schließen der Arme

Bitte beachten Sie
Die Oberarme schließen nur soweit in den Schultergelenken, dass die Schultern auf der Vorderseite nicht enger oder nach vorn gezogen werden.

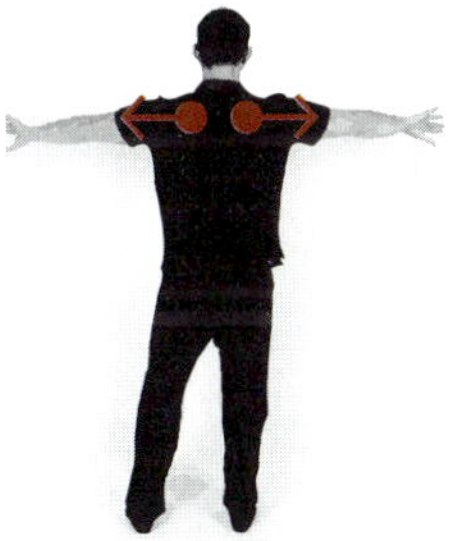

a2
Bewegung
Öffnen der Arme

Bitte beachten Sie
Die Oberarme öffnen sich nur soweit in den Schultergelenken, dass die Schulterblätter nicht zueinander und Richtung Wirbelsäule ziehen.

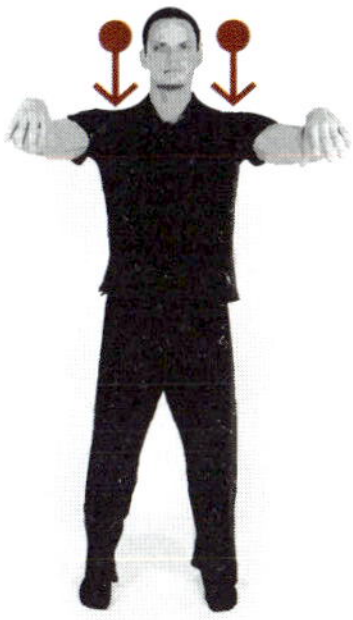

a3
Bewegung
Heben der Arme

Bitte beachten Sie
Der Schulter-Nackenbereich bleibt entspannt, er wird nicht mit den Armen hochgezogen.

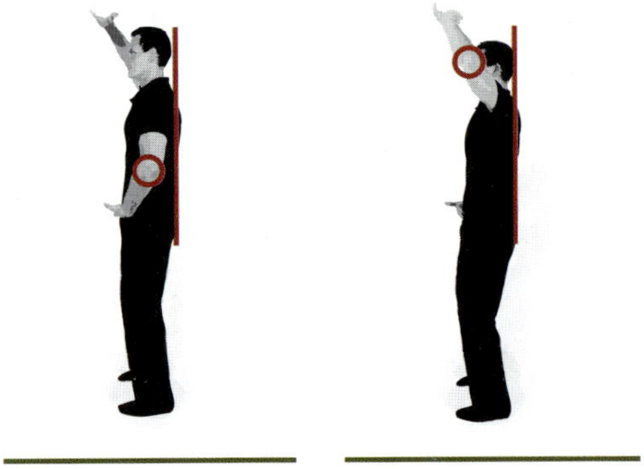

a4
Bewegung
Heben und Senken der Arme

Bitte beachten Sie
Das Ellenbogengelenk bleibt neben dem Körper. Der Ellenbogen wird nicht hinter die Körperachse geführt.

Spezielle Bewegungshinweise – Becken und Beine

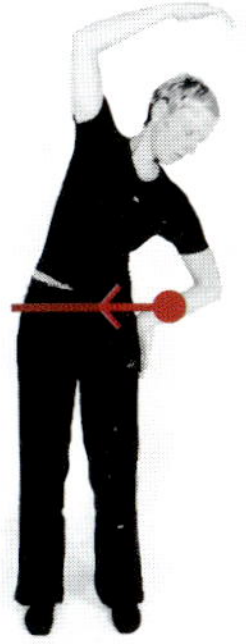

b1
Bewegung
Beugen des Oberkörpers zur Seite

Bitte beachten Sie
Das Becken bleibt waagerecht und wird nicht seitlich verschoben.

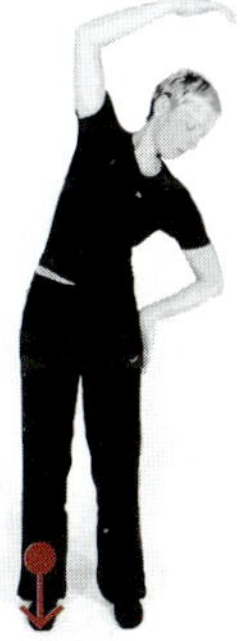

b2
Bewegung
Beugen des Oberkörpers zur Seite

Bitte beachten Sie
Der entfernte Fuß schiebt Richtung Boden.

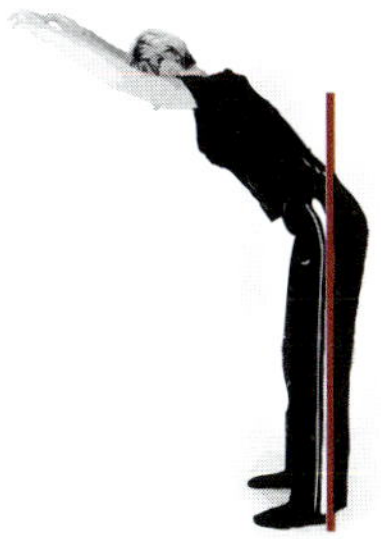

b3
Bewegung
Beugen des Oberkörpers nach vorn

Bitte beachten Sie
Die Hüftgelenke bleiben senkrecht über den Fersen und weichen nicht nach hinten aus.

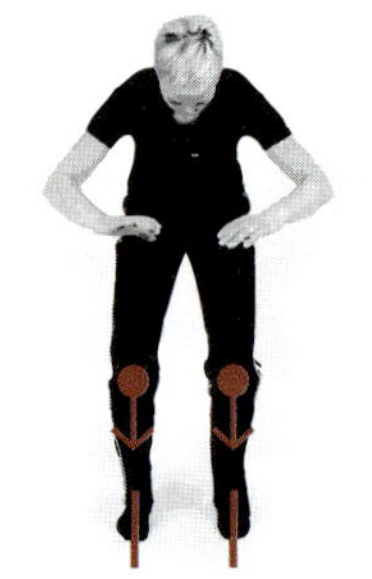

b4
Bewegung
Beugen der hüftbreiten Beine

Bitte beachten Sie
Die Kniegelenke beugen sich in Richtung der Fußmitten.

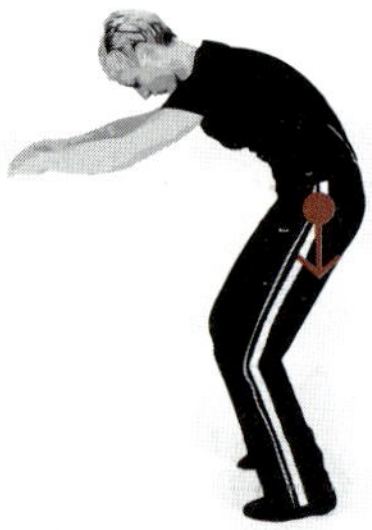

b5
Bewegung
Beugen der hüftbreiten Beine

Bitte beachten Sie
Das Becken bewegt sich Richtung Fersen und weicht nicht nach hinten aus.

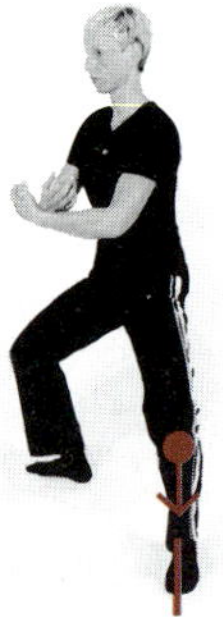

b6
Bewegung
Beugen der weit aufgestellten Beine

Bitte beachten Sie
Die Kniegelenke beugen sich in Richtung der Fußmitten.

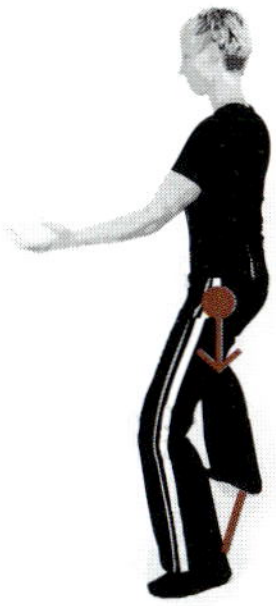

b7
Bewegung
Beugen der weit aufgestellten Beine

Bitte beachten Sie
Das Becken bewegt sich Richtung einer gedachten Linie zwischen den Fersen und weicht nicht nach hinten aus.

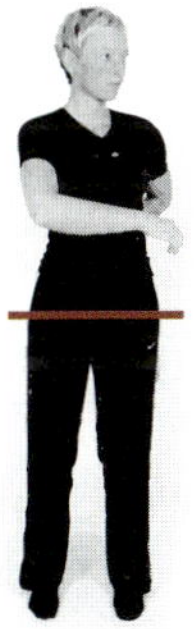

b8
Bewegung
Rotieren des Oberkörpers

Bitte beachten Sie
Das Becken dreht sich nicht mit.

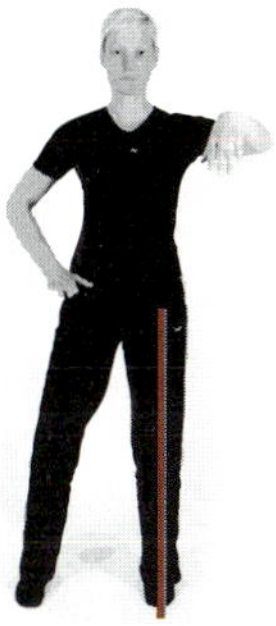

b9
Bewegung
Verlagern des Oberkörpers

Bitte beachten Sie
In der Endposition sind Hüft-, Kniegelenk und Fuß in einer Linie.

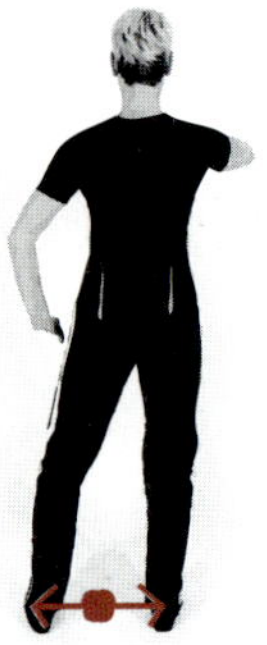

b10
Bewegung
Verlagern des Oberkörpers

Bitte beachten Sie
Die Verlagerung erfolgt in den Füßen von Ferse zu Ferse. Der Körperschwerpunkt bleibt immer auf dem hinteren Drittel der Füße.

Die Rücken Qi Gong-Übungen in der Praxis

„Auch ein langer Weg beginnt mit dem ersten Schritt.“

- Laotse -

背与气功练习

在实践中

Beispiel für die Kombination von Übungen

Die Auswahl und Reihenfolge der Übungen sollten Sie an Ihren persönlichen Bedürfnissen orientieren. Grundsätzlich ist es möglich, alle Bewegungen jedes Teils in jeglicher Kombination auszuführen. Empfehlenswert ist zu Beginn des Übens von Rücken Qi Gong, die eher einfacheren Übungen vor den komplizierten Übungen zu erlernen. Eine mögliche Übungszusammenstellung für Einsteiger könnte also folgende sein, die jeweils die ersten beiden Übungen eines Teils miteinander kombiniert:

1 Zwei Drachen schwingen sich um die Säule (Wirbelsäule, Übung 1)
2 Der König des Himmels stützt seinen Rücken (Wirbelsäule, Übung 2)
3 Öffnen und Schließen (Schultern und Arme, Übung 1)
4 Die fliegende Taube breitet ihre Flügel aus (Schultern und Arme, Übung 2)
5 Tai Chi Yin Yang (Becken und Beine, Übung 1)
6 Der himmlische König Li stemmt die Pagode (Becken und Beine, Übung 2).

Außerdem sollten Sie bei der Zusammenstellung Ihres persönlichen Übungsprogramms darauf achten, dass möglichst alle Körperbereiche innerhalb einer Übungseinheit angesprochen werden.

Für den Fall, dass Sie die Bewegungen nicht stehend ausführen können, erhalten Sie im Teil *Sitzen* eine mögliche Übungskombination von 8 Bewegungen aus allen 3 Teilen.

Übungsbeschreibung

Die Beschreibung der Übungen ist nach Körperregion strukturiert. Wenn nicht ausdrücklich erwähnt oder mit „|“ gekennzeichnet, erfolgen alle Bewegungen der verschiedenen Körperteile unter der gleichen Bildnummer immer gleichzeitig und nicht nacheinander.

Wirbelsäule

› Zwei Drachen schwingen sich um die Säule
› Der König des Himmels stützt seinen Rücken
› Das Nashorn trinkt Wasser
› Die Wassermühle dreht sich
› Das Nashorn schaut zum Mond
› Der fliegende Adler dreht seinen Kopf
› Gleichmäßig schön
› Die heilige Schildkröte paddelt
› Die Augen schließen, um den Geist wiederzubeleben

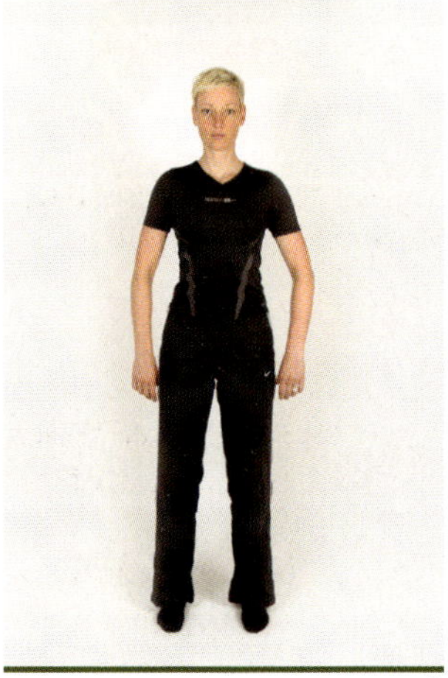

1

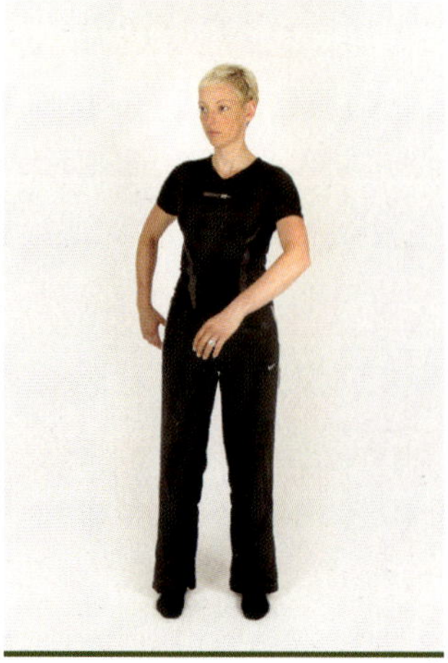

2

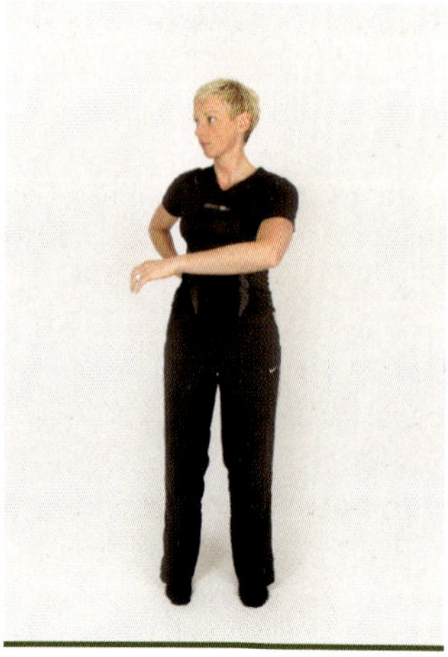

3

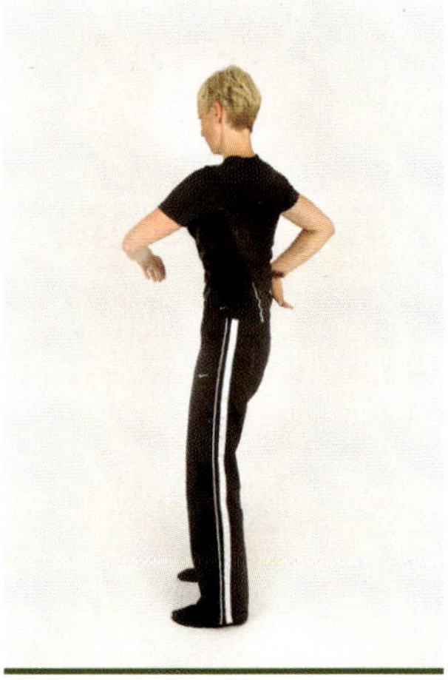

4

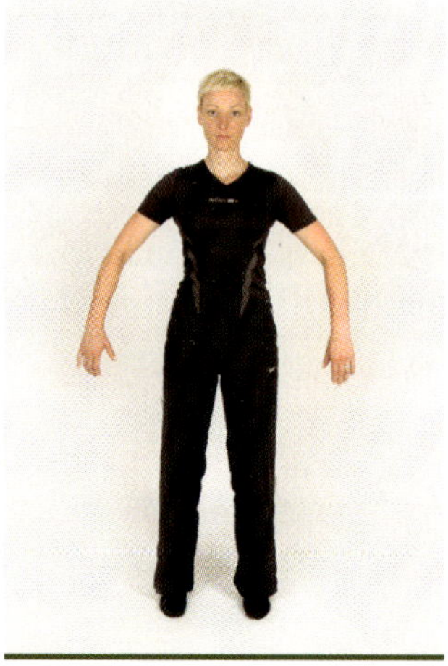

5

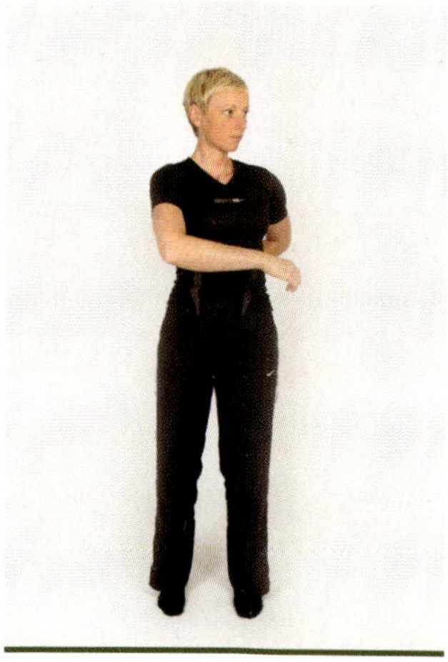

6

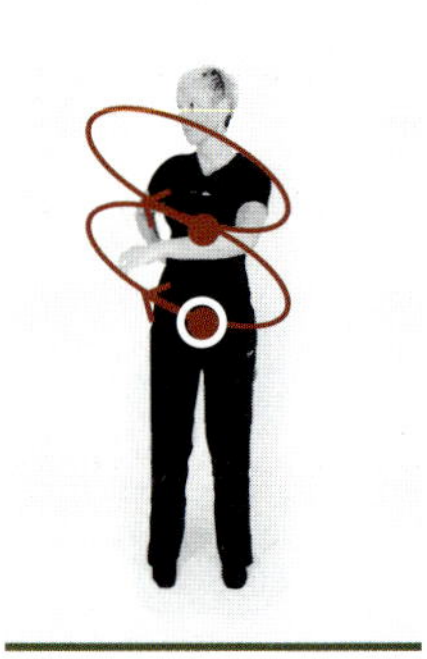

a

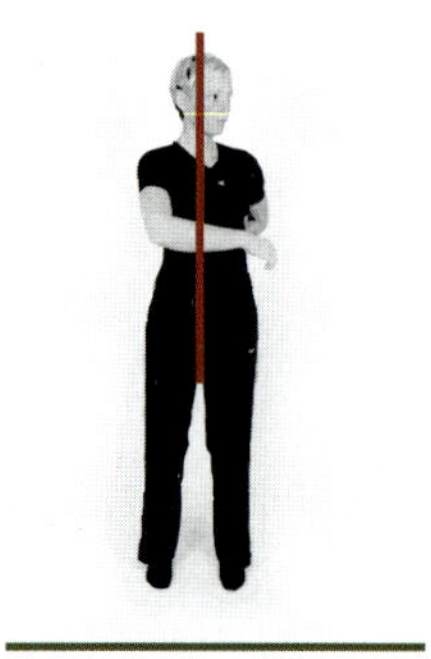

b

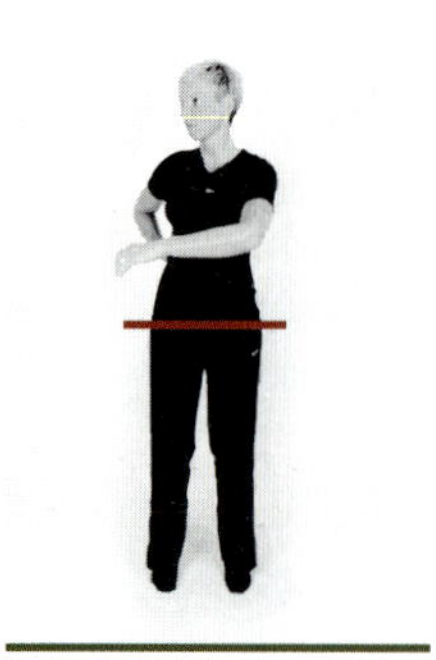

c

Zwei Drachen schwingen sich um die Säule

Ausgangsstellung
1 Die Füße stehen hüftbreit parallel, die Kniegelenke sind leicht gebeugt. Die Arme hängen locker neben dem Körper, die Ellenbogen sind leicht gebeugt, die Handrückseiten zeigen nach vorn.

Bewegungsablauf
2 Der Oberkörper dreht im Zentrum beginnend wie eine Spirale zur rechten Seite. Der linke Arm schwingt der Drehung folgend vor den Körper, der rechte Arm schwingt hinter den Körper. Die Ellenbogen beugen sich.
3+4 Die Drehung verläuft weiter zur rechten Seite. Der Kopf folgt der Drehung des Oberkörpers. Die Arme beugen sich stärker im Ellenbogengelenk, die Unterarme schwingen locker in der Bewegungsrichtung weiter. Der linke Unterarm endet vor dem Körper waagerecht, die rechte Hand berührt mit der Handrückseite locker den unteren Rücken. Die Drehung des Oberkörpers ist beendet, kurz bevor sich das Becken mitdreht.
5+6 Der Oberkörper dreht sich zur Mitte zurück. Die Arme folgen dem Schwung. In der Mitte der Bewegung hängen die Arme locker zur Seite. Die gleiche Bewegung wird zur linken Seite ausgeführt.

Die Bewegung wechselt wieder zur rechten Seite.

Bitte beachten Sie
a Das Drehen des Oberkörpers beginnt immer im Zentrum und setzt sich spiralförmig bis zum Kopf fort.
b Die Wirbelsäulenachse bleibt aufrecht und neigt sich nicht nach vorn, hinten oder zur Seite.
c Das Becken dreht sich nicht mit.

Üben Sie die Bewegung zu Beginn langsam und werden dann kontrolliert schwungvoller. Lassen Sie die Arme dabei locker mitschwingen, ohne sie zu führen.

Beachten Sie bitte außerdem: a1, a4.

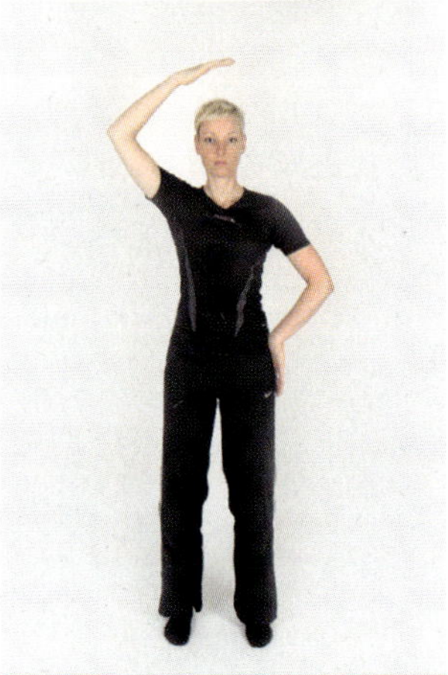
1

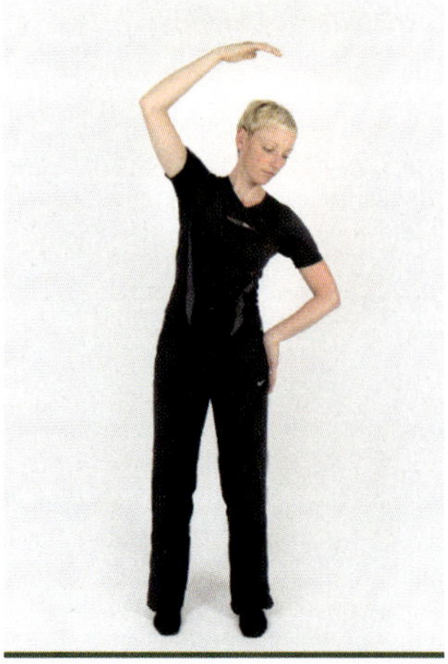
2

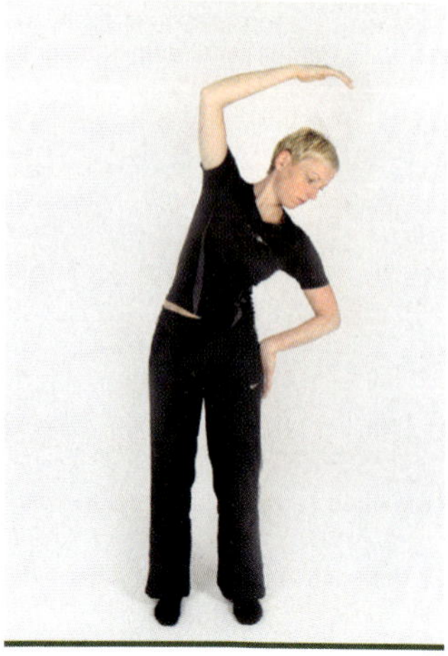
3

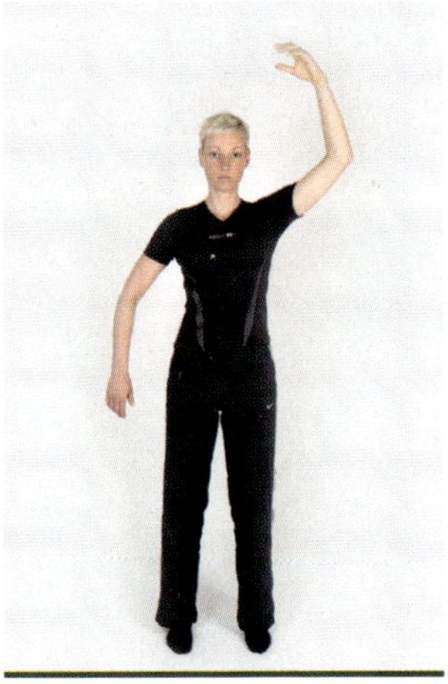
4

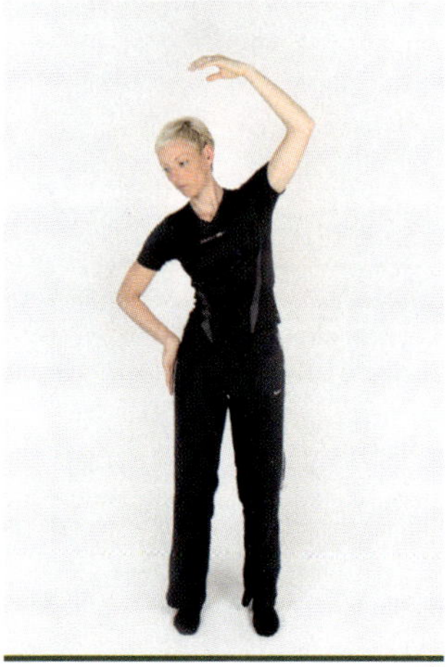
5

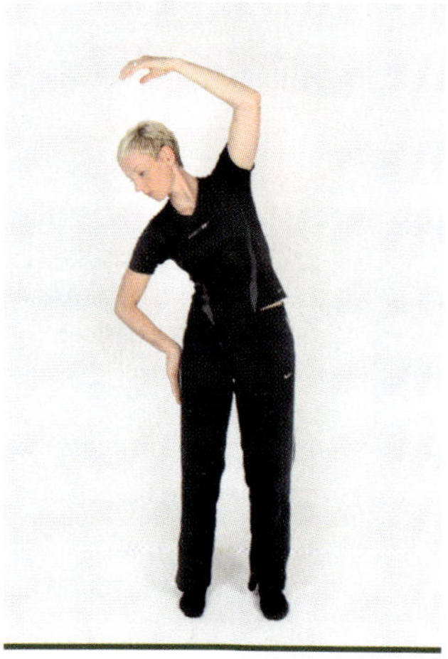
6

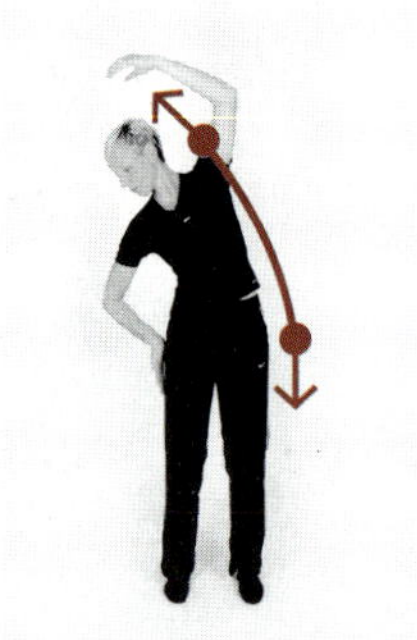
a

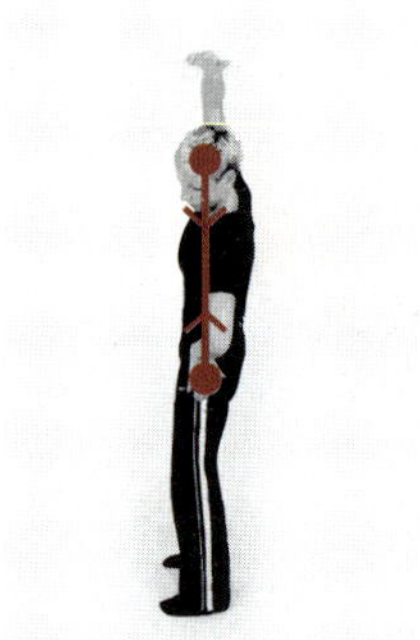
b

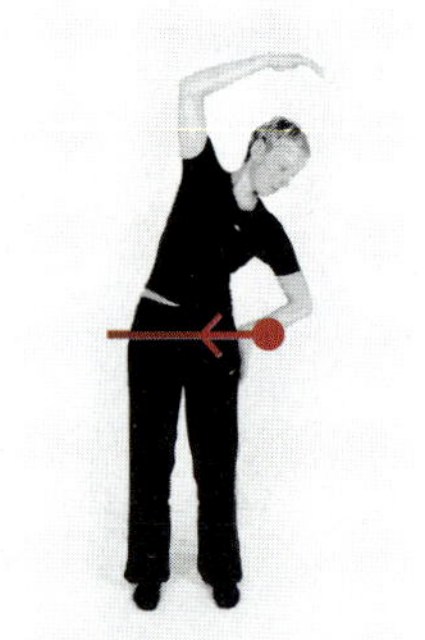
c

Der König des Himmels stützt seinen Rücken

Ausgangsstellung
1 Die Füße stehen hüftbreit parallel, die Kniegelenke sind leicht gebeugt. Die linke Hand liegt mit der Handrückseite seitlich an der Hüfte, der Mittelfinger zeigt in der Verlängerung der Hosennaht nach unten, der Ellenbogen zeigt zur Seite. Die rechte Hand wird als Dach über dem Kopf gehalten, die Handfläche zeigt zum Kopf, der Ellenbogen zur Seite.

Bewegungsablauf
2+3 Der Oberkörper neigt sich seitlich nach links in Richtung des linken Ellenbogens. Der Kopf dreht sich locker hängend zur linken Seite. Der rechte Fuß drückt Richtung Boden. Die Neigung ist beendet, kurz bevor der rechte Fuß den festen Bodenkontakt verliert.
4 Der Oberkörper richtet sich in die Ausgangsposition auf. Die Arme wechseln, der rechte Arm sinkt, der linke Arm wird angehoben.
5+6 Die Arme sind wie bei Ausgangsstellung 1, aber seitenverkehrt. Die rechte Hand ist an der Hüfte, die linke Hand über dem Kopf. Der Oberkörper neigt sich seitlich nach rechts in Richtung des rechten Ellenbogens. Der Kopf dreht sich locker hängend zur rechten Seite. Der linke Fuß drückt Richtung Boden. Die Neigung ist beendet, kurz bevor der linke Fuß den festen Bodenkontakt verliert.

Die Bewegung wechselt wieder zur linken Seite.

Bitte beachten Sie
a Die Außenseite des neigenden Körpers wird lang gezogen, nicht die Innenseite eingeknickt.
b Das Neigen und Aufrichten erfolgt in der seitlichen Ebene. Der Oberkörper weicht nicht nach vorn oder hinten aus.
c Halten Sie das Becken waagerecht und schieben es nicht zur Seite.

Die Neigung zur Seite erfolgt über ein Auseinanderziehen von Scheitel und Fußsohle des entfernten Beines.

Beachten Sie bitte außerdem: a3, a4, b2.

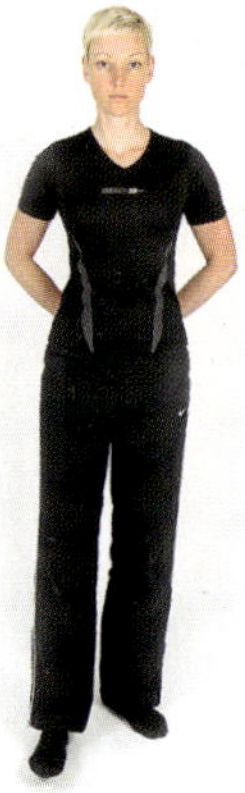
1

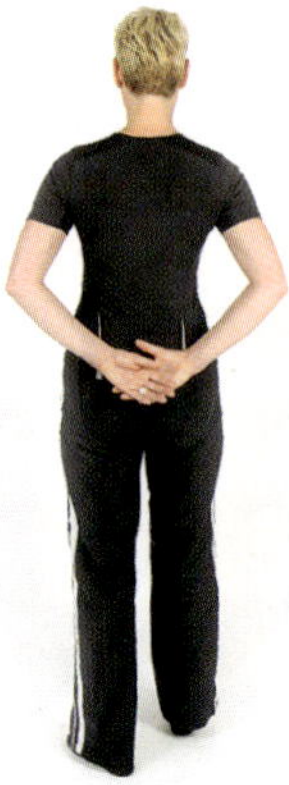
2

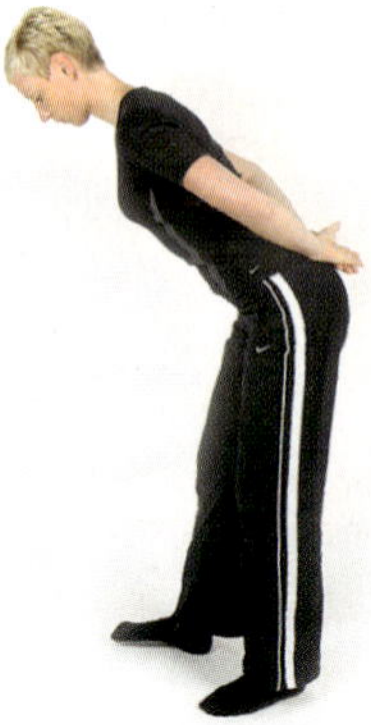
3

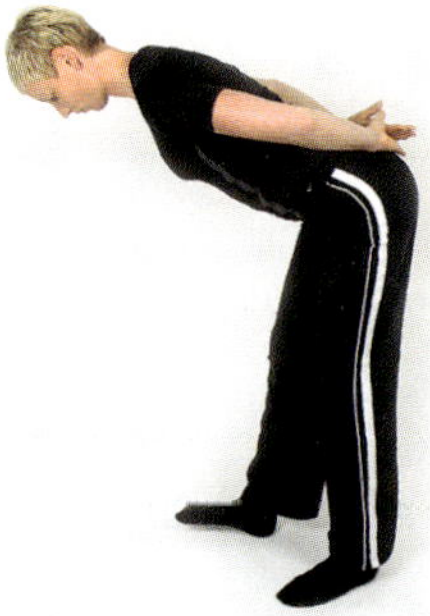
4

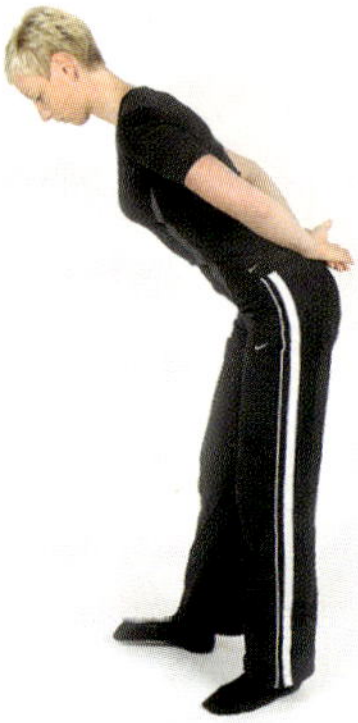
5

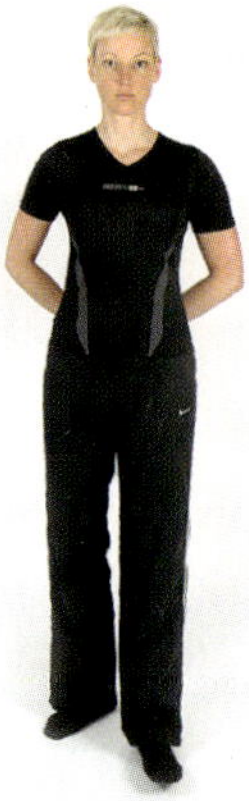
6

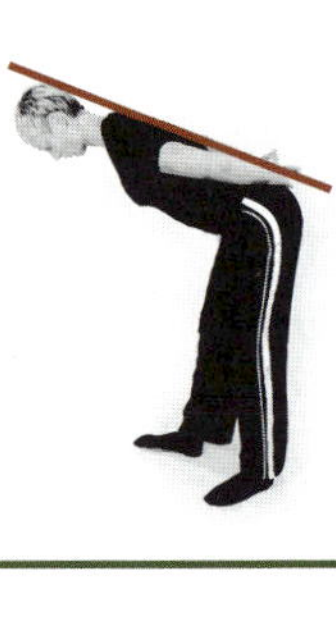
a

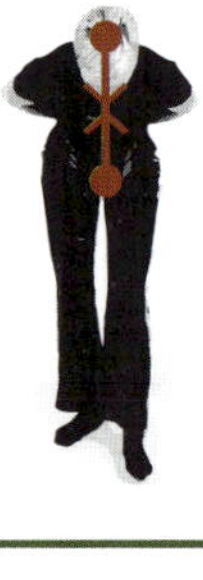
b

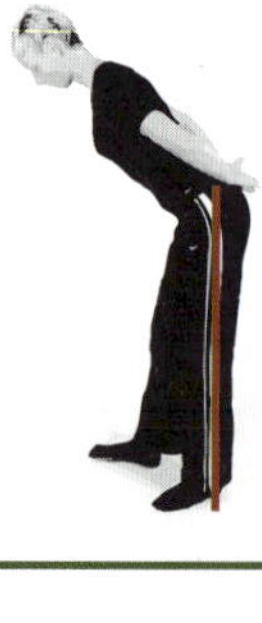
c

Das Nashorn trinkt Wasser

Ausgangsstellung
1+2 Der linke Fuß ist 45 Grad zur Seite gedreht, der rechte Fuß steht auf der Ferse etwa eine Fußlänge vor und eine Fußbreite seitlich zur linken Ferse. Der rechte Fuß wird gebeugt und angehoben, die rechte Ferse bleibt am Boden. Die Kniegelenke sind leicht gebeugt. Die Hände liegen mit den Handrückseiten locker übereinander auf dem unteren Rücken, die gebeugten Ellenbogen zeigen zur Seite.

Bewegungsablauf
3+4 Der gerade Oberkörper neigt sich nach vorn. Der Kopf bleibt in der Verlängerung der Wirbelsäule. Das Gewicht verlagert sich auf die Ferse des vorderen Beines. Die Kniegelenke bleiben leicht gebeugt. Die Neigung erfolgt bis zum Dehnungsreiz auf der Oberschenkelrückseite oder der Wade des vorderen Beines.
5 Der gerade Oberkörper richtet sich wieder bis in die Ausgangsstellung auf.
6 Nach etwa 10 Wiederholungen mit derselben Beinstellung wechseln die Beine. Der rechte Fuß dreht sich nach außen, der linke Fuß wird nach vorn und seitlich verschoben. Der linke Fuß wird gebeugt und angehoben, die linke Ferse bleibt am Boden.

Die Bewegung beginnt von vorne.

Bitte beachten Sie
a Der Rücken bleibt gerade und der Kopf in der Verlängerung der Wirbelsäule.
b Bleiben Sie beim Neigen und Aufrichten des Oberkörpers in der frontalen Ebene und weichen nicht seitlich aus.
c Das Hüftgelenk bleibt senkrecht über dem hinteren Bein und weicht nicht nach hinten aus.

Beim Neigen und Aufrichten bleibt die Oberschenkelrückseite vor allem des vorderen Beines kontrolliert unter Spannung. Das Aufrichten erfolgt aus der Kraft der hinteren Oberschenkelmuskulatur.

Beachten Sie bitte außerdem: a4.

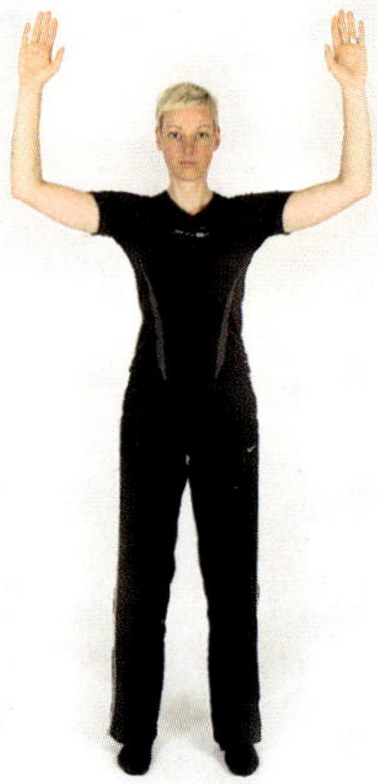
1

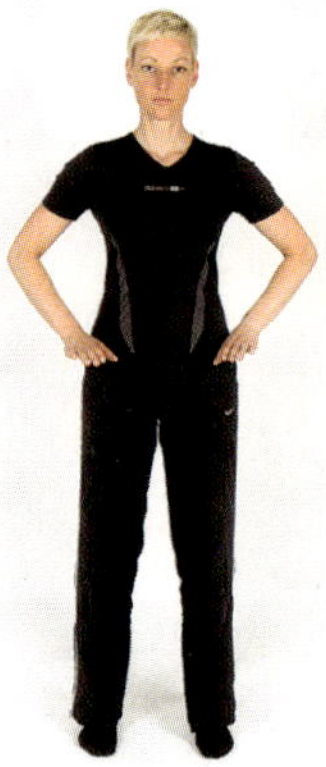
2

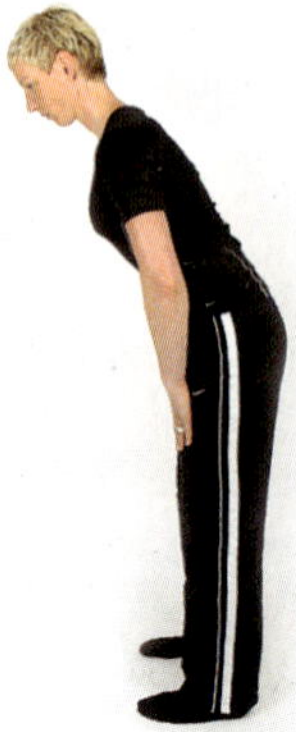
3

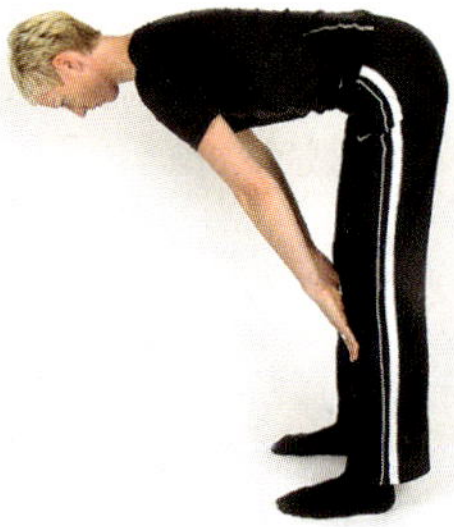
4

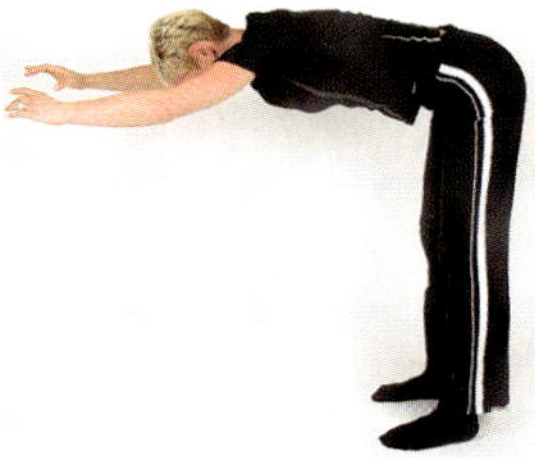
5

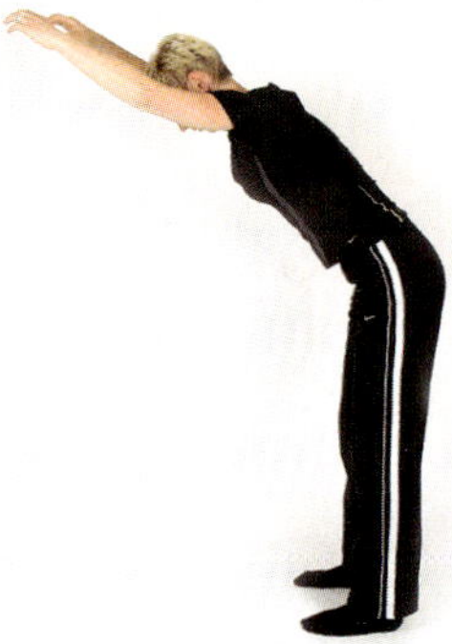
6

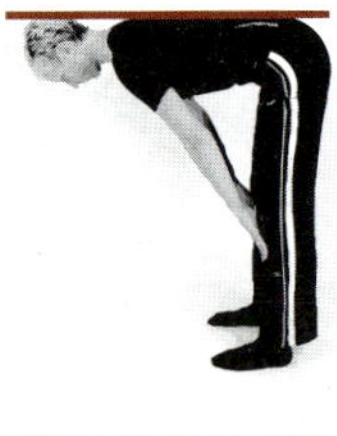
a

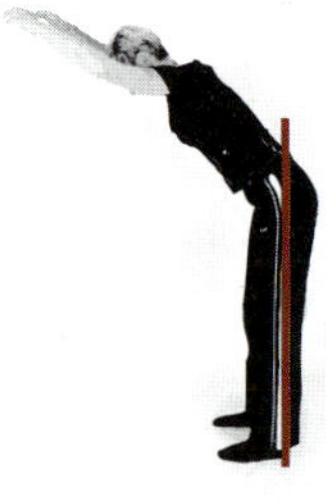
b

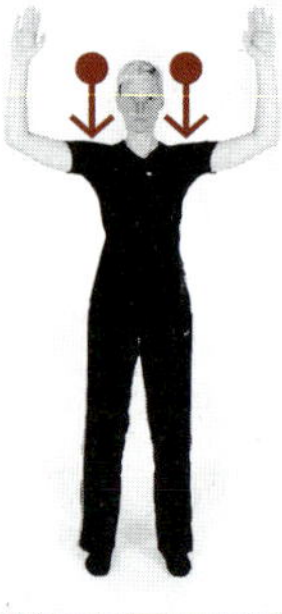
c

Die Wassermühle dreht sich

Ausgangsstellung
1 Die Füße stehen hüftbreit parallel, die Kniegelenke sind leicht gebeugt. Die Arme sind neben dem Kopf bis in Schulterhöhe angehoben, die Ellenbogen gebeugt, die Handflächen zeigen nach vorn.

Bewegungsablauf
2 Die Hände sinken nah am Körper zum Becken. Die Handflächen zeigen nach unten. Die Finger zeigen nach vorn. Die Ellenbogen bleiben zur Seite gebeugt.
3+4 Der gerade Oberkörper neigt sich nach vorn. Die flachen Hände liegen vorn auf dem Körper auf und rutschen mit den Handflächen auf der Oberschenkelvorderseite in Richtung Füße. Die Neigung erfolgt bis zum Dehnungsreiz auf der Oberschenkelrückseite oder der Wade.
5+6 Die Arme schwingen nach vorn oben. Der Oberkörper richtet sich auf, bis die Ausgangsstellung 1 erreicht ist.

Nach Erreichen der Ausgangsstellung beginnt die Bewegung von vorne.

Bitte beachten Sie
a Der Rücken bleibt gerade und der Kopf in der Verlängerung der Wirbelsäule.
b Die Hüftgelenke bleiben senkrecht über den Fersen und weichen nicht nach hinten aus.
c Der Schulter-Nackenbereich bleibt entspannt, ziehen Sie ihn nicht mit den Armen hoch.

Beim Neigen und Aufrichten bleibt die Oberschenkelrückseite kontrolliert unter Spannung. Das Aufrichten erfolgt aus der Kraft der hinteren Oberschenkelmuskulatur.

Beachten Sie bitte außerdem: w3, w4, a4.

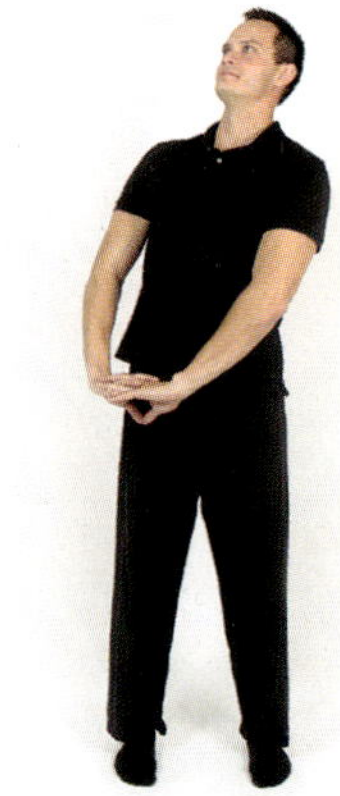

1

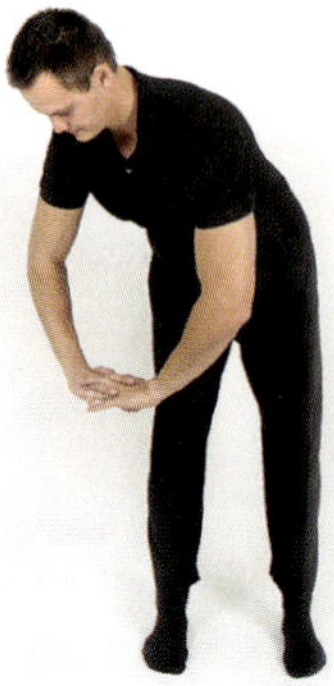

2

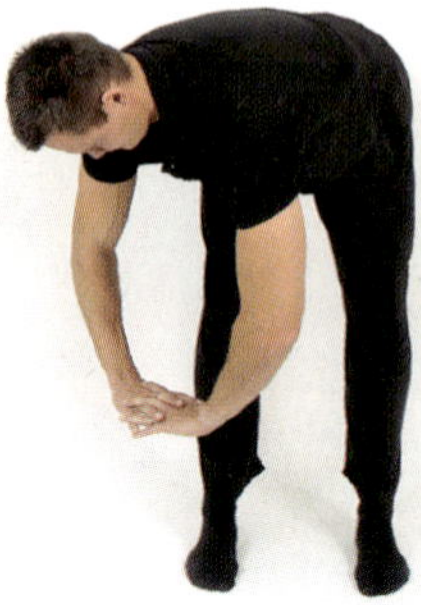

3

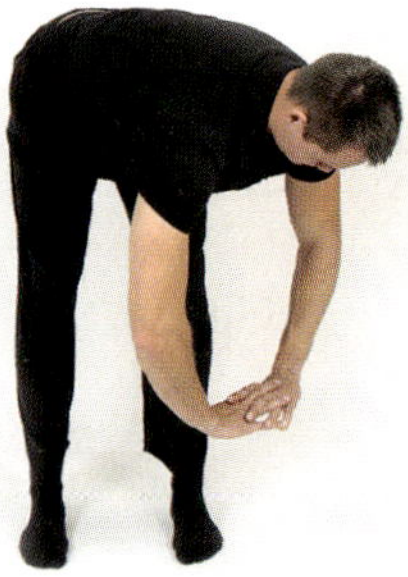

4

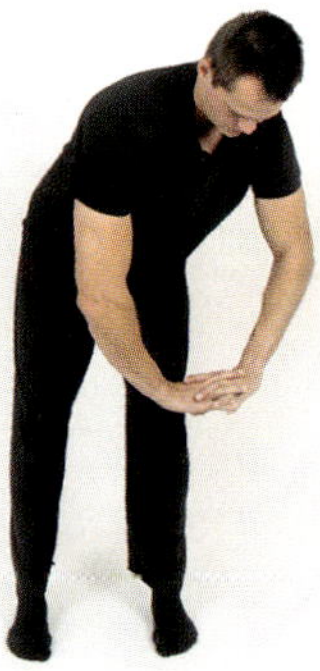

5

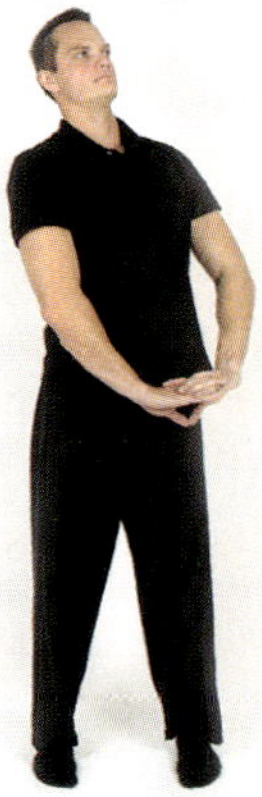

6

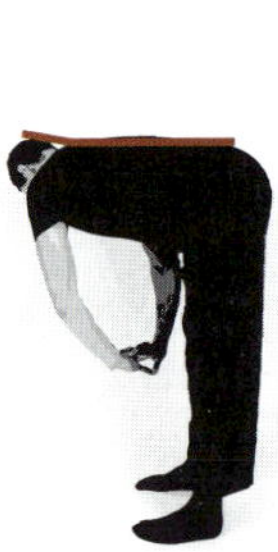

a

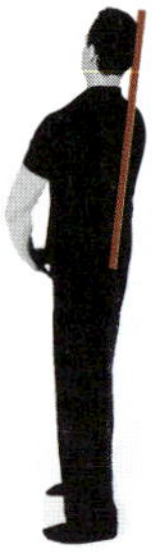

b

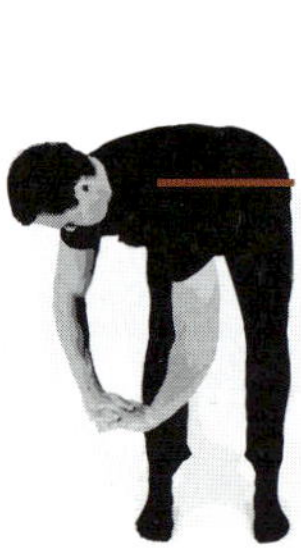

c

Das Nashorn schaut zum Mond

Ausgangsstellung
1 Die Füße stehen hüftbreit parallel, die Kniegelenke sind leicht gebeugt. Der Oberkörper ist zur rechten Seite gedreht und lang aufgerichtet. Der Kopf folgt der Drehung des Rumpfes, das Gesicht ist leicht nach schräg oben gewandt. Die Finger sind verschränkt, die Handflächen zeigen nach unten, die Ellenbogen beugen sich zur Seite.

Bewegungsablauf
2+3 Der gerade Oberkörper neigt sich entlang des rechten Beines nach unten. Die Hände zeigen mit den Handflächen nach unten. Die Ellenbogen bleiben gebeugt. Die Neigung erfolgt bis zum Dehnungsreiz auf der Oberschenkelrückseite oder der Wade vor allem des rechten Beines.
4 In der Vorbeuge dreht sich der Oberkörper zum linken Bein.
5+6 Auf der linken Seite richtet sich der Oberkörper bis zur Streckung der Wirbelsäule wieder auf. Der Kopf folgt der Drehung des Rumpfes, das Gesicht ist leicht nach schräg oben gewandt. Die Ellenbogen bleiben gebeugt. Die Handflächen zeigen nach unten.

Der gerade Oberkörper neigt sich entlang des linken Beines nach unten, wechselt nach rechts und richtet sich rechts wieder auf bis zur Ausgangsstellung 1. Nach Erreichen der Ausgangstellung beginnt die Bewegung von vorne.

Bitte beachten Sie
a Der Rücken bleibt gerade und der Kopf in der Verlängerung der Wirbelsäule.
b In der oberen Endposition ist der Rücken gerade, er hat keine verstärkte Krümmung in der Hals- und Lendenwirbelsäule.
c Das Becken dreht sich nicht mit.

Beim Neigen und Aufrichten bleibt die Oberschenkelrückseite kontrolliert unter Spannung. Das Aufrichten erfolgt aus der Kraft der hinteren Oberschenkelmuskulatur. Der untere Seitenwechsel ist ausschließlich eine Neigung zur Seite.

Beachten Sie bitte außerdem: w2, b3.

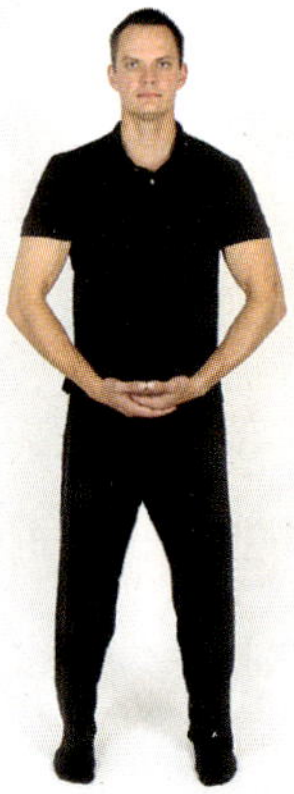

1

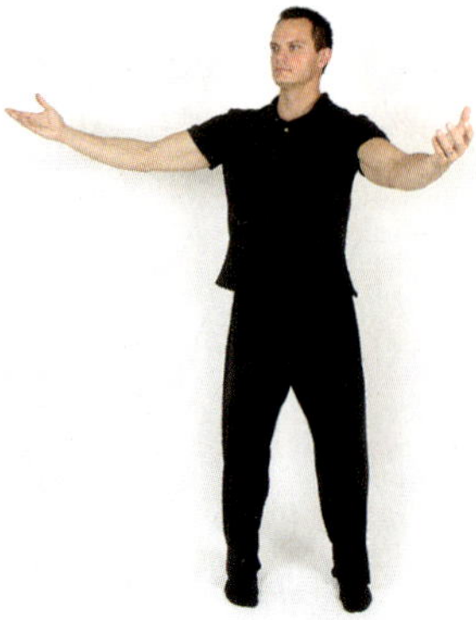

2

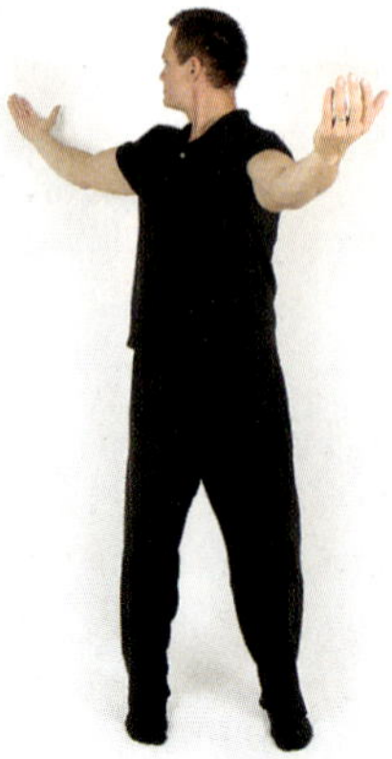

3

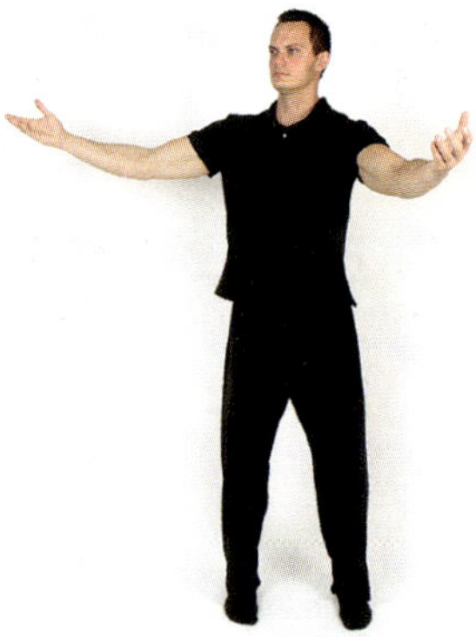

4

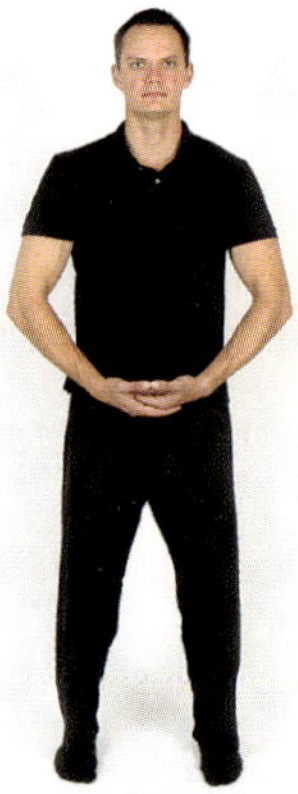

5

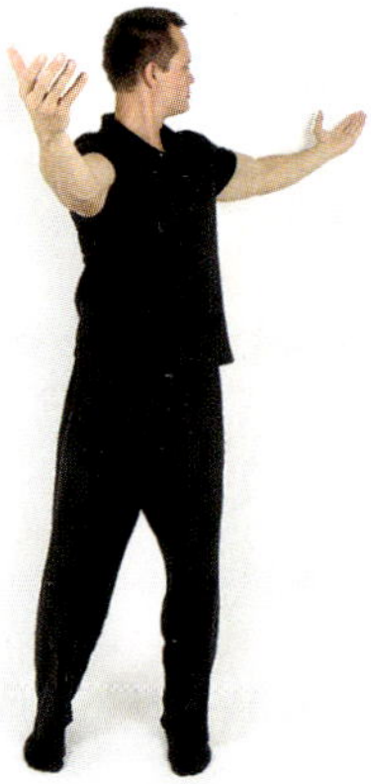

6

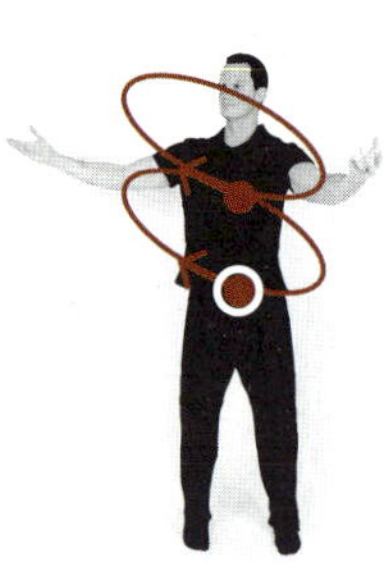

a

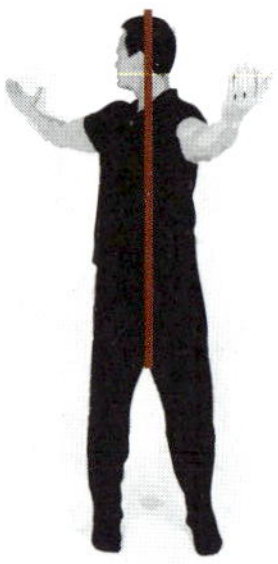

b

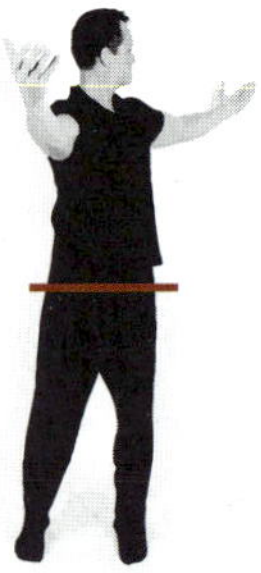

c

Der fliegende Adler dreht seinen Kopf

Ausgangsstellung
1 Die Füße stehen schulterbreit parallel, die Kniegelenke sind leicht gebeugt. Die Hände liegen ineinander vor dem Zentrum, die Handflächen zeigen nach oben, die Daumenspitzen berühren sich. Die Arme sind rund, die Ellenbogen seitlich gebeugt.

Bewegungsablauf
2+3 Das Körpergewicht verlagert sich durch stärkeres Beugen des rechten Kniegelenks auf das rechte Bein. | Der Oberkörper dreht sich zur rechten Seite. Die Arme öffnen sich und werden seitlich bis in Schulterhöhe angehoben. Die Handflächen zeigen nach oben. Der Kopf folgt und schaut auf die rechte Hand. Die Drehung ist beendet, kurz bevor sich das Becken mitdreht.
4+5 Der Oberkörper dreht sich zur Mitte zurück. Das Körpergewicht verlagert sich zurück auf beide Beine. Die Hände legen sich wieder vor dem Zentrum zusammen wie bei Ausgangsstellung 1.
6 Das Körpergewicht verlagert sich durch stärkeres Beugen des linken Kniegelenks auf das linke Bein. | Der Oberkörper dreht sich zur linken Seite. Die Arme öffnen sich und werden seitlich bis in Schulterhöhe angehoben. Die Handflächen zeigen nach oben. Der Kopf folgt und schaut auf die linke Hand. Die Drehung ist beendet, kurz bevor sich das Becken mitdreht.

Der Oberkörper dreht sich zur Mitte zurück. Das Körpergewicht verlagert sich zurück auf beide Beine. Die Hände legen sich wieder vor dem Zentrum zusammen wie bei Ausgangsstellung 1 und die Bewegung beginnt von vorne.

Bitte beachten Sie
a Das Drehen des Oberkörpers beginnt immer im Zentrum und setzt sich spiralförmig bis zum Kopf fort.
b Die Wirbelsäulenachse bleibt aufrecht und neigt sich nicht nach vorn, hinten oder zur Seite.
c Das Becken dreht sich nicht mit.

Üben Sie anfangs die Bewegung, indem Sie zuerst das Gewicht verlagern und dann den Oberkörper drehen. Später beginnen Sie mit der Drehung kurz nach dem Beginn der Gewichtsverlagerung auf ein Bein. Beim Zurückdrehen des Oberkörpers beginnen und enden alle Wirbelsäulenabschnitte gleichzeitig.

Beachten Sie bitte außerdem: a1, a2, a3, b9, b10.

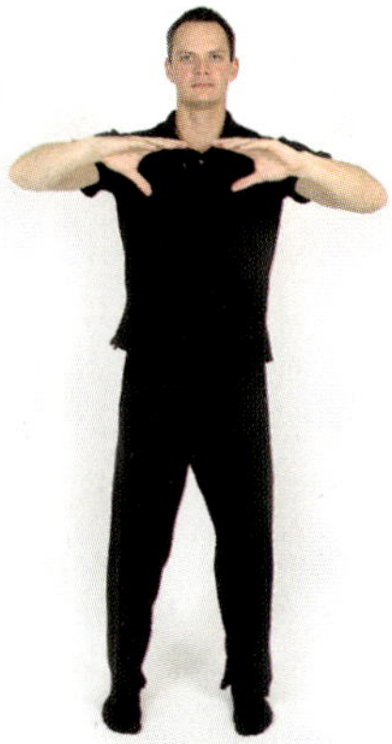

1

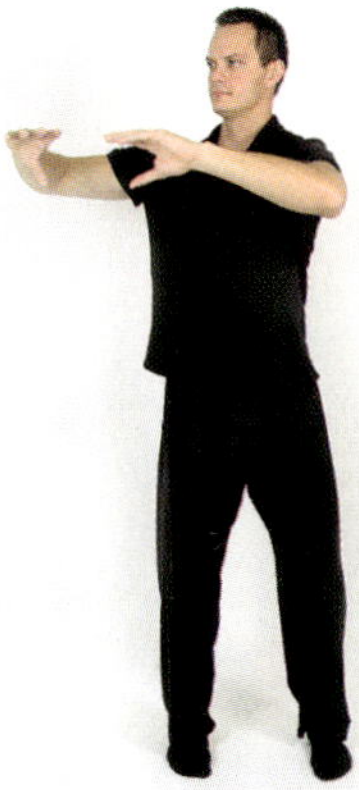

2

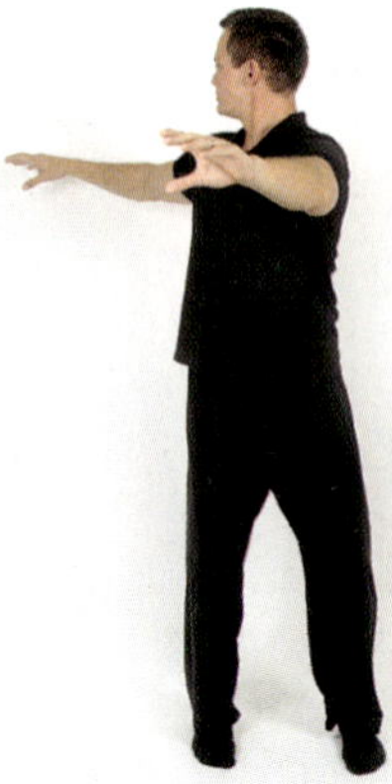

3

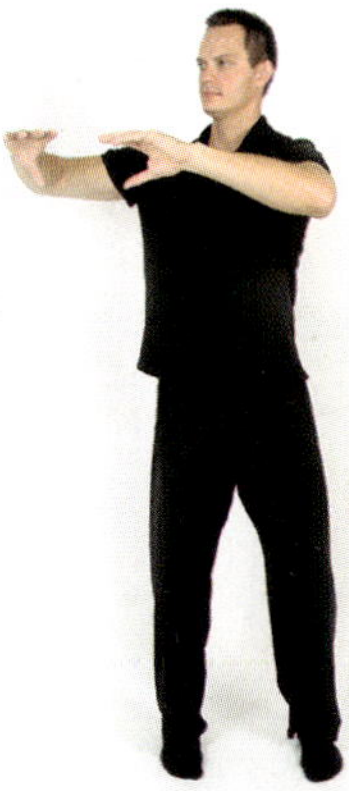

4

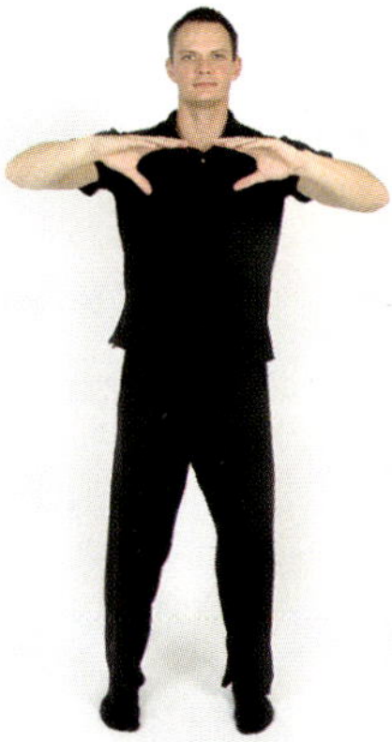

5

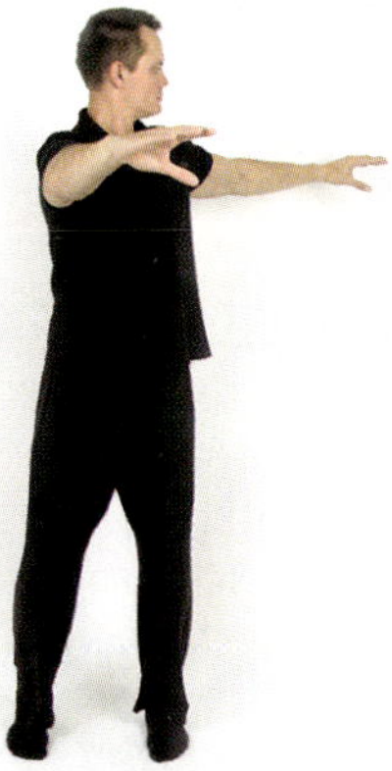

6

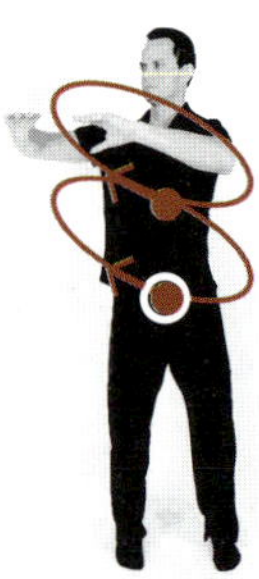

a

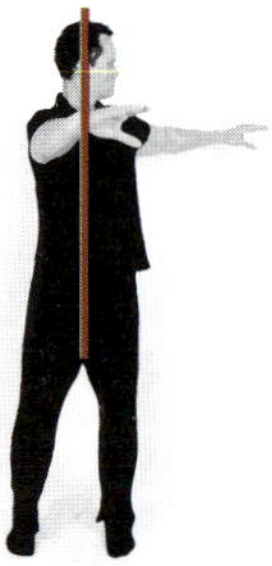

b

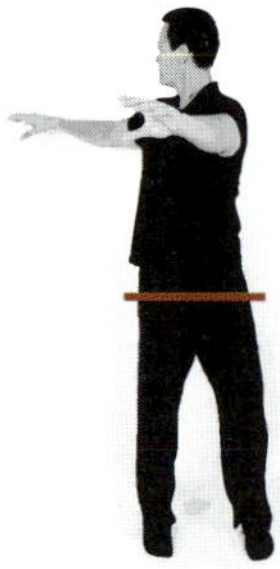

c

Gleichmäßig schön

Ausgangsstellung
1 Die Füße stehen schulterbreit parallel, die Kniegelenke sind leicht gebeugt. Die Arme sind rund in Brusthöhe vor dem Körper angehoben. Die Handflächen zeigen nach unten, die Fingerspitzen zueinander.

Bewegungsablauf
2+3 Das Körpergewicht verlagert sich durch stärkeres Beugen des rechten Kniegelenks auf das rechte Bein. | Der Oberkörper dreht sich zur rechten Seite. Die Arme öffnen sich seitlich und werden ausgebreitet. Die Handflächen zeigen nach unten. Der Kopf folgt und schaut auf die rechte Hand. Die Drehung ist beendet, kurz bevor sich das Becken mitdreht.
4+5 Der Oberkörper dreht sich zur Mitte zurück. Das Gewicht verlagert sich zurück auf beide Beine. Die Hände kommen wieder vor dem Oberkörper in Brusthöhe wie bei Ausgangsstellung 1 zusammen.
6 Das Körpergewicht verlagert sich durch stärkeres Beugen des linken Kniegelenks auf das linke Bein. | Der Oberkörper dreht sich zur linken Seite. Die Arme öffnen sich seitlich und werden ausgebreitet. Die Handflächen zeigen nach unten. Der Kopf folgt und schaut auf die linke Hand. Die Drehung ist beendet, kurz bevor sich das Becken mitdreht.

Der Oberkörper dreht sich zur Mitte zurück. Das Gewicht verlagert sich zurück auf beide Beine. Die Hände kommen wieder vor dem Oberkörper in Brusthöhe wie bei Ausgangsstellung 1 zusammen. Die Bewegung beginnt von vorne.

Bitte beachten Sie
a Das Drehen des Oberkörpers beginnt immer im Zentrum und setzt sich spiralförmig bis zum Kopf fort.
b Die Wirbelsäulenachse bleibt aufrecht und neigt sich nicht nach vorn, hinten oder zur Seite.
c Das Becken dreht sich nicht mit.

Üben Sie anfangs die Bewegung, indem Sie zuerst das Gewicht verlagern und dann den Oberkörper drehen. Später beginnen Sie mit der Drehung kurz nach dem Beginn der Gewichtsverlagerung auf ein Bein. Beim Zurückdrehen des Oberkörpers beginnen und enden alle Wirbelsäulenabschnitte gleichzeitig.

Beachten Sie bitte außerdem: a1, a2, a3, b9, b10.

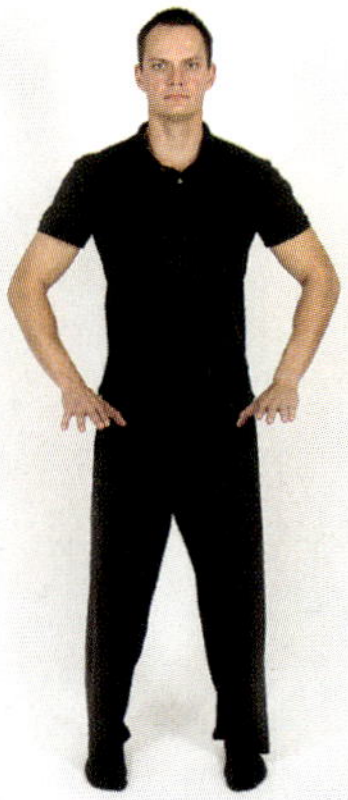

1

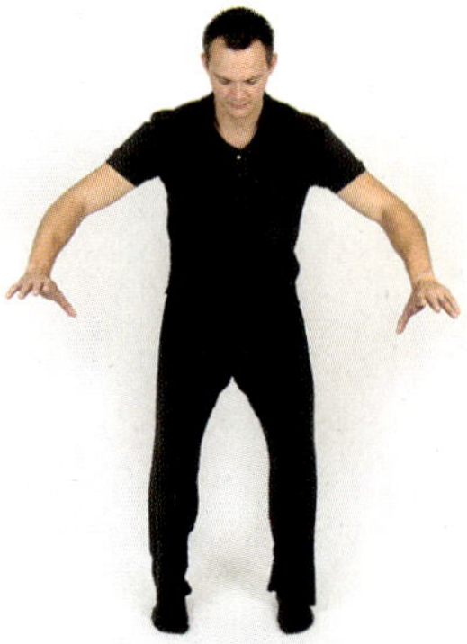

2

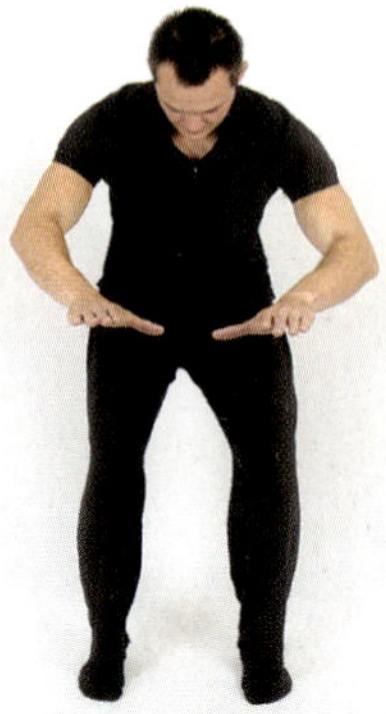

3

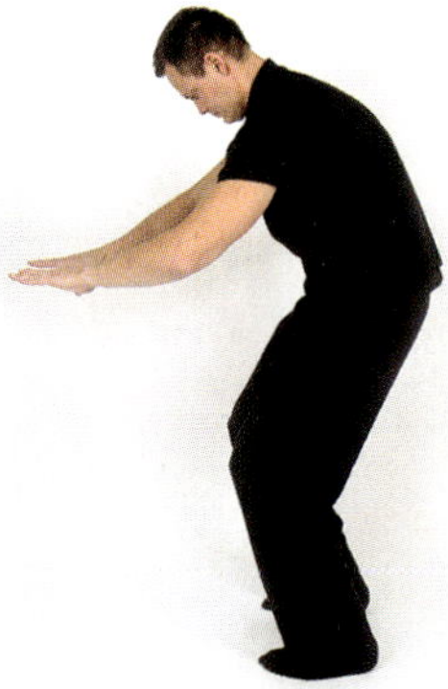

4

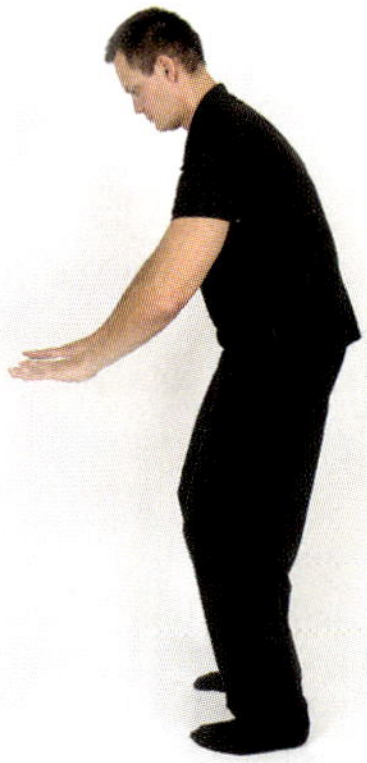

5

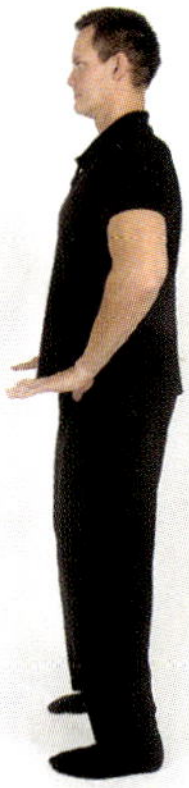

6

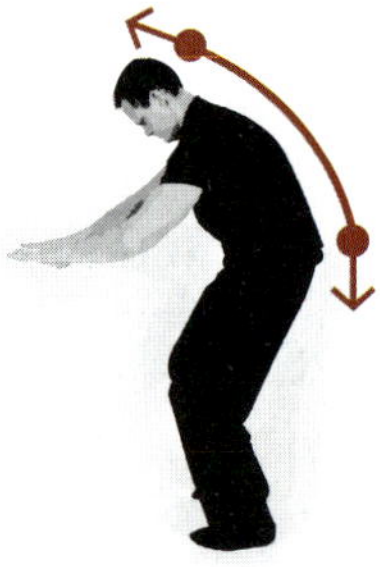

a

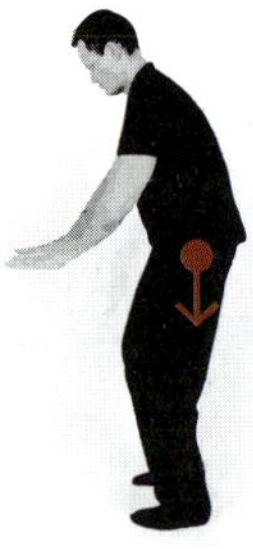

b

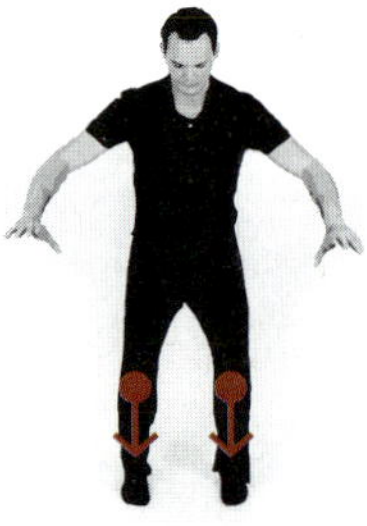

c

Die heilige Schildkröte paddelt

Ausgangsstellung
1 Die Füße stehen hüftbreit parallel, die Kniegelenke sind leicht gebeugt. Die Hände sind seitlich vor dem Becken, die Handflächen zeigen nach unten. Die Finger zeigen nach vorn, die Ellenbogen sind zur Seite gebeugt.

Bewegungsablauf
2+3+4 Die Beine beugen sich. Der Rücken wird rund. Die Hände beschreiben auf der Ausgangshöhe von den Fingern geführt einen Kreis über außen zur Mitte und gleichzeitig nach vorn. Die Handflächen zeigen nach unten, die Finger nach vorn. Das Beugen der Beine erfolgt bis kurz vor dem Ausweichen des Beckens nach hinten.
5+6 Die Beine strecken sich, ohne in den Kniegelenken einzurasten. Der Rücken richtet sich auf. Die Hände kommen durch das seitliche Beugen der Ellenbogen wieder seitlich vor das Becken zurück. Die Handflächen zeigen nach unten, die Finger nach vorn.

Nach Erreichen der Ausgangsstellung 1 beginnt die Bewegung von vorne.

Bitte beachten Sie
a Die Außenseite (Rücken) wird lang gezogen, nicht die Innenseite (Bauch) eingeknickt.
b Sinken Sie mit dem Becken nach unten, ohne nach hinten auszuweichen.
c Beugen Sie Ihre Kniegelenke in Richtung der Fußmitten.

Das Beugen der Knie- und Hüftgelenke, das Rundwerden des Rückens und die Bewegung der Arme nach vorn beginnen und enden gleichzeitig, ebenso die Bewegungen zurück in die Ausgangsposition. Die Neigung erfolgt über ein Auseinanderziehen von Scheitel und Steißbein.

Beachten Sie bitte außerdem: w3, a1, a3, a4.

Die Augen schließen, um den Geist wiederzubeleben

Dieser Stand ist immer der Abschluss einer Übungseinheit. Die Dauer des Abschlusses sollte zwischen einer halben bis drei Minuten betragen.

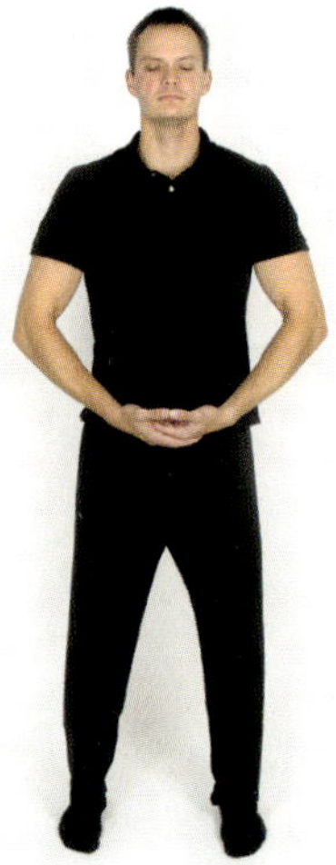

Wenn Sie eine kurze Übungspause innerhalb einer Übungseinheit einlegen, zeigen die Handflächen nach oben.

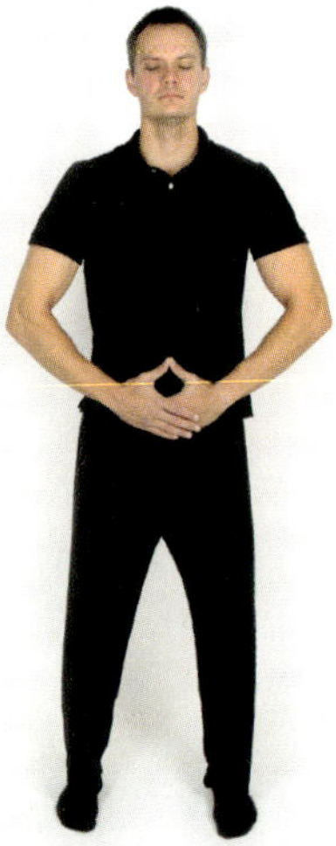

Am Ende einer Übungseinheit liegen die übereinandergelegten Hände mit den Handflächen auf dem unteren Zentrum (etwa zwei fingerbreit unterhalb des Bauchnabels).

Schultern und Arme

- › Öffnen und Schließen
- › Die fliegende Taube breitet ihre Flügel aus
- › Die Wellen der See kräuseln sich
- › Schmetterlinge fliegen in Paaren
- › Tanzen mit dem Regenbogen
- › Sich in der Form des Pa Qua drehen
- › Den Affen vertreiben
- › Wolkenhände
- › Die Augen schließen, um den Geist wiederzubeleben

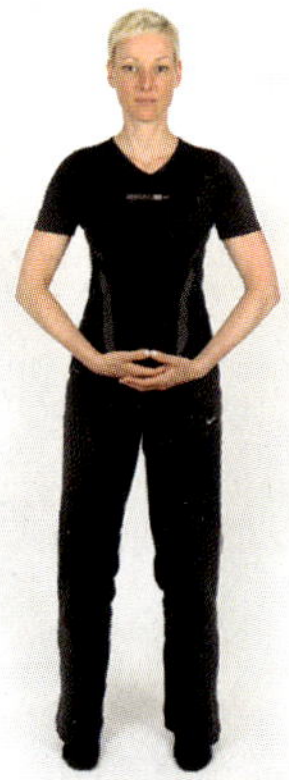

1

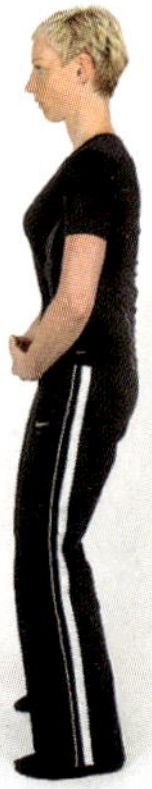

2

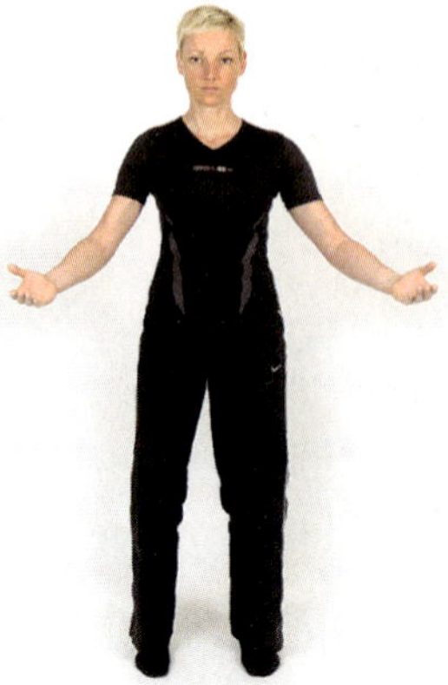

3

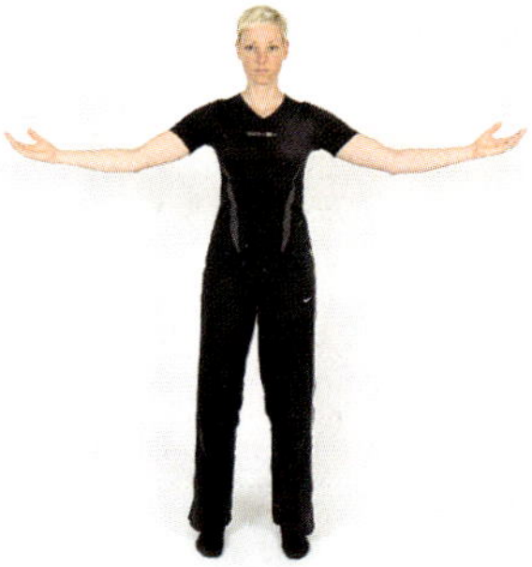

4

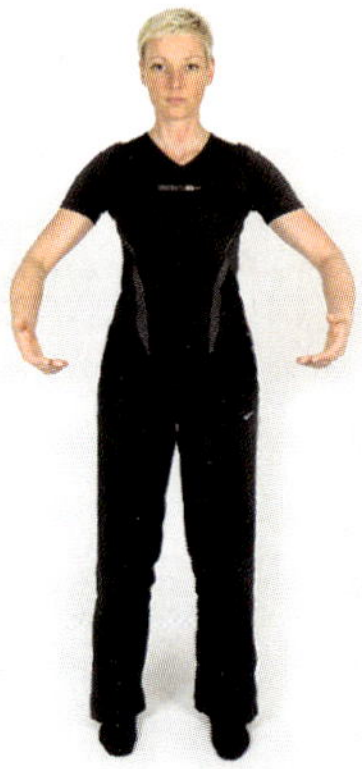

5

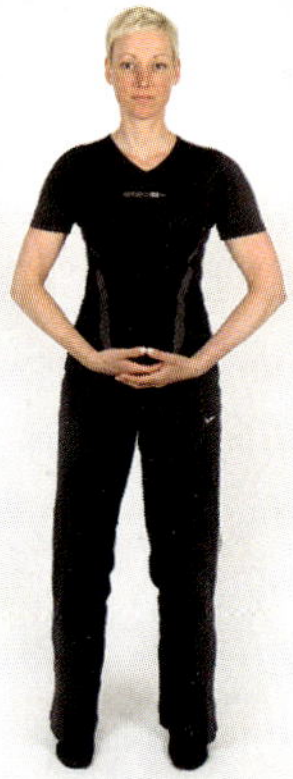

6

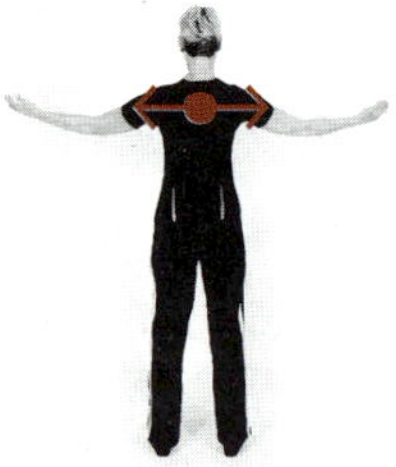

a

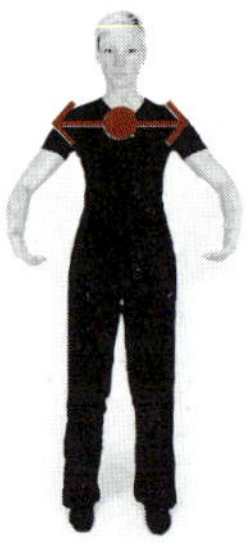

b

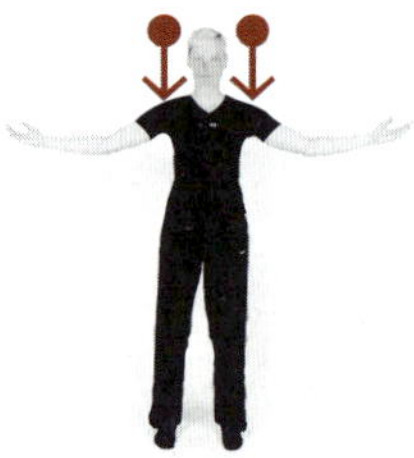

c

Öffnen und Schließen

Ausgangsstellung
1+2 Die Füße stehen hüftbreit parallel, die Kniegelenke sind gebeugt, das Becken sinkt nach unten. Die Hände liegen ineinander vor dem Zentrum, die Handflächen zeigen nach oben, die Daumenspitzen berühren sich. Die Arme sind rund, die Ellenbogen seitlich gebeugt.

Bewegungsablauf
3+4 Die Arme öffnen sich in weitem Bogen zur Seite. Die Handflächen zeigen nach oben. Die Ellenbogen bleiben leicht gebeugt. Die Beine strecken sich, ohne in den Kniegelenken einzurasten.
5+6 Die Arme schließen sich in großem Bogen vor dem Zentrum mit den Händen übereinander. Die Handflächen zeigen nach oben. Die Ellenbogen bleiben leicht gebeugt. Die Beine beugen sich. Das Becken sinkt nach unten.

Nach Erreichen der Ausgangsstellung beginnt die Bewegung von vorne.

Bitte beachten Sie
a Öffnen Sie die Oberarme in den Schultergelenken nur soweit, dass die Schulterblätter nicht zueinander und Richtung Wirbelsäule ziehen.
b Schließen Sie die Oberarme in den Schultergelenken nur soweit, dass die Schultern auf der Vorderseite nicht enger oder nach vorn gezogen werden.
c Der Schulter-Nackenbereich bleibt entspannt. Ziehen Sie ihn nicht mit den Armen hoch.

Die Bewegung der Beine und der Arme beginnt und endet gleichzeitig. Die Hände führen die öffnende Bewegung nach außen, nicht nach hinten.

Beachten Sie bitte außerdem: a4, b4, b5.

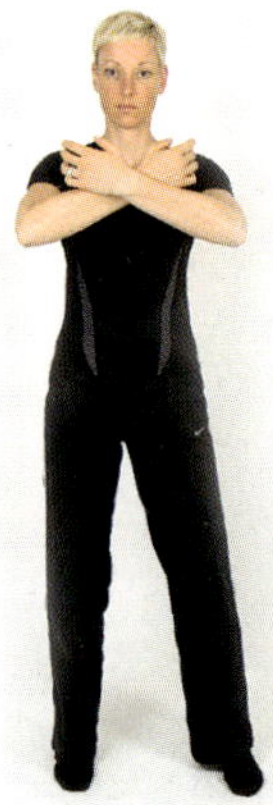

1

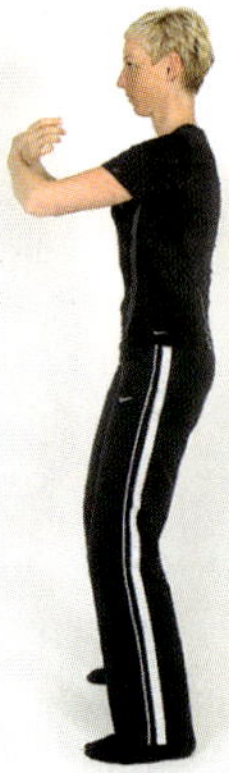

2

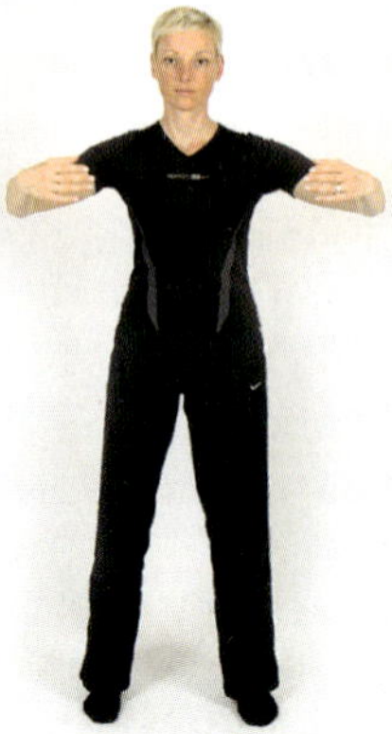

3

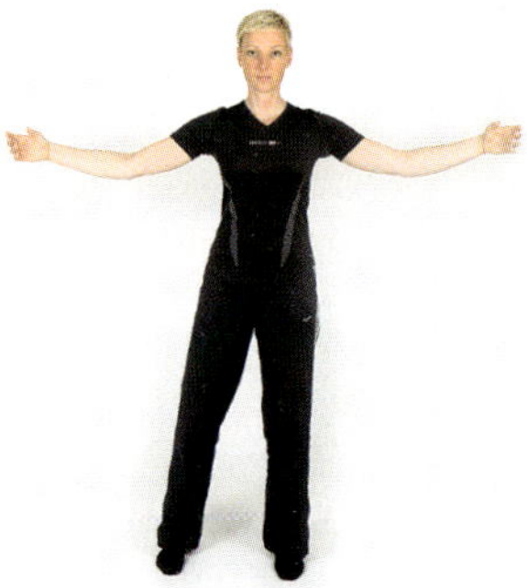

4

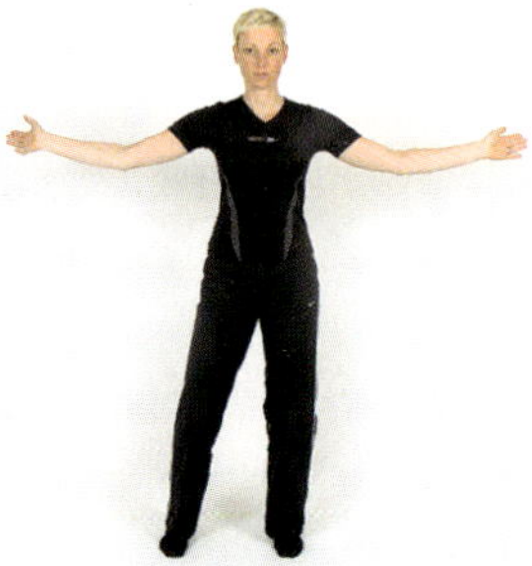

5

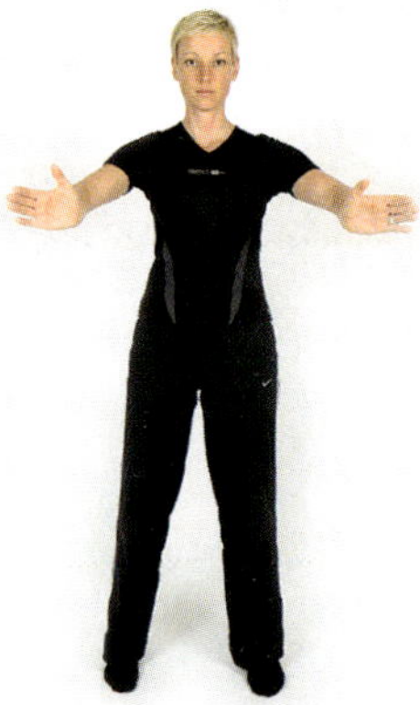

6

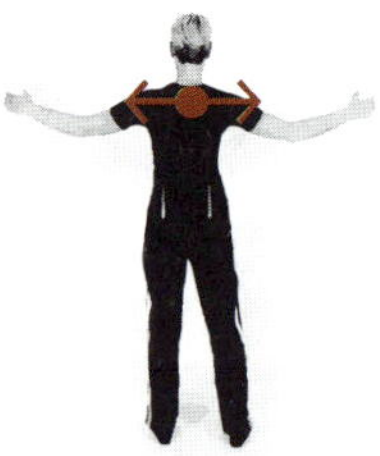

a

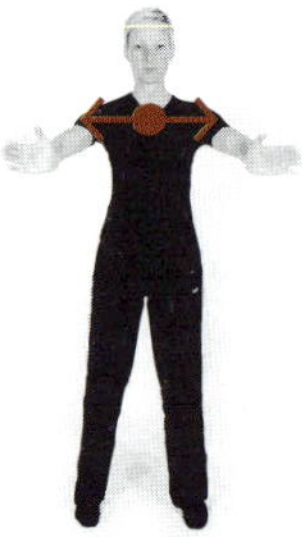

b

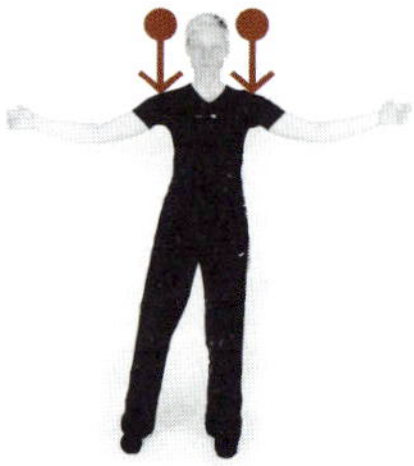

c

Die fliegende Taube breitet ihre Flügel aus

Ausgangsstellung
1+2 Die Füße stehen schulterbreit parallel, die Kniegelenke sind leicht gebeugt, das rechte Kniegelenk etwas mehr. Der Oberkörper ist auf das rechte Bein verlagert. Die Wirbelsäule ist aufrecht. Die Hände sind in Brusthöhe vor dem Oberkörper an den Handgelenken gekreuzt, die Handflächen zeigen zum Körper. Die Handgelenke sind rund, die Ellenbogen seitlich gebeugt.

Bewegungsablauf
3+4 Die Arme öffnen sich im Bogen zur Seite, die Handgelenke bleiben rund. Der Oberkörper verlagert sich auf das linke Bein. Die Wirbelsäule bleibt aufrecht.
In der Endposition sind: die Arme seitlich angehoben, die Hände in Schulterhöhe, die Handflächen zeigen nach vorn, die Handgelenke leicht rund, die Ellenbogen leicht gebeugt und etwas tiefer als die Hände.
5 Die Handgelenke werden leicht gebeugt.
6 Die Arme schließen im Bogen zur Mitte. Die Handballen führen die Bewegung. Der Oberkörper verlagert sich auf das rechte Bein bis zu Ausgangsstellung 1 und 2.

Nach Erreichen der Ausgangsstellung beginnt die Bewegung von vorne mit dem Rundwerden der Handgelenke. Die Bewegung kann ebenso auf dem linken Bein mit gekreuzten Handgelenken begonnen werden.

Bitte beachten Sie
a Öffnen Sie die Oberarme in den Schultergelenken nur soweit, dass die Schulterblätter nicht zueinander und Richtung Wirbelsäule ziehen.
b Schließen Sie die Oberarme in den Schultergelenken nur soweit, dass die Schultern auf der Vorderseite nicht enger oder nach vorn gezogen werden.
c Der Schulter-Nackenbereich bleibt entspannt. Ziehen Sie ihn nicht mit den Armen hoch.

Die Bewegung beginnt immer in den Füßen. Die Bewegung der Arme und die Gewichtsverlagerung enden gleichzeitig. Die Hände führen die öffnende Bewegung nach außen, nicht nach hinten.

Beachten Sie bitte außerdem: w7, b9, b10.

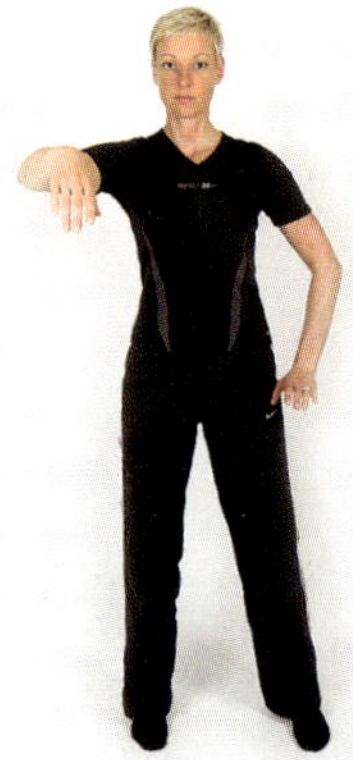

1

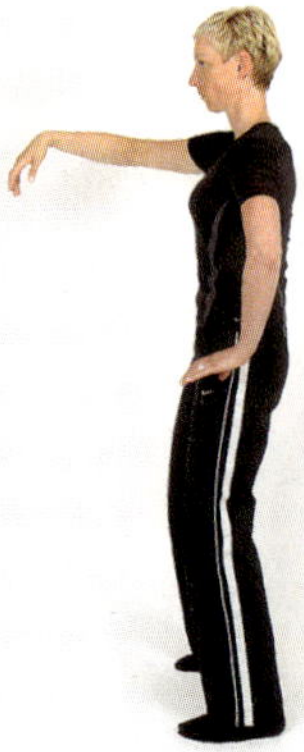

2

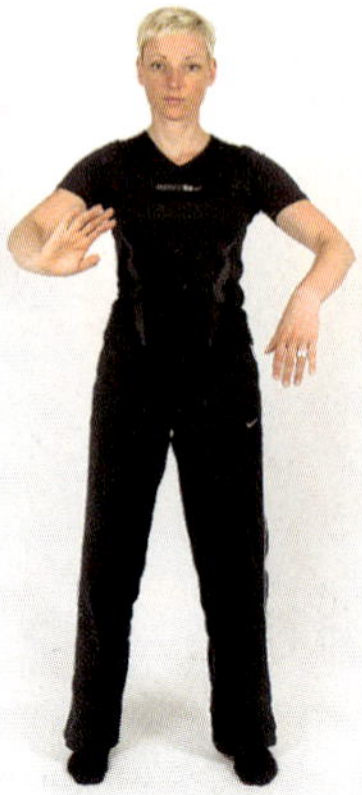

3

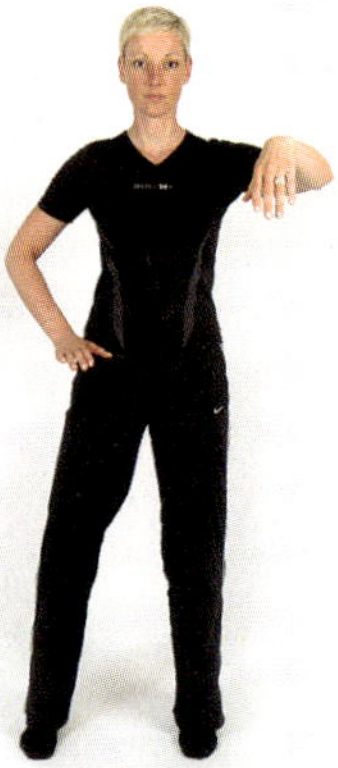

4

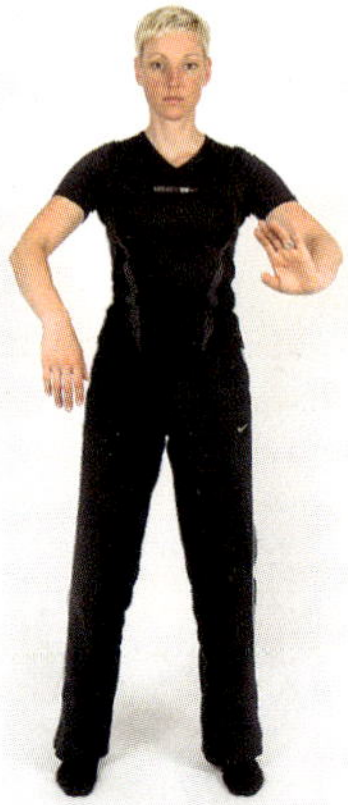

5

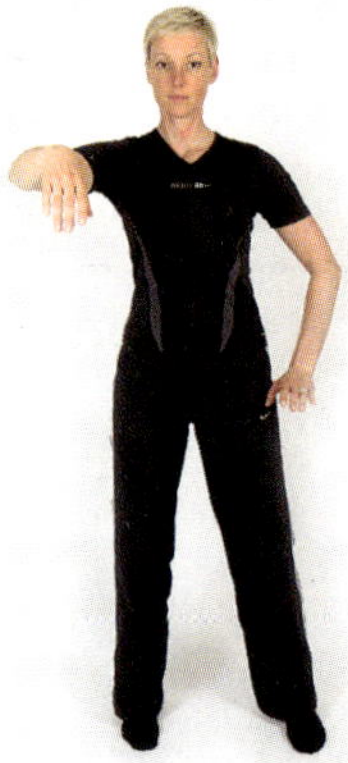

6

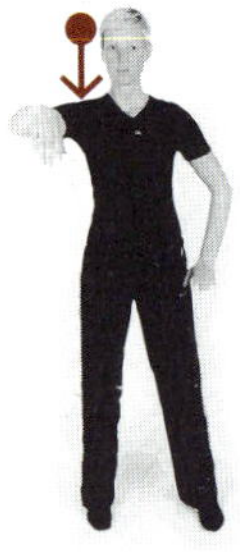

a

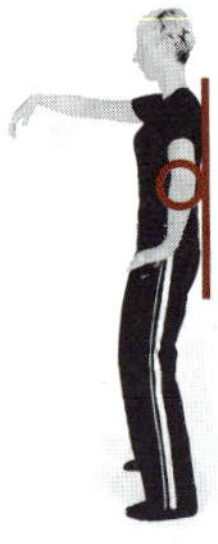

b

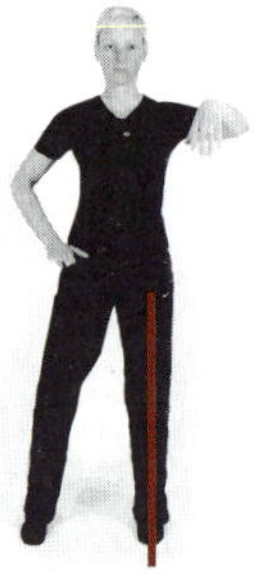

c

Die Wellen der See kräuseln sich

Ausgangsstellung
1+2 Die Füße stehen schulterbreit parallel, die Kniegelenke sind leicht gebeugt, das rechte Kniegelenk etwas mehr. Der Oberkörper ist auf das rechte Bein verlagert. Die Wirbelsäule ist aufrecht. Der rechte Arm ist in Schulterhöhe angehoben, das Handgelenk ist rund. Der Ellenbogen ist leicht gebeugt und etwas tiefer. Die linke Hand ist seitlich neben dem Becken, das Handgelenk ist gebeugt, die Handfläche zeigt nach unten. Der Ellenbogen ist leicht zur Seite gebeugt.

Bewegungsablauf
3+4 Die Handgelenke wechseln, das rechte beugt sich, das linke wird rund. | Die Arme wechseln, der rechte sinkt, der linke steigt. Der Oberkörper verlagert sich auf das linke Bein. Die Wirbelsäule bleibt aufrecht.
In der Endposition ist: der linke Arm in Schulterhöhe, das linke Handgelenk rund, der Ellenbogen leicht gebeugt und etwas tiefer, die rechte Hand seitlich neben dem Becken, das Handgelenk gebeugt, die Handfläche zeigt nach unten. Der Ellenbogen ist leicht zur Seite gebeugt.
5+6 Die Handgelenke wechseln, das linke beugt sich, das rechte wird rund. | Die Bewegung verläuft von den Füßen beginnend wieder zur anderen Seite in Ausgangsstellung 1.

Nach Erreichen der Ausgangsstellung beginnt die Bewegung von vorne mit der Bewegung in den Handgelenken. Die Bewegung kann ebenso auf dem linken Bein mit dem linken Arm in Schulterhöhe begonnen werden.

Bitte beachten Sie
a Der Schulter-Nackenbereich bleibt entspannt, ziehen Sie ihn nicht mit dem steigenden Arm hoch.
b Der Ellenbogen des unteren Armes bleibt neben dem Körper. Ziehen Sie den Ellenbogen nicht bis hinter die Körperachse.
c Verlagern Sie Ihr Gewicht nur soweit, bis sich das Hüft-, das Knie- und das Fußgelenk von vorne in einer Achse befinden.

Die Bewegung beginnt nach dem Rundwerden beziehungsweise Beugen der Handgelenke immer in den Füßen. Die Bewegungen der Arme untereinander und der Arme zur Gewichtsverlagerung enden gleichzeitig.

Beachten Sie bitte außerdem: w7, b10.

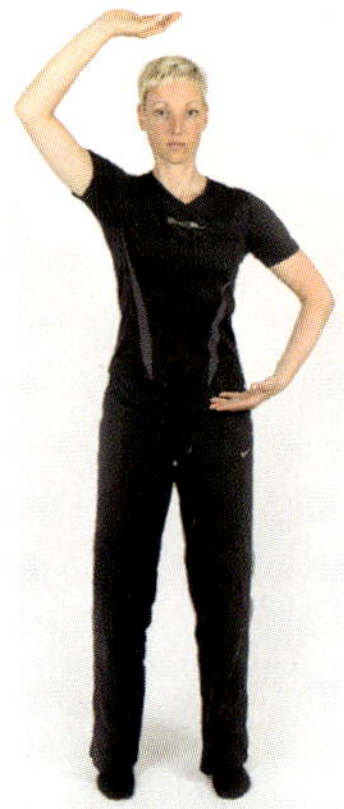

1

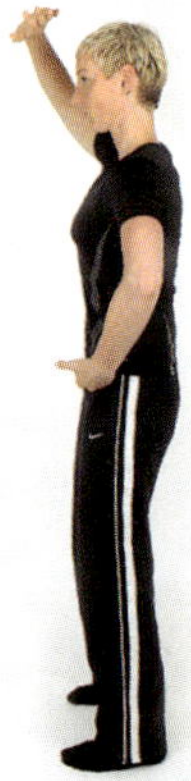

2

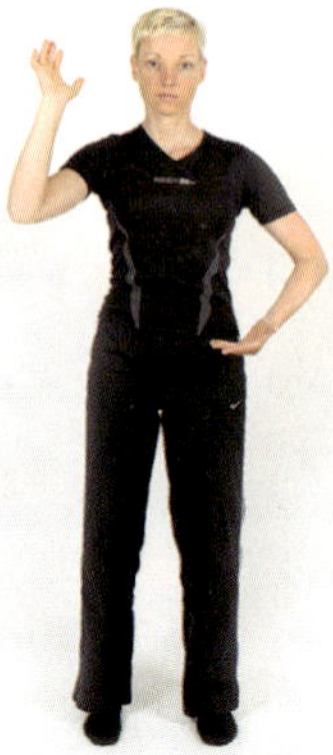

3

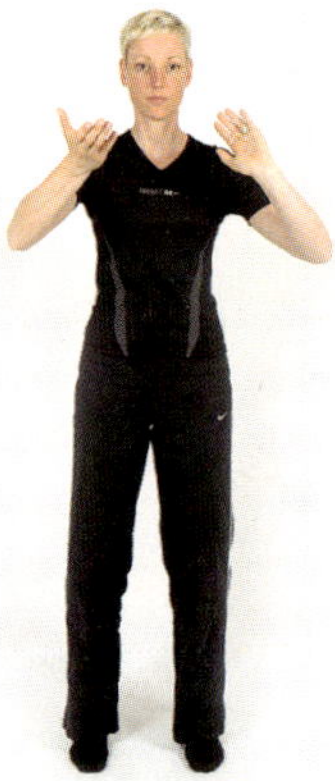

4

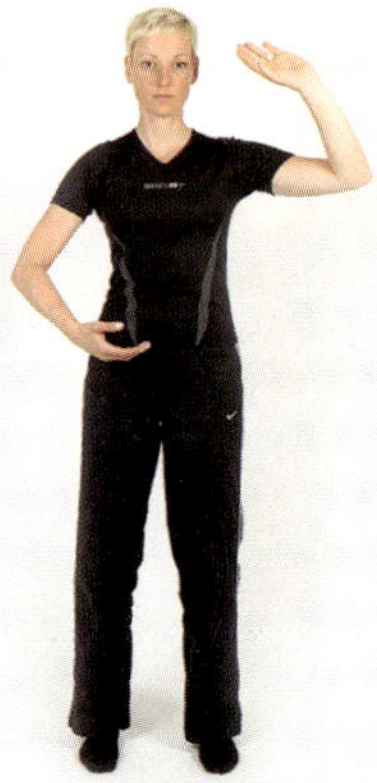

5

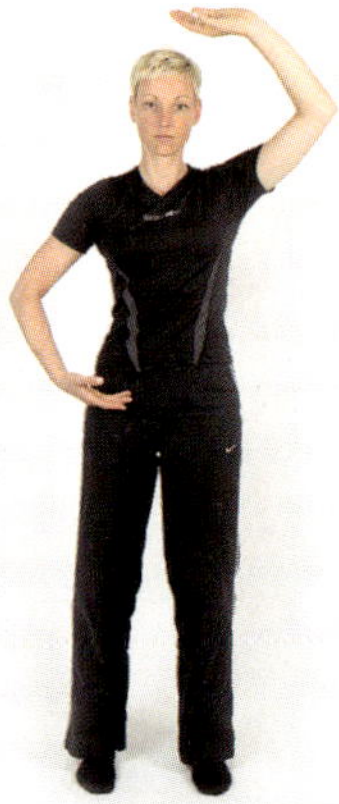

6

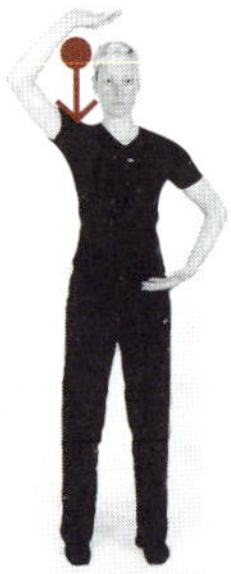

a

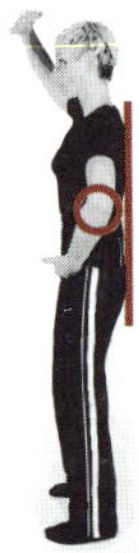

b

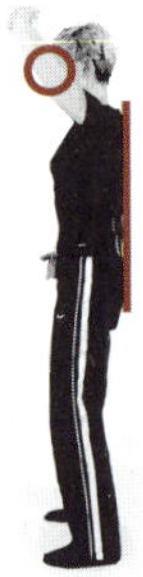

c

Schmetterlinge fliegen in Paaren

Ausgangsstellung
1+2 Die Füße stehen hüftbreit parallel, die Kniegelenke sind leicht gebeugt. Die rechte Hand wird als Dach über dem Kopf gehalten. Die Handfläche zeigt nach oben, die Fingerspitzen nach links, der Ellenbogen zur Seite. Die linke Hand berührt mit dem kleinen Finger die Hüfte, die Handfläche zeigt nach oben, die Fingerspitzen nach rechts. Der Ellenbogen ist seitlich gebeugt.

Bewegungsablauf
3+4+5+6 Rechter Arm: Die Hand und der Unterarm werden kreisförmig leicht nach außen geführt, gleichzeitig sinkt der Ellenbogen. Die Hand und der Unterarm sinken weiter in kleinem Bogen, bis der kleine Finger die rechte Hüfte berührt. Die Handfläche zeigt immer nach oben, der Ellenbogen ist seitlich gebeugt. Die Fingerspitzen drehen während der gesamten Bewegung nach hinten, nach rechts, nach vorn und zeigen am Ende nach links.
Linker Arm: Die Hand und der Unterarm werden in kleinem Bogen leicht nach außen geführt. Der Arm steigt vom Handballen geführt kreisförmig über den Kopf, die Handfläche zeigt immer nach oben, der Ellenbogen ist seitlich gebeugt. Die Fingerspitzen drehen während der gesamten Bewegung über vorn, nach links, nach hinten und zeigen am Ende nach rechts.

Die Bewegung in die Gegenrichtung beginnt spiegelverkehrt zu 3 bis 6. Der rechte Arm steigt, der linke Arm sinkt und beide enden in Ausgangsstellung 1 und 2. Nach Erreichen der Ausgangsstellung beginnt die Bewegung von vorne.

Bitte beachten Sie
a Der Schulter-Nackenbereich bleibt entspannt, ziehen Sie ihn nicht mit dem steigenden Arm hoch.
b Der Ellenbogen des unteren Armes bleibt neben dem Körper. Ziehen Sie den Ellenbogen nicht bis hinter die Körperachse.
c Der Ellenbogen des oberen Armes bleibt vor der Körperachse.

Die Bewegung beider Arme endet gleichzeitig. Während der gesamten Bewegung zeigen die Handflächen nach oben.

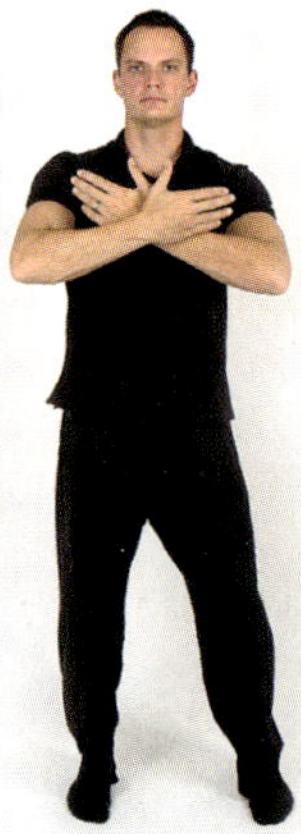

1

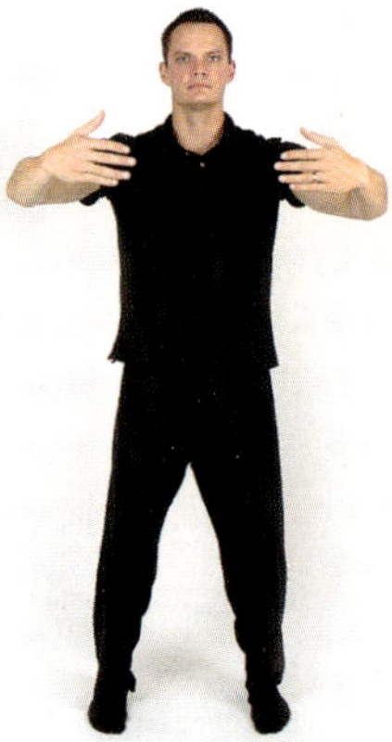

2

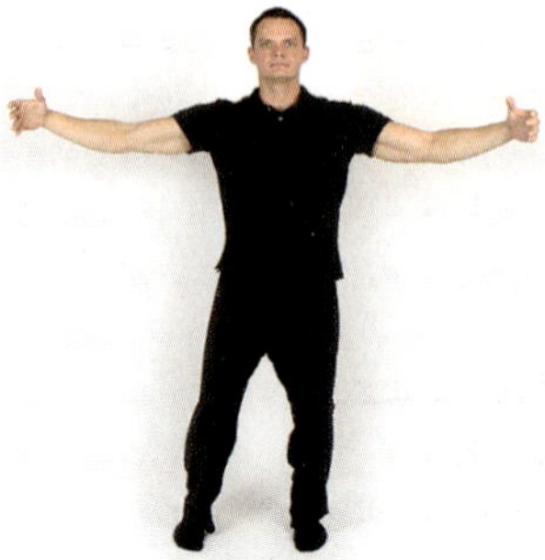

3

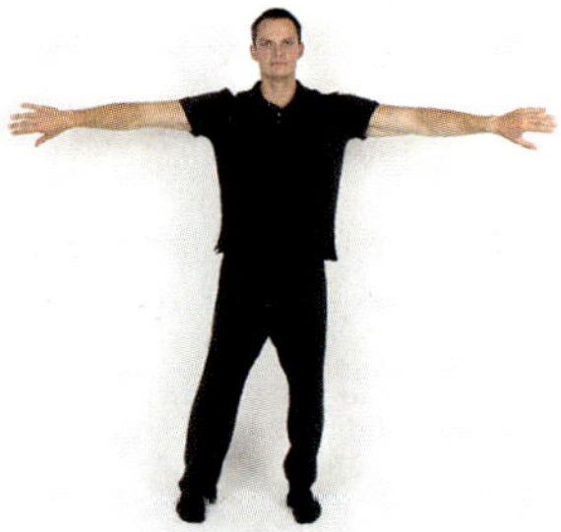

4

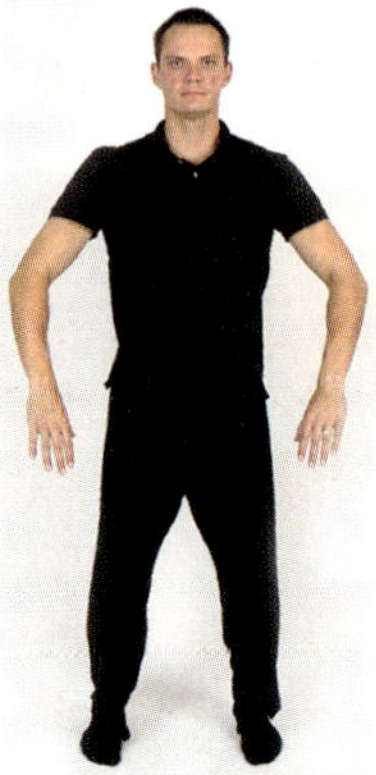

5

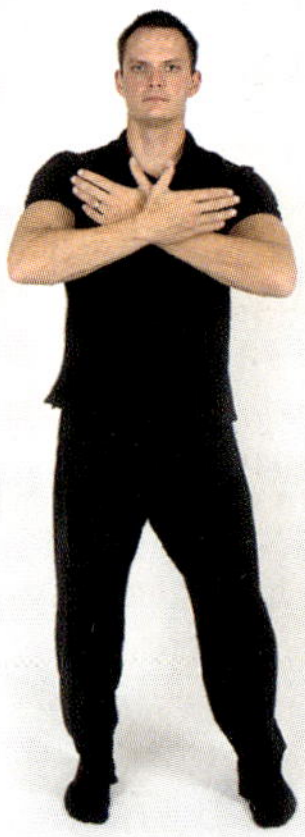

6

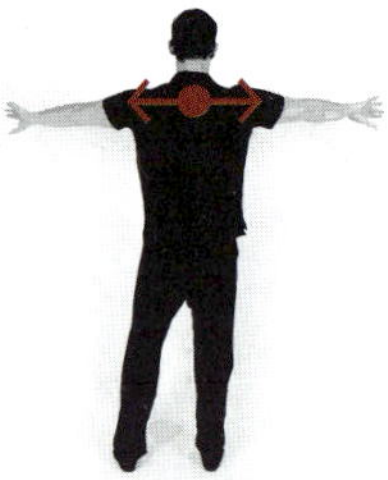

a

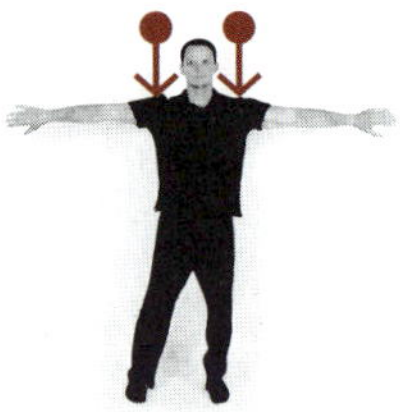

b

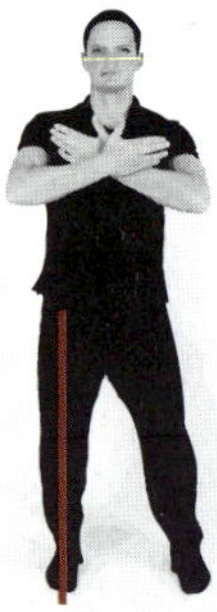

c

Tanzen mit dem Regenbogen

Ausgangsstellung
1 Die Füße stehen schulterbreit parallel, die Kniegelenke sind leicht gebeugt, das rechte Kniegelenk etwas mehr. Der Oberkörper ist auf das rechte Bein verlagert. Die Wirbelsäule ist aufrecht. Die Hände sind in Brusthöhe vor dem Oberkörper an den Handgelenken gekreuzt, die Handflächen zeigen zum Körper. Die Handgelenke sind rund, die Ellenbogen seitlich gebeugt.

Bewegungsablauf
2+3 Die Arme öffnen sich im Bogen zur Seite, die Handgelenke bleiben rund. Der Oberkörper verlagert sich auf das linke Bein. Die Wirbelsäule bleibt aufrecht.
In der Endposition sind: die Arme seitlich neben dem Körper angehoben, die Hände in Schulterhöhe, die Handflächen zeigen nach vorn, die Handgelenke leicht rund, die Ellenbogen leicht gebeugt und etwas tiefer als die Hände.
4 Die Hände drehen sich aus den Unterarmen mit den Handrückseiten nach vorn, die Daumen zeigen nach unten.
5 Die Unterarme sinken von den Händen geführt seitlich vor dem Körper nach unten, die Handrückseiten zeigen nach vorn. Der Oberkörper verlagert sich in die Mitte.
6 Die Unterarme kreuzen sich an den Handgelenken und steigen von den Händen geführt in die Ausgangsposition. Die Handflächen zeigen zum Körper. Der Oberkörper verlagert sich auf das rechte Bein.

Nach Erreichen der Ausgangsstellung beginnt die Bewegung von vorne. Die Bewegung kann ebenso auf dem linken Bein mit vor dem Oberkörper gekreuzten Handgelenken begonnen werden.

Bitte beachten Sie
a Öffnen Sie die Oberarme in den Schultergelenken nur soweit, dass die Schulterblätter nicht zueinander und Richtung Wirbelsäule ziehen.
b Der Schulter-Nackenbereich bleibt entspannt. Ziehen Sie ihn nicht mit den Armen hoch.
c Verlagern Sie Ihr Gewicht nur soweit, bis sich das Hüft-, das Knie- und das Fußgelenk von vorne in einer Achse befinden.

Die Bewegung beginnt immer in den Füßen. Die Bewegung der Arme und die Gewichtsverlagerung enden gleichzeitig.

Beachten Sie bitte außerdem: w7, a1, b10.

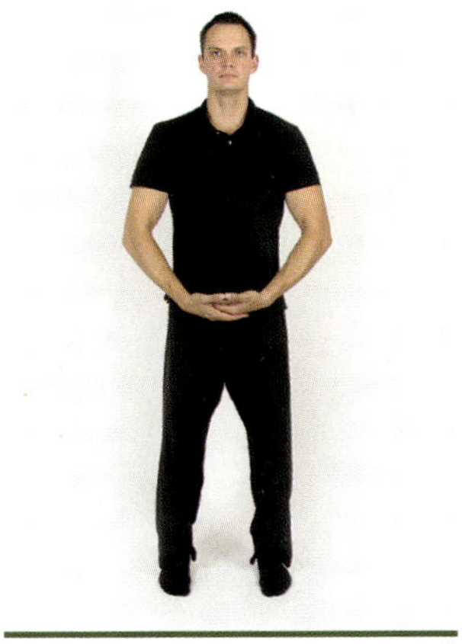
1

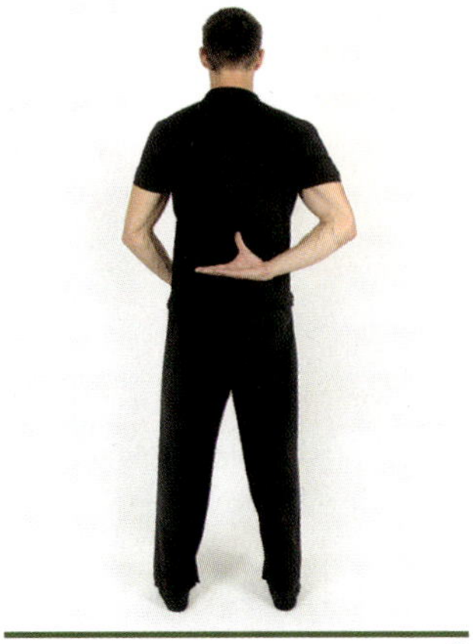
2

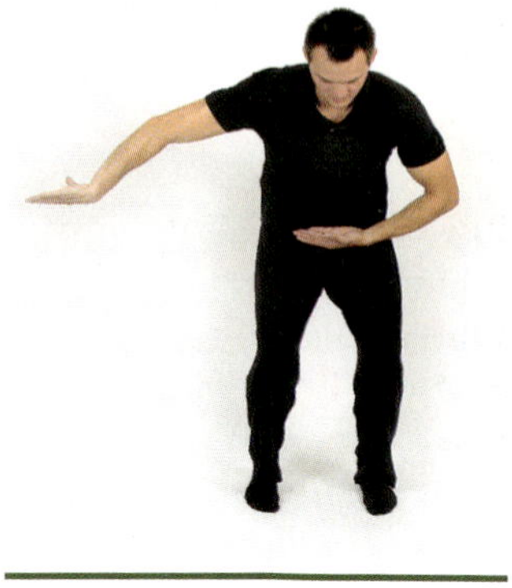
3

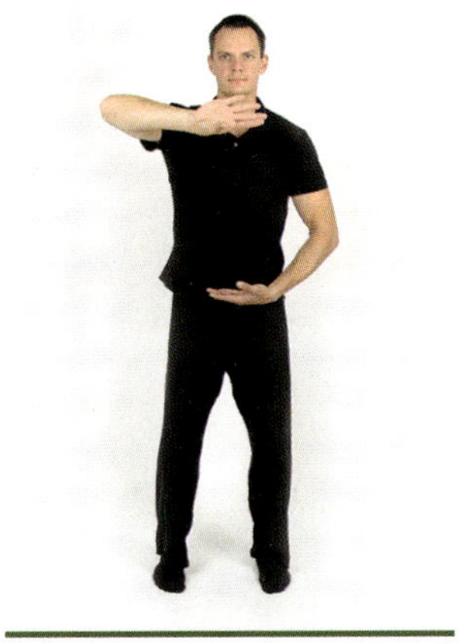
4

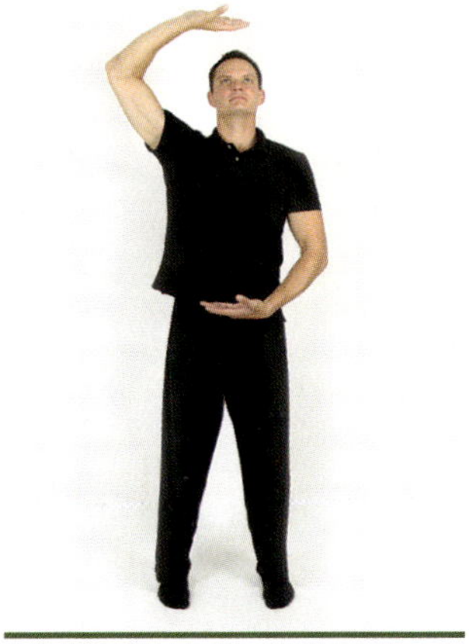
5

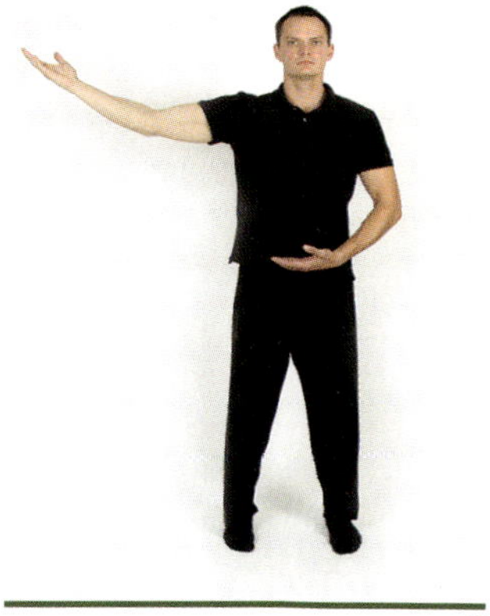
6

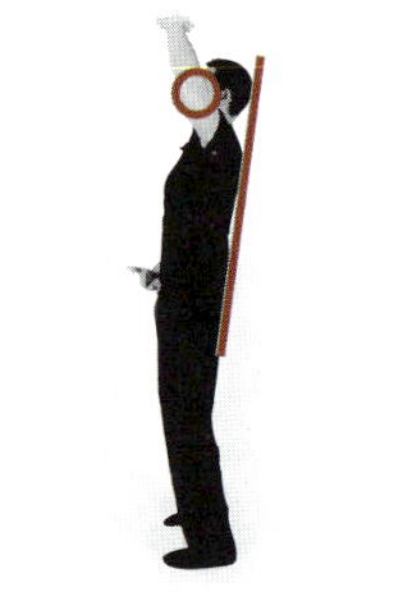
a

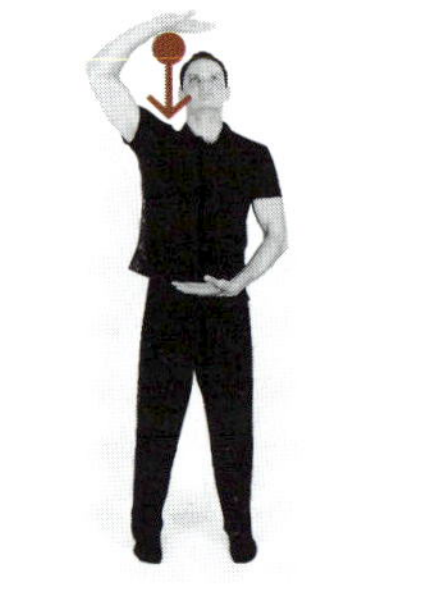
b

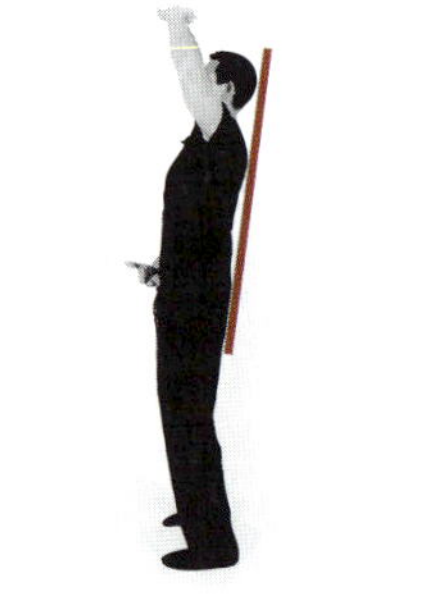
c

Sich in der Form des Pa Qua drehen

Ausgangsstellung
1 Die Füße stehen hüftbreit parallel, die Kniegelenke sind leicht gebeugt. Die Hände liegen ineinander vor dem Zentrum, die Handflächen zeigen nach oben, die Daumenspitzen berühren sich. Die Arme sind rund, die Ellenbogen seitlich gebeugt.

Bewegungsablauf
2 Die rechte Hand wird hinter den Rücken geführt, die Handinnenkante berührt den Rücken, der Daumen zeigt nach oben, der Ellenbogen ist zur Seite gebeugt.
3 Der rechte Arm schwingt zur Seite aus, die Handfläche zeigt nach oben. Der Rücken wird rund. Die Beine beugen sich. Das Beugen der Beine erfolgt bis kurz vor dem Ausweichen des Beckens nach hinten.
4+5 Der rechte Ellenbogen beugt sich stärker. Die rechte Hand kreist über den Kopf. Der Rücken richtet sich auf und wird lang. Der Kopf schaut leicht nach schräg oben. Die Beine strecken sich, ohne in den Kniegelenken einzurasten.
6 Der rechte Unterarm schwingt zur Seite aus. Der Ellenbogen streckt sich, ohne einzurasten.

Der rechte Arm kommt, von der Hand geführt, in großem Bogen vor das Zentrum zurück (siehe Übung *Öffnen und Schließen*). Die Handflächen liegen ineinander, die Daumenspitzen berühren sich. Der Kopf blickt nach vorn wie bei Ausgangsstellung 1. Nach Erreichen der Ausgangsstellung beginnt die Bewegung mit dem linken Arm.

Bitte beachten Sie
a Die Ellenbogen bleiben neben dem Körper. Ziehen Sie die Ellenbogen nicht bis hinter die Körperachse.
b Der Schulter-Nackenbereich bleibt entspannt, ziehen Sie ihn nicht mit dem steigenden Arm hoch.
c In der oberen Endposition ist der Rücken gerade, er hat keine verstärkte Krümmung in der Hals- und Lendenwirbelsäule.

Die Handflächen zeigen während der gesamten Bewegung nach oben. Das Neigen des Oberkörpers und das Ausschwingen des Armes enden gleichzeitig. Das Gleiche gilt für das Aufrichten des Oberkörpers und das Heben und Drehen des Armes über den Kopf.

Beachten Sie bitte außerdem: w2, w3, b4, b5.

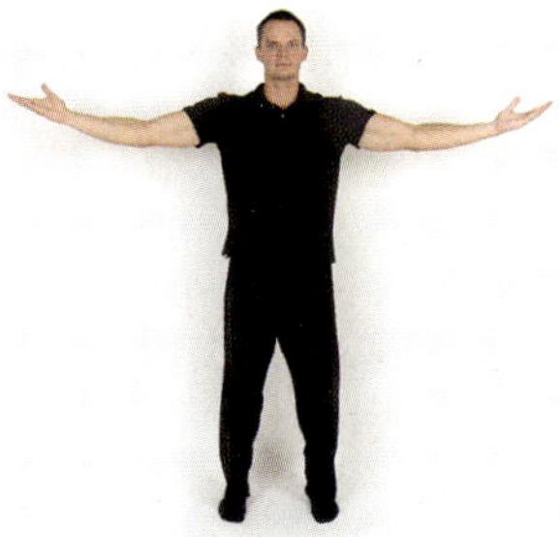

1

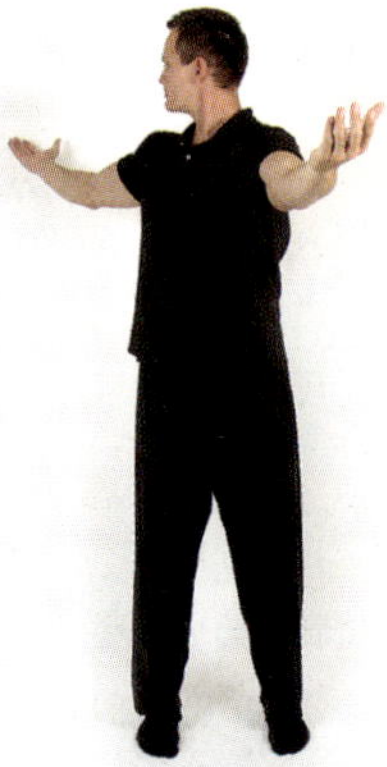

2

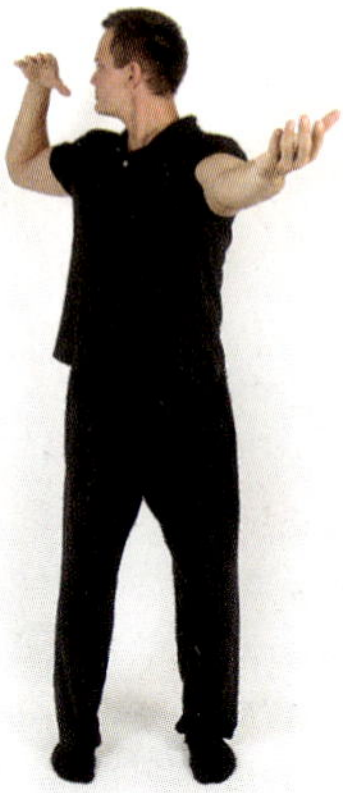

3

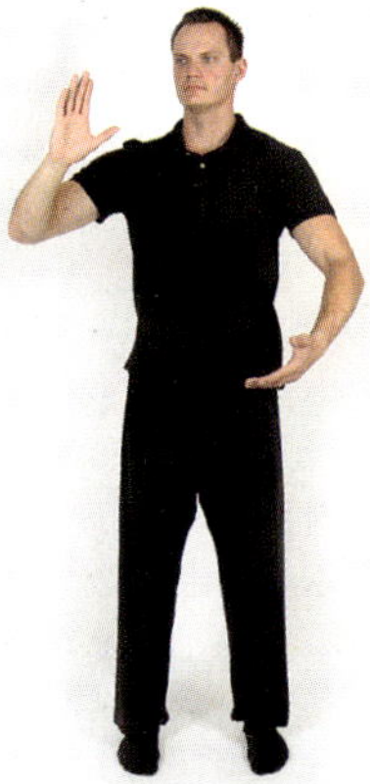

4

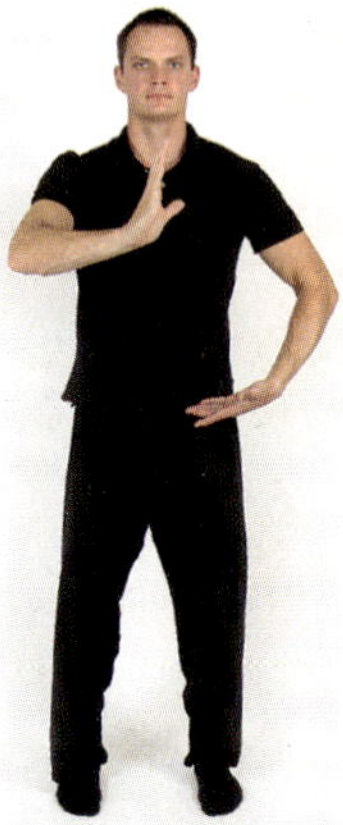

5

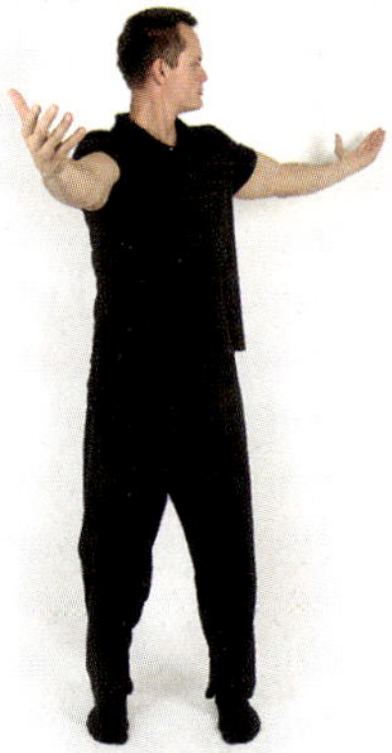

6

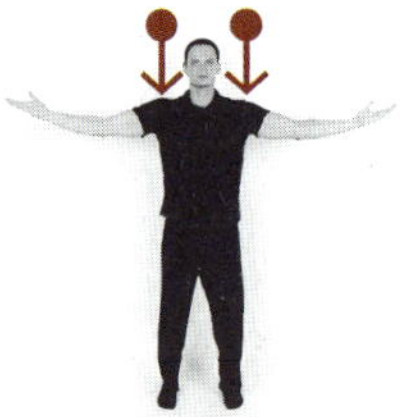

a

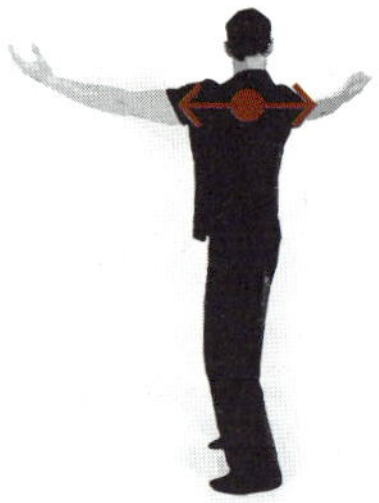

b

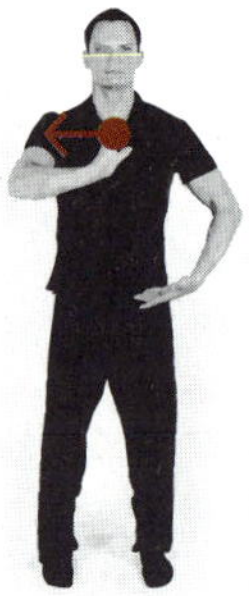

c

Den Affen vertreiben

Ausgangsstellung
1 Die Füße stehen hüftbreit parallel, die Kniegelenke sind leicht gebeugt. Die Arme werden seitlich neben dem Körper bis in Schulterhöhe angehoben, die Ellenbogen sind leicht gebeugt und etwas tiefer als die Hände. Die Handflächen zeigen nach oben.

Bewegungsablauf
2 Der Oberkörper dreht sich zur rechten Seite. Die Arme bleiben seitlich wie in Ausgangsstellung 1, die Handflächen zeigen nach oben. Der Kopf folgt und schaut auf die rechte Hand. Die Drehung ist beendet, kurz bevor sich das Becken mitdreht.
3 Der rechte Unterarm wird im Ellenbogengelenk nach vorn gebeugt, die Handfläche zeigt nach unten.
4+5 Der Oberkörper dreht sich zur Mitte zurück. Der rechte Arm wird mit der Handinnenkante vor die Körpermitte geführt. Der Kopf folgt der rechten Hand und kommt auch zur Mitte zurück. Die linke Hand wird zur linken Hüfte geführt.
In der Endposition ist: der rechte Arm in Schulterhöhe angehoben vor der Körpermitte gebeugt, die Handinnenkante in Brusthöhe vor dem Körper, der Zeigefinger zeigt nach oben, die Handfläche nach links gewandt, der rechte Ellenbogen etwas tiefer als die Schulter und leicht zur Seite geneigt, der Oberkörper gerade wie bei Ausgangsstellung 1. Die linke Hand berührt mit dem kleinen Finger die Hüfte, die Handfläche zeigt nach oben, der linke Ellenbogen zur Seite gebeugt.
6 Die rechte Handfläche dreht sich nach oben, beide Arme schwingen nach außen in Schulterhöhe. Der Oberkörper dreht sich nach links. Der Kopf folgt und schaut auf die linke Hand. Die Drehung ist beendet, kurz bevor sich das Becken mitdreht.

Die Bewegung verläuft weiter, wie in den Punkten 3 bis 5 beschrieben, allerdings auf der anderen Seite. Nach Erreichen der Position 5 (spiegelverkehrt) beginnt die Drehbewegung des Oberkörpers nach rechts mit dem gleichzeitigen Ausschwingen der Arme, bis Position 2 erreicht ist. Dann beginnt die Bewegung von vorne.

Bitte beachten Sie
a Der Schulter-Nackenbereich bleibt entspannt. Ziehen Sie ihn nicht mit den Armen hoch.
b Öffnen Sie die Oberarme in den Schultergelenken nur soweit, dass die Schulterblätter nicht zueinander und Richtung Wirbelsäule ziehen.
c Schließen Sie die Oberarme in den Schultergelenken nur soweit, dass die Schultern auf der Vorderseite nicht enger oder nach vorn gezogen werden.

Die Bewegung der Arme und die Rotation der Wirbelsäule enden gleichzeitig. Die Hände führen die öffnende Bewegung nach außen, nicht nach hinten.

Beachten Sie bitte außerdem: w5, w6, a4, b8.

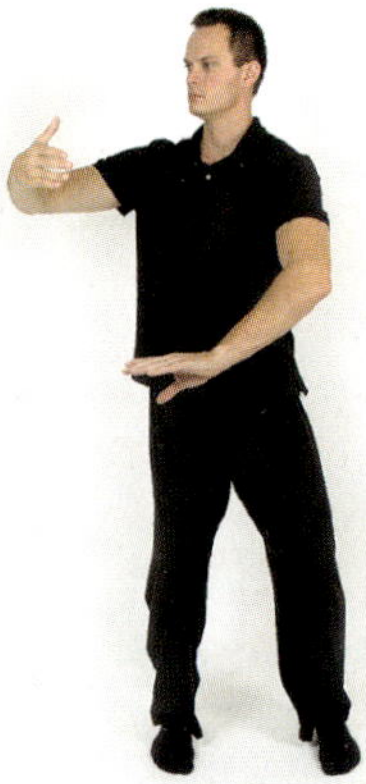

1

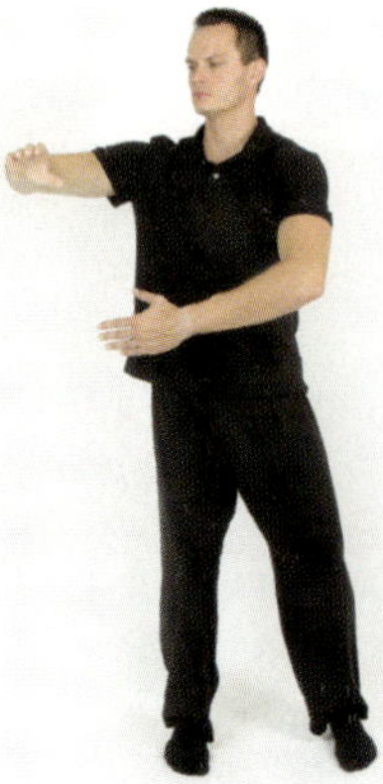

2

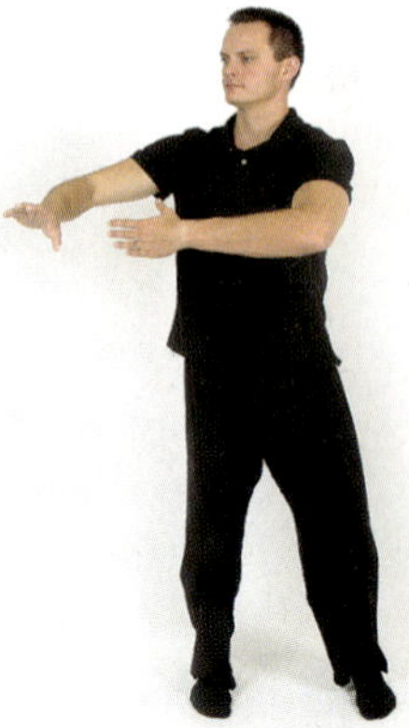

3

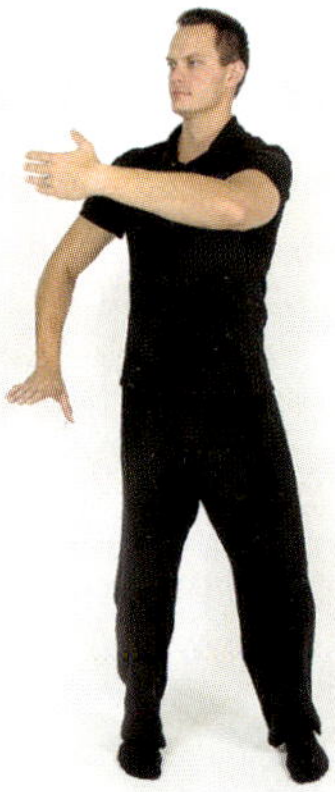

4

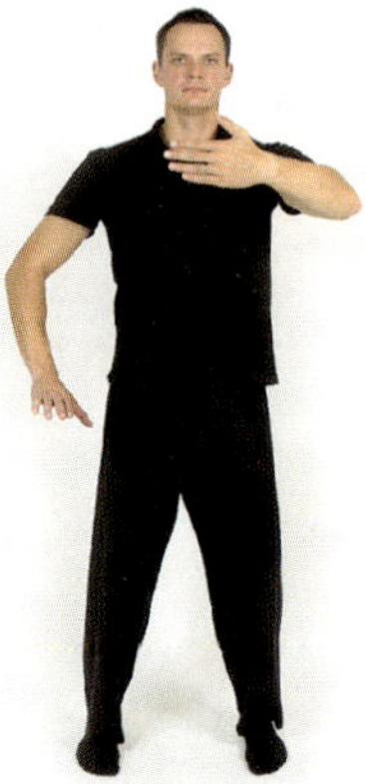

5

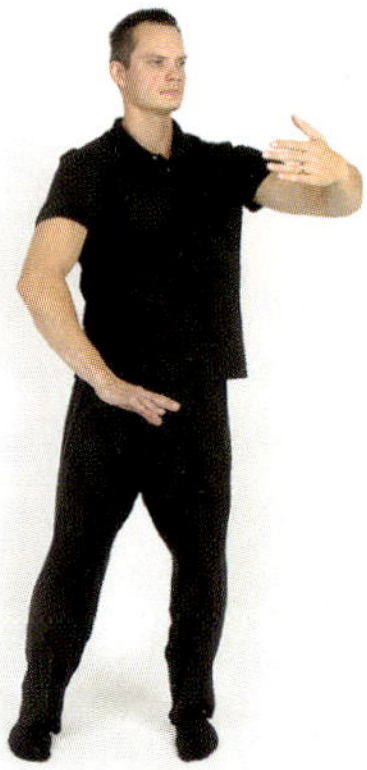

6

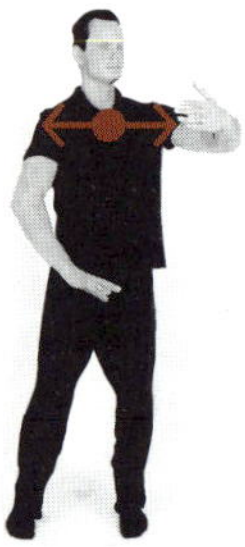

a

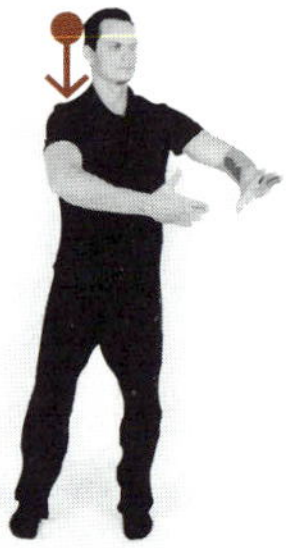

b

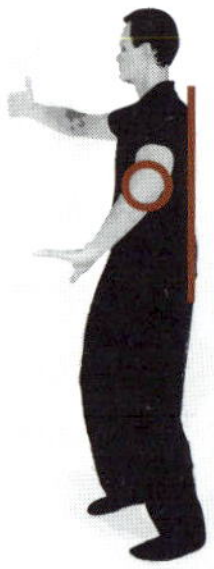

c

Wolkenhände

Ausgangsstellung
1 Die Füße stehen schulterbreit parallel, die Kniegelenke sind leicht gebeugt, das rechte Kniegelenk etwas mehr. Der Oberkörper ist auf das rechte Bein verlagert und leicht nach rechts gedreht (maximal 45 Grad). Der Kopf folgt der Drehung des Oberkörpers. Der rechte Arm ist in Brusthöhe angehoben, der Ellenbogen ist deutlich gebeugt und etwas tiefer als die Hand. Die Handfläche zeigt zum Körper. Die linke Hand ist mit gebeugten Ellenbogen in Hüfthöhe, die Handfläche zeigt nach unten.

Bewegungsablauf
2 Die rechte Hand dreht sich aus dem Unterarm mit der Handfläche nach unten, die linke Handfläche dreht sich zum Körper.
3+4 Die Arme wechseln oben-unten. Der linke Arm steigt innen nach oben, der rechte Arm sinkt außen nach unten. Die Endposition ist wie unter 2, aber seitenverkehrt – der linke Arm ist oben, der rechte Arm unten.
5+6 Der Oberkörper verlagert sich auf das linke Bein und dreht sich leicht zur linken Seite (maximal 45 Grad). Die Arme und der Kopf folgen der Drehbewegung nach links. Die Endposition ist wie Ausgangsstellung 1, aber seitenverkehrt. – Der Oberkörper ist nach links gedreht und auf dem linken Bein. Der linke Arm ist in Brusthöhe angehoben, die rechte Hand in Hüfthöhe.

Die Bewegung in die Gegenrichtung beginnt mit den Händen (2), setzt sich mit der Bewegung der Arme fort (3+4) und verläuft dann über die Gewichtsverlagerung und die leichte Oberkörperrotation in Ausgangsstellung 1. Nach Erreichen der Ausgangsstellung beginnt die Bewegung von vorne.

Bitte beachten Sie
a Schließen Sie die Oberarme in den Schultergelenken nur soweit, dass die Schultern auf der Vorderseite nicht enger oder nach vorn gezogen werden.
b Der Schulter-Nackenbereich bleibt entspannt, ziehen Sie ihn nicht mit dem steigenden Arm hoch.
c Der Ellenbogen des unteren Armes bleibt neben dem Körper. Ziehen Sie den Ellenbogen nicht bis hinter die Körperachse.

Der Armwechsel erfolgt ohne Drehung oder Verlagerung des Oberkörpers. Die Gewichtsverlagerung beginnt immer in den Füßen und verläuft gleichzeitig mit der Rotation des Oberkörpers.

Beachten Sie bitte außerdem: w5, w8, b8, b9, b10.

Die Augen schließen, um den Geist wiederzubeleben

Dieser Stand ist immer der Abschluss einer Übungseinheit. Die Dauer des Abschlusses sollte zwischen einer halben bis drei Minuten betragen.

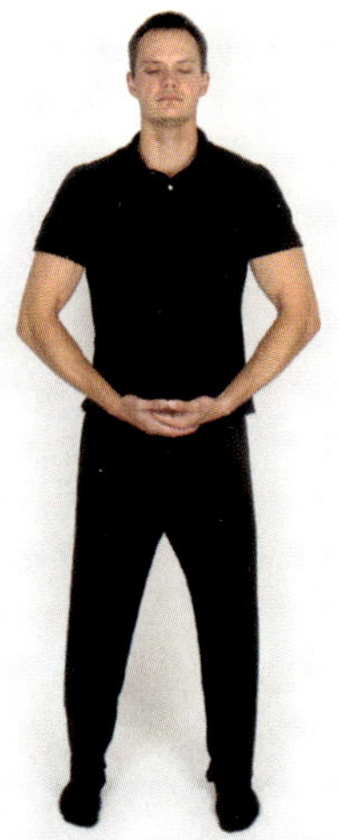

Wenn Sie eine kurze Übungspause innerhalb einer Übungseinheit einlegen, zeigen die Handflächen nach oben.

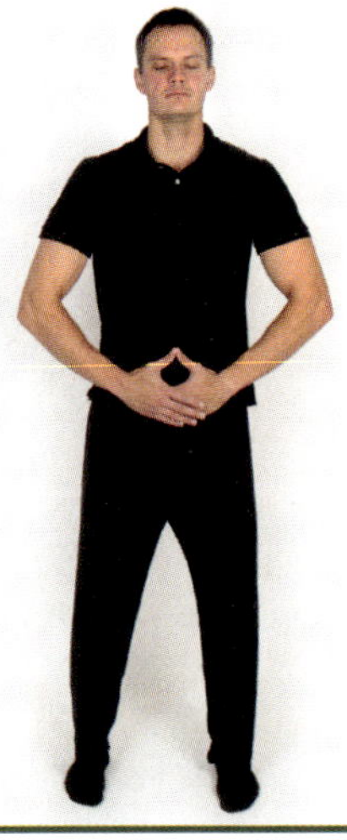

Am Ende einer Übungseinheit liegen die übereinandergelegten Hände mit den Handflächen auf dem unteren Zentrum (etwa zwei fingerbreit unterhalb des Bauchnabels).

Becken und Beine

› Tai Chi Yin Yang
› Der himmlische König Li stemmt die Pagode
› Der goldene Affe reicht die Früchte
› Himmel und Erde vereinen sich
› Zunehmender und abnehmender Mond
› Ausbreiten der Flügel nach rechts und links
› Das Kind betet zu Kwan Yin
› Alte Luft ausatmen und frische Luft einatmen
› Die Augen schließen, um den Geist wiederzubeleben

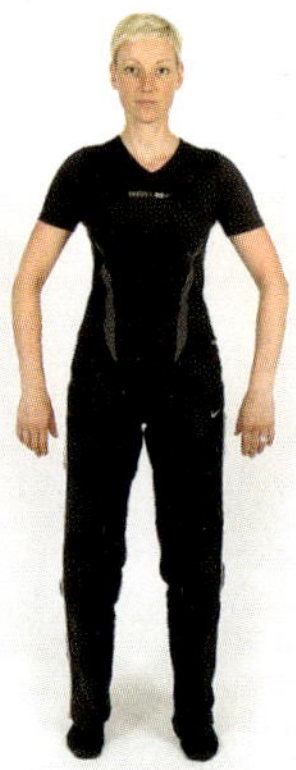

1

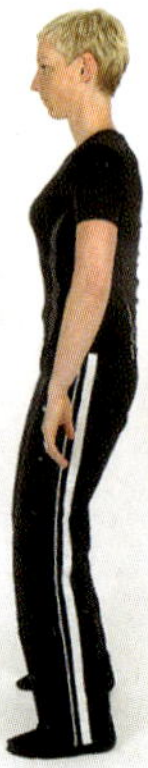

2

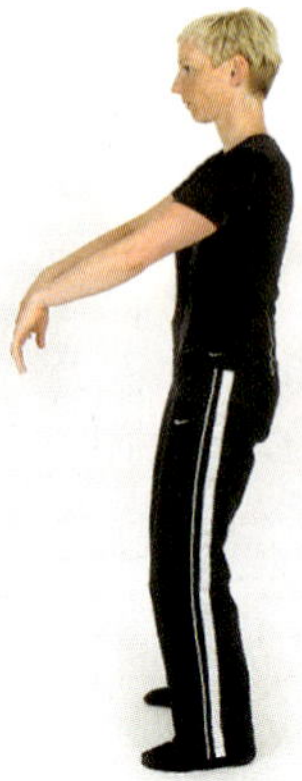

3

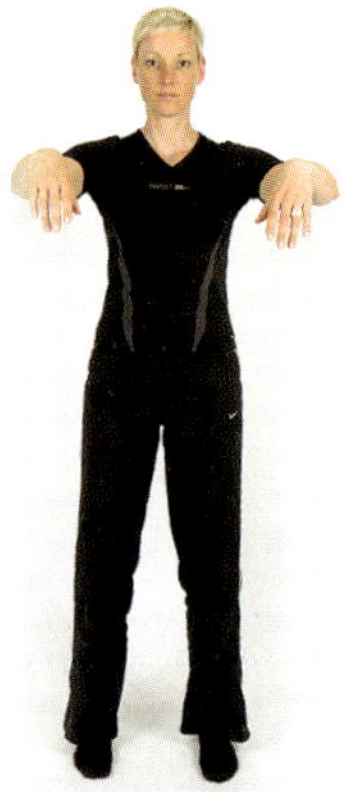

4

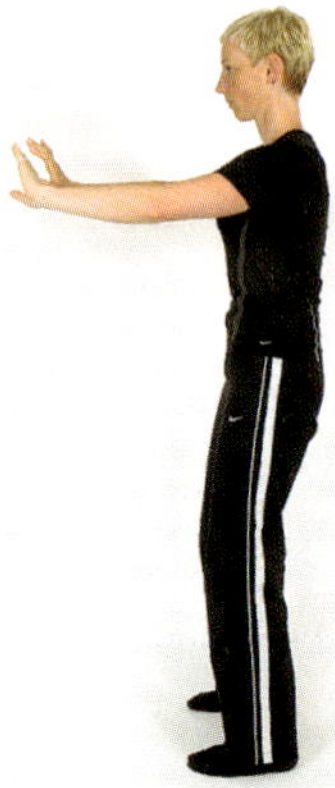

5

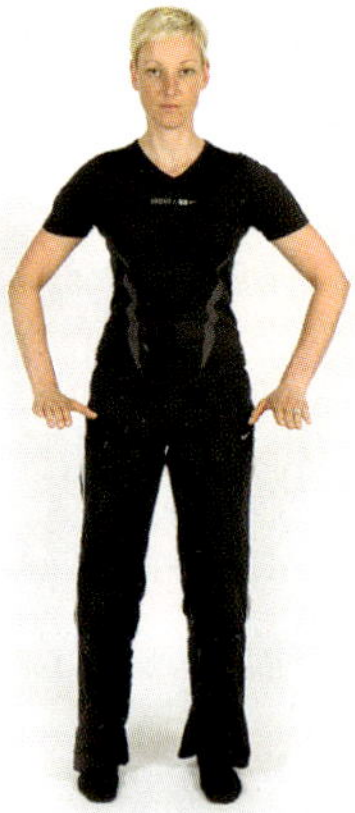

6

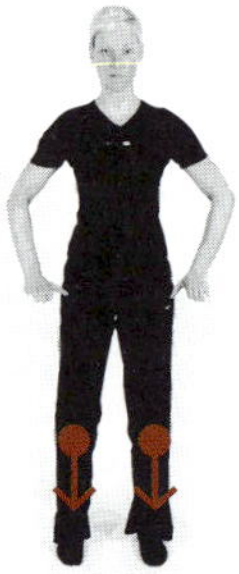

a

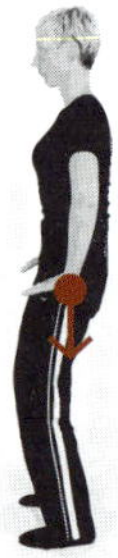

b

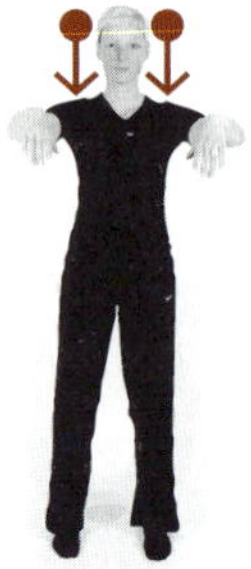

c

Tai Chi Yin Yang

Ausgangsstellung
1+2 Die Füße stehen hüftbreit parallel, die Kniegelenke sind leicht gebeugt, das Becken sinkt nach unten. Die Hände sind neben dem Becken, die Handrückseiten zeigen nach vorn, die Finger nach unten. Die Arme sind rund, die Ellenbogen seitlich gebeugt.

Bewegungsablauf
3+4 Die Arme schweben von den lockeren Handgelenken geführt über vorn nach oben bis in Schulterhöhe. Die Beine strecken sich, ohne in den Kniegelenken einzurasten.
In der Endposition sind: die Arme schulterbreit in Schulterhöhe nach vorn angehoben, die Ellenbogen leicht gebeugt und etwas tiefer als die Schultern.
5 Die Handgelenke beugen sich.
6 Die Arme sinken von den Handballen geführt mit den Händen neben das Becken zurück. Die Beine beugen sich, das Becken sinkt nach unten.

Nach Erreichen der Ausgangsstellung werden die Handgelenke wieder rund, dann beginnt die Bewegung von vorne.

Bitte beachten Sie
a Beugen Sie Ihre Kniegelenke in Richtung der Fußmitten.
b Sinken Sie mit dem Becken nach unten, ohne nach hinten auszuweichen.
c Der Schulter-Nackenbereich bleibt entspannt. Ziehen Sie ihn nicht mit den Armen hoch.

Die Bewegung beginnt immer in den Füßen. Die Bewegung der Beine und der Arme beginnt und endet gleichzeitig.

Beachten Sie bitte außerdem: a4.

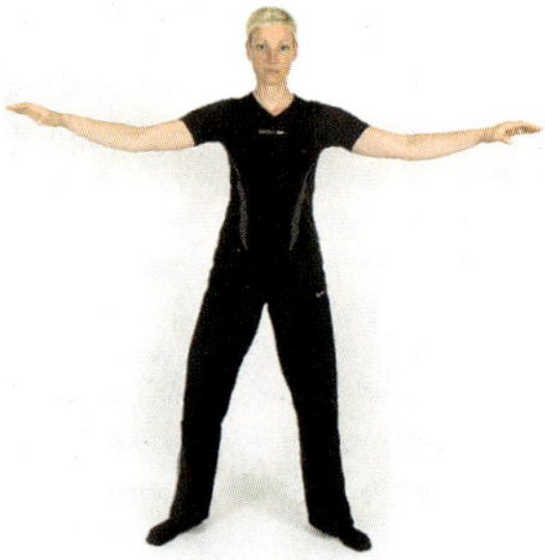

1

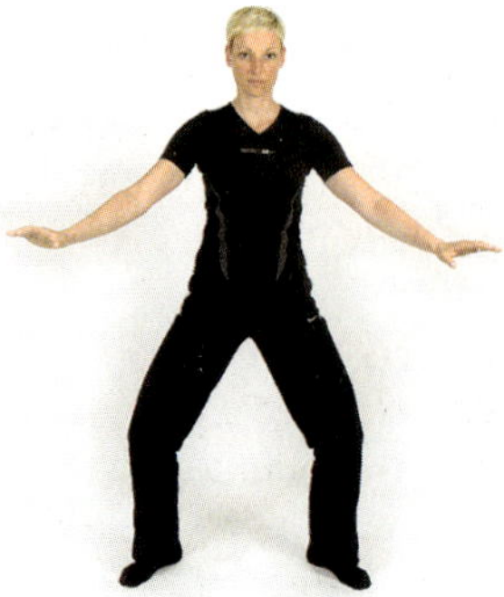

2

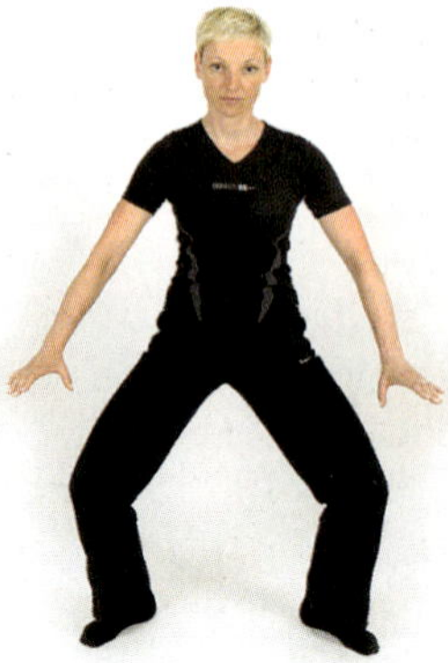

3

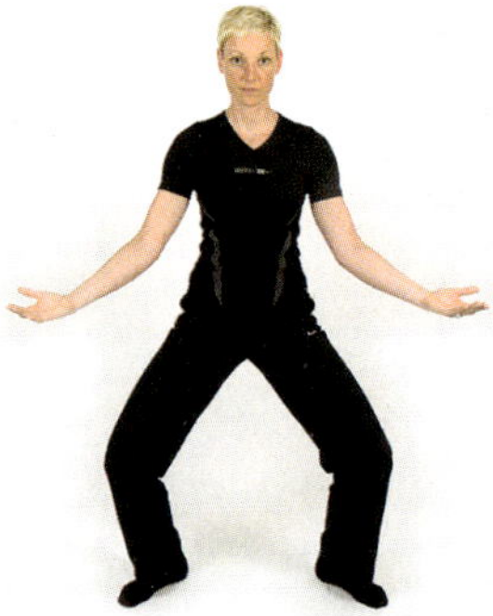

4

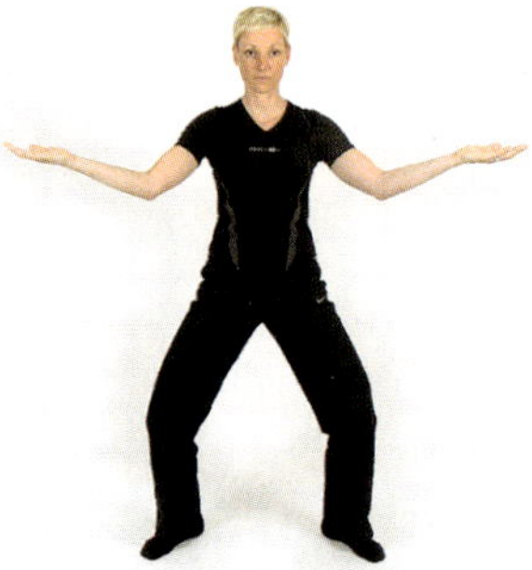

5

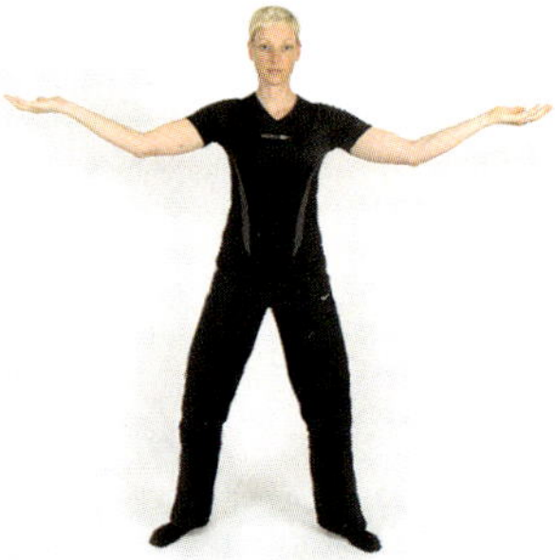

6

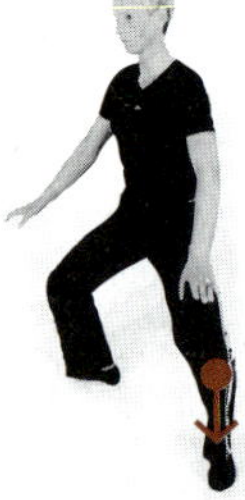

a

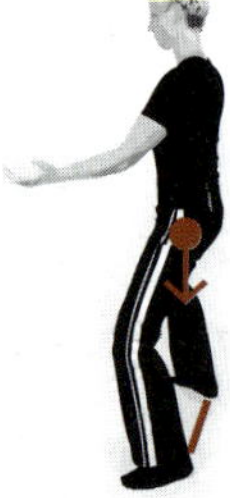

b

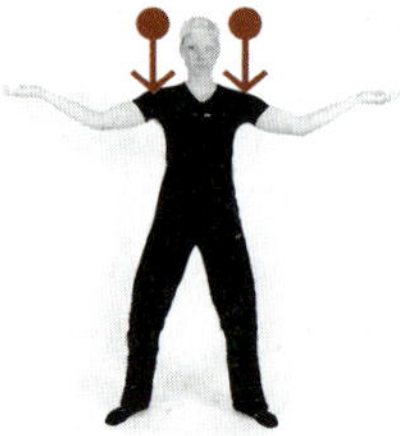

c

Der himmlische König Li stemmt die Pagode

Ausgangsstellung
1 Die Beine sind schulterbreit (oder etwas breiter), die Hüftgelenke sind leicht nach außen geöffnet. Die Kniegelenke sind leicht gebeugt, die Füße zeigen etwa 45 Grad nach außen. Die Arme sind seitwärts in Schulterhöhe angehoben. Die Ellenbogen sind leicht gebeugt, die Handflächen zeigen nach unten.

Bewegungsablauf
2+3 Die Kniegelenke beugen sich in Richtung der Fußmitten. Die Hüftgelenke öffnen sich weiter nach außen. Die Hände sinken mit den Handflächen nach unten vom Handballen geführt bis kurz über die Kniegelenke oder Oberschenkel. Die Ellenbogen bleiben leicht gebeugt. Das Beugen der Beine erfolgt bis kurz vor dem Ausweichen des Beckens nach hinten.
4 Die Handflächen drehen durch eine Rotation in den Unterarmen nach oben.
5+6 Die Beine strecken sich, ohne in den Kniegelenken einzurasten. Die Hüftgelenke bleiben nach außen geöffnet. Die Arme heben sich seitwärts von den Handballen geführt in Schulterhöhe, die Handflächen zeigen nach oben. Die Ellenbogen bleiben leicht gebeugt.

Die Handflächen drehen aus den Unterarmen nach unten, Ausgangsstellung 1 ist wieder erreicht. Nach Erreichen der Ausgangsstellung beginnt die Bewegung von vorne.

Bitte beachten Sie
a Beugen Sie Ihre Kniegelenke in Richtung der Fußmitten.
b Das Becken sinkt zwischen die gedachte Fersenlinie und weicht nicht nach hinten aus.
c Der Schulter-Nackenbereich bleibt entspannt. Ziehen Sie ihn nicht mit den Armen hoch.

Die Bewegung der Beine und der Arme beginnt und endet gleichzeitig. Die Bewegung wird mit geradem Rücken ausgeführt.

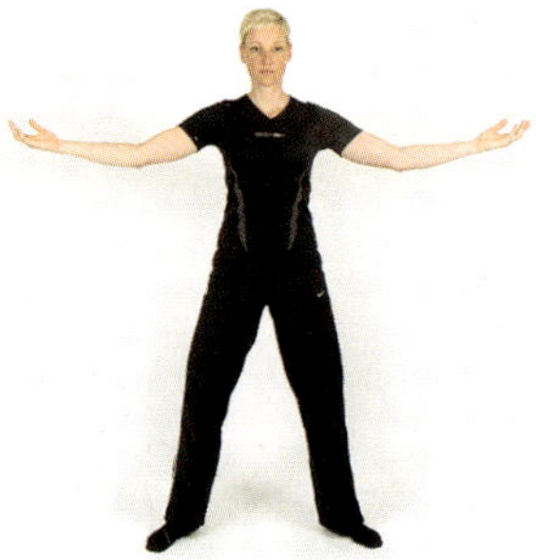

1

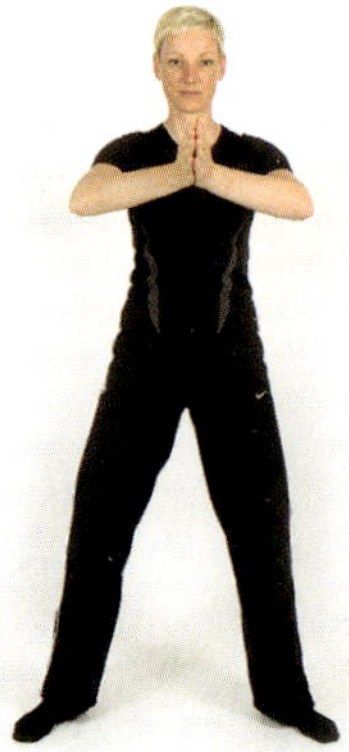

2

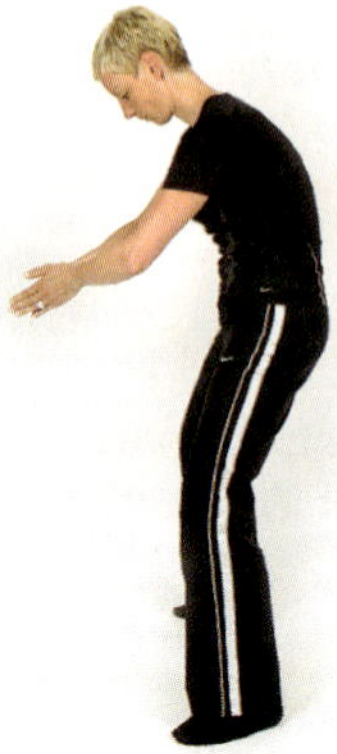

3

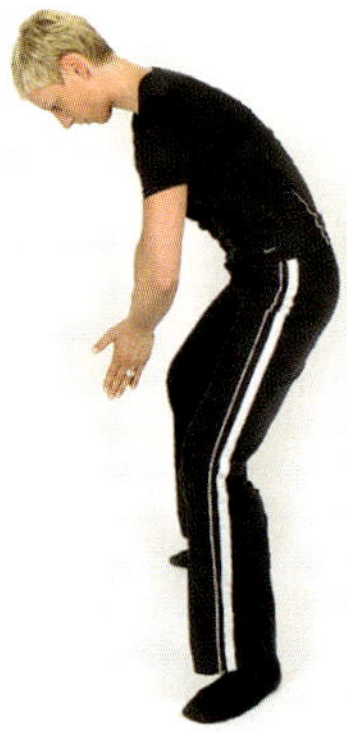

4

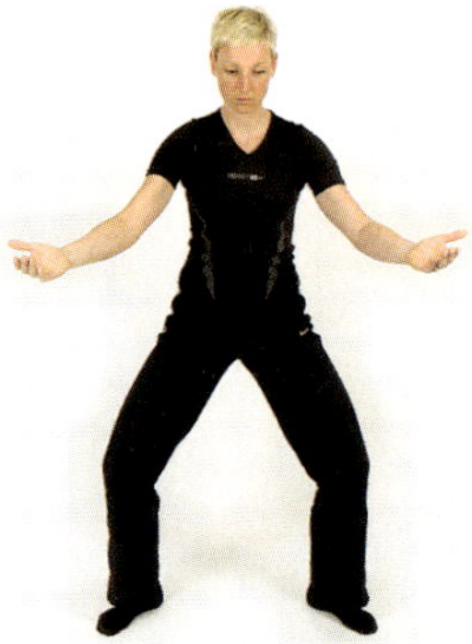

5

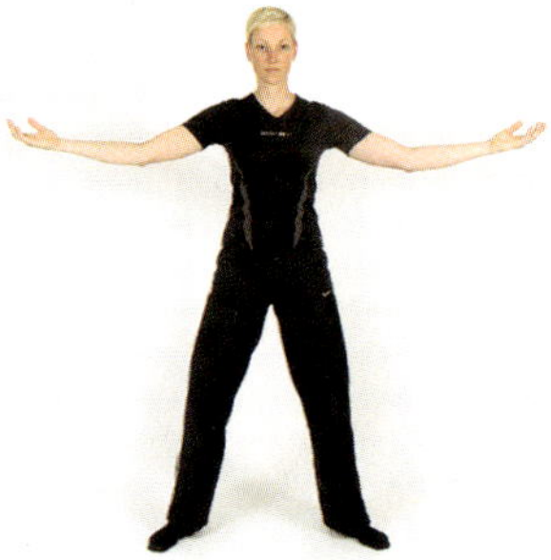

6

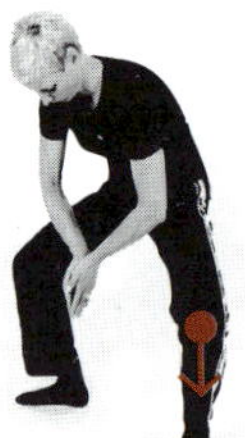

a

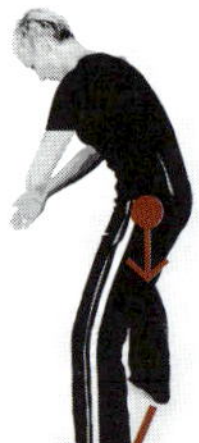

b

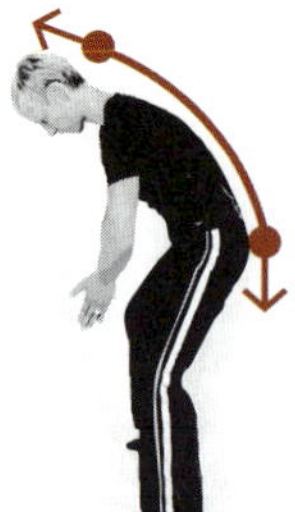

c

Der goldene Affe reicht die Früchte

Ausgangsstellung
1 Die Beine sind schulterbreit (oder etwas breiter), die Hüftgelenke sind leicht nach außen geöffnet. Die Kniegelenke sind leicht gebeugt, die Füße zeigen etwa 45 Grad nach außen. Die Arme sind seitwärts in Schulterhöhe angehoben. Die Ellenbogen sind leicht gebeugt, die Handflächen zeigen nach oben.

Bewegungsablauf
2 Die Hände kommen in Schulterhöhe vor der Brust zusammen, die Handflächen berühren sich. Die Finger zeigen nach vorn, die Ellenbogen sind etwas tiefer und gebeugt.
3+4 Die Kniegelenke beugen sich in Richtung der Fußmitten. Die Hüftgelenke öffnen sich weiter nach außen. Der Rücken wird rund. Die Hände tauchen mit den zusammengelegten Handflächen nach unten in Richtung der Beine. Die Ellenbogen bleiben gebeugt. Die Finger zeigen in der Endposition nach unten. Das Beugen der Beine erfolgt bis kurz vor dem Ausweichen des Beckens nach hinten.
5+6 Die Beine strecken sich, ohne in den Kniegelenken einzurasten. Die Hüftgelenke bleiben nach außen geöffnet. Der Rücken richtet sich auf. Die Arme öffnen sich zur Seite und werden mit den Handflächen nach oben bis in Schulterhöhe angehoben. Nach Erreichen der Ausgangsstellung 1 beginnt die Bewegung von vorne.

Bitte beachten Sie
a Beugen Sie Ihre Kniegelenke in Richtung der Fußmitten.
b Das Becken sinkt zwischen die gedachte Fersenlinie und weicht nicht nach hinten aus.
c Die Außenseite (Rücken) wird lang gezogen, nicht die Innenseite (Bauch) eingeknickt.

Das Beugen der Knie- und Hüftgelenke, das Rundwerden des Rückens und die Bewegung der Arme nach unten enden gleichzeitig. Das Gleiche gilt für die Bewegungen in die Ausgangsposition zurück. Die Neigung erfolgt über ein Auseinanderziehen von Scheitel und Steißbein.

Beachten Sie bitte außerdem: w3, a1, a2, a3.

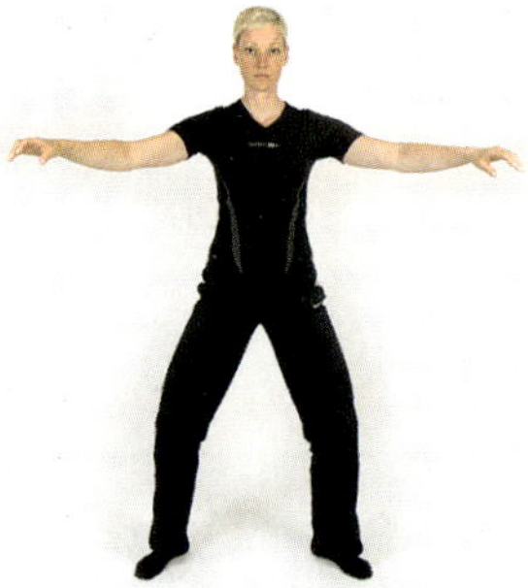

1

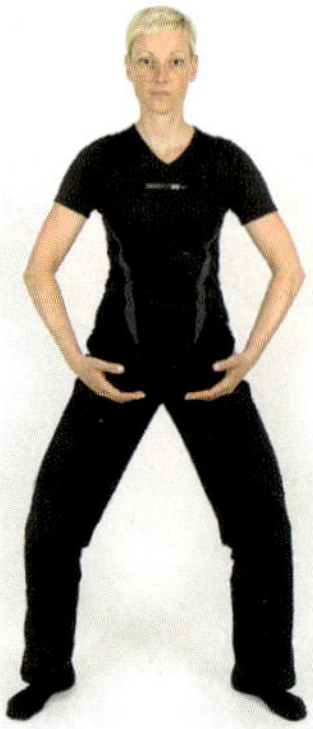

2

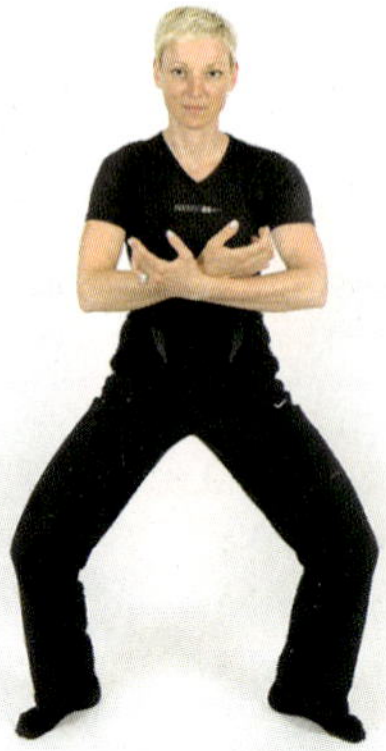

3

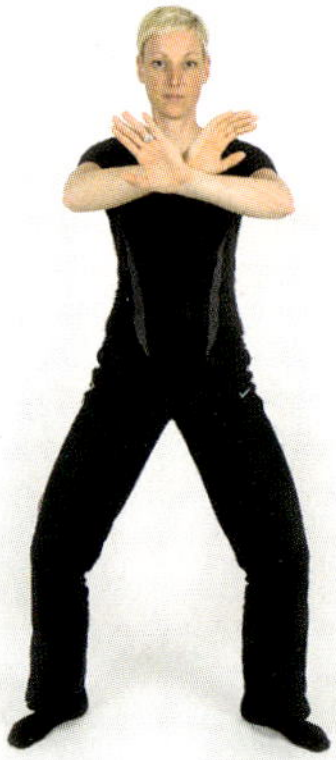

4

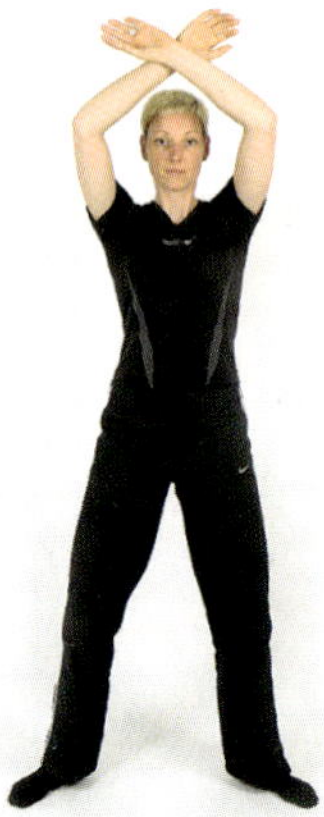

5

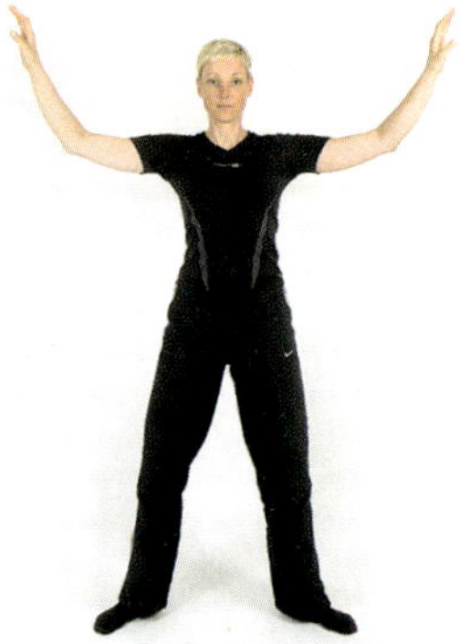

6

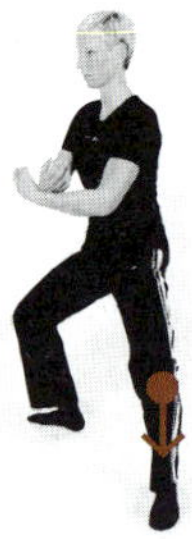

a

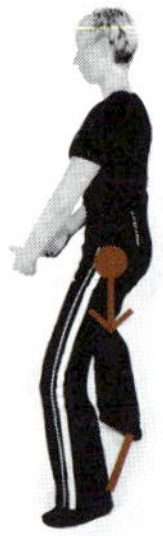

b

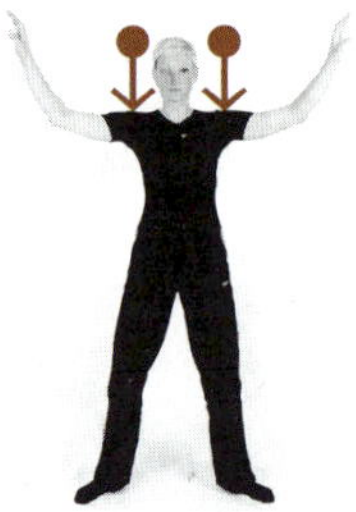

c

Himmel und Erde vereinen sich

Ausgangsstellung
1 Die Beine sind schulterbreit (oder etwas breiter), die Hüftgelenke sind leicht nach außen geöffnet. Die Kniegelenke sind leicht gebeugt, die Füße zeigen etwa 45 Grad nach außen. Die Arme sind seitwärts in Schulterhöhe angehoben. Die Ellenbogen sind leicht gebeugt, die Handflächen zeigen nach unten.

Bewegungsablauf
2+3 Die Kniegelenke beugen sich in Richtung der Fußmitten. Die Hüftgelenke öffnen sich weiter nach außen. Die Hände machen mit den Fingern nach unten eintauchend eine kreisförmige Bewegung, bis sie sich vor der Taille an den Handgelenken kreuzen. Die Handflächen zeigen in dieser Zwischenposition schräg nach oben. Die Ellenbogen sind stärker gebeugt. Das Beugen der Beine erfolgt bis kurz vor dem Ausweichen des Beckens nach hinten.
4+5 Die Beine strecken sich, ohne in den Kniegelenken einzurasten. Die Hüftgelenke bleiben nach außen geöffnet. Die Hände steigen mit gekreuzten Handgelenken bis über den Kopf und drehen dabei mit den Handflächen über unten nach vorn. Die Ellenbogen bleiben anfangs stärker gebeugt und strecken sich nach oben wieder etwas mehr, ohne einzurasten.
6 Die Arme öffnen sich seitwärts mit den Handflächen zur Seite zeigend. Die Ellenbogen bleiben leicht gebeugt.

Die Arme sinken bis in Schulterhöhe, die Handflächen zeigen wieder nach unten, die Ausgangsstellung 1 ist erreicht. Nach Erreichen der Ausgangsstellung beginnt die Bewegung von vorne.

Bitte beachten Sie
a Beugen Sie Ihre Kniegelenke in Richtung der Fußmitten.
b Das Becken sinkt zwischen die gedachte Fersenlinie und weicht nicht nach hinten aus.
c Der Schulter-Nackenbereich bleibt entspannt. Ziehen Sie ihn nicht mit den Armen hoch.

Die Bewegung wird mit geradem Rücken ausgeführt.

Beachten Sie bitte außerdem: a1, a2, a4.

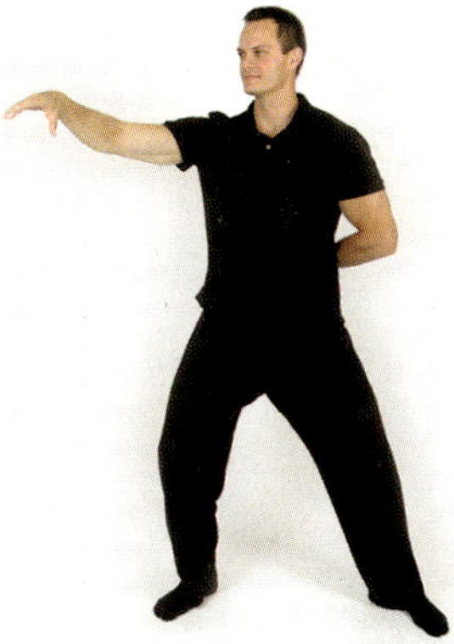

1

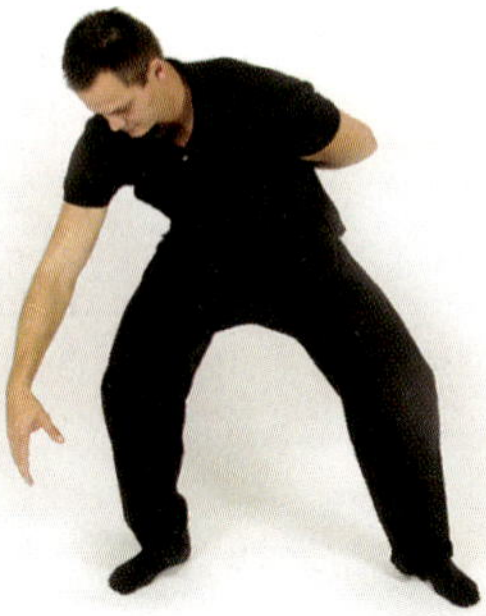

2

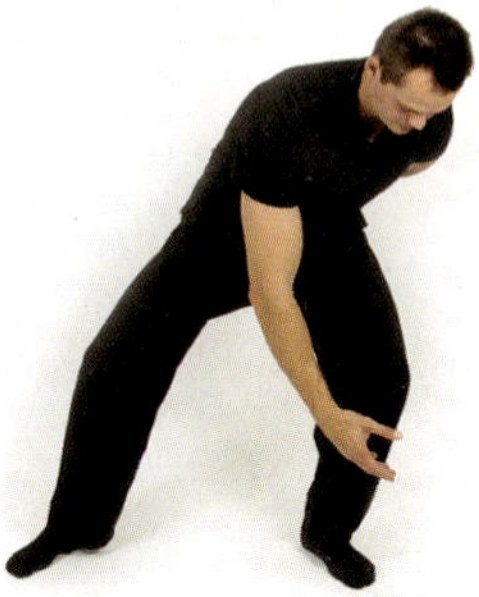

3

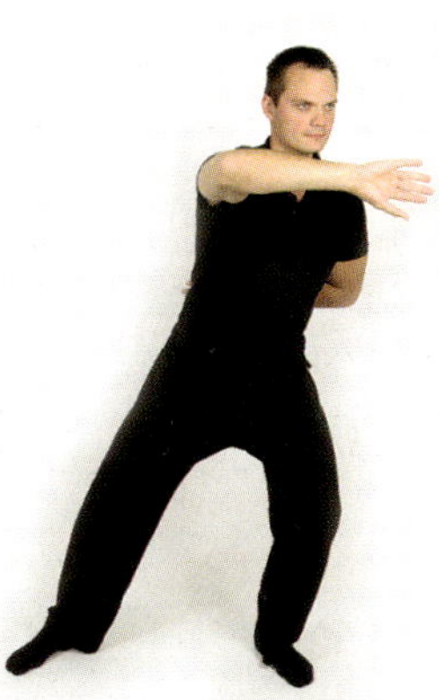

4

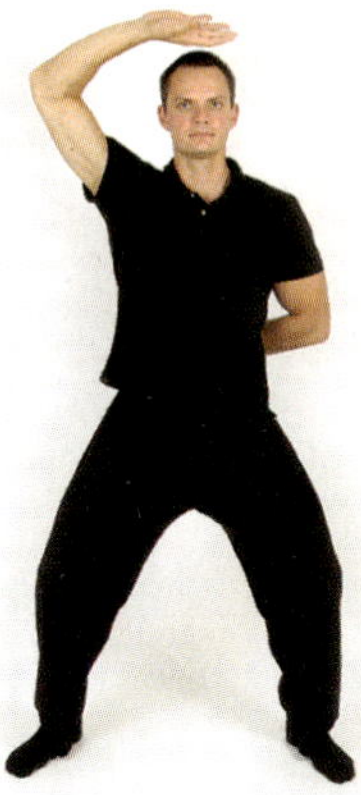

5

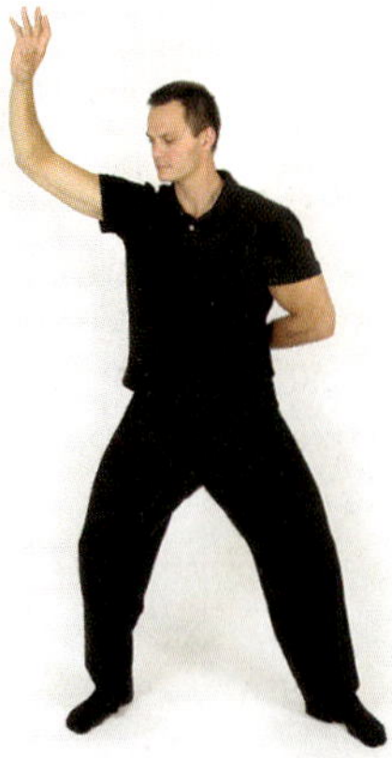

6

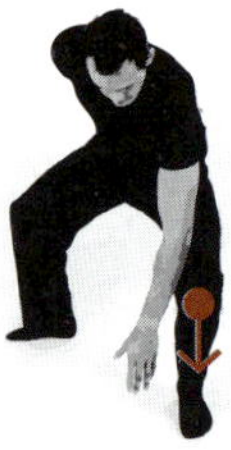

a

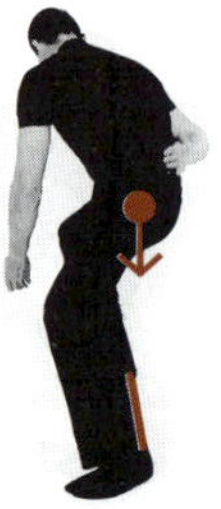

b

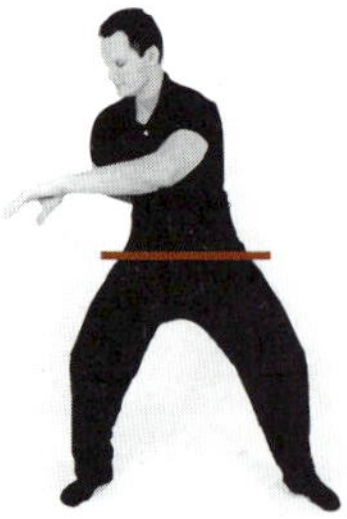

c

Zunehmender und abnehmender Mond

Ausgangsstellung

1 Die Beine sind schulterbreit (oder etwas breiter), die Hüftgelenke sind leicht nach außen geöffnet. Die Kniegelenke sind leicht gebeugt, die Füße zeigen etwa 45 Grad nach außen. Der Oberkörper ist auf das rechte Bein verlagert und leicht nach rechts gedreht (maximal 45 Grad). Der Kopf folgt der Drehung des Oberkörpers. Der rechte Arm ist seitlich über vorn in Schulterhöhe angehoben. Der Ellenbogen ist leicht gebeugt, die Handfläche zeigt nach unten. Die Handrückseite der linken Hand berührt den unteren Rücken. Der Ellenbogen ist gebeugt und zeigt zur Seite.

Bewegungsablauf

2 Beide Kniegelenke beugen sich in Richtung der Fußmitten. Die Hüftgelenke öffnen sich weiter nach außen. Das Becken sinkt nach unten. Der Rücken wird rund. Die rechte Hand sinkt mit den Fingern eintauchend nach unten bis vor das rechte Knie. Die Handfläche zeigt nach links. Der Ellenbogen bleibt leicht gebeugt. Das Beugen der Beine erfolgt bis kurz vor dem Ausweichen des Beckens nach hinten.
3 Das Körpergewicht verlagert sich auf das linke Bein. Der Oberkörper dreht sich zur linken Seite (maximal 45 Grad), der Rücken bleibt rund. Die Hüftgelenke bleiben nach außen geöffnet. Die rechte Hand schiebt sich mit der Handinnenseite von rechts nach links und endet vor dem linken Knie.
4+5 Die Beine strecken sich ein wenig, ohne in den Kniegelenken einzurasten. Der Oberkörper richtet sich auf und dreht sich wieder nach vorn. Die rechte Hand wird bis über den Kopf angehoben. Die Handfläche dreht sich über vorn nach oben.
6 Der rechte Arm sinkt mit der Handfläche nach unten zeigend in Schulterhöhe. Der Oberkörper dreht sich leicht nach rechts (maximal 45 Grad) und verlagert sich über das rechte Bein.

Nach Erreichen der Ausgangsposition und etwa 5 bis 10 Wiederholungen auf dieser Seite wechseln die Arme in der Ausgangsposition 1 – die Bewegung beginnt nach links mit der linken Hand eintauchend und verläuft seitenverkehrt.

Bitte beachten Sie

a Beugen Sie Ihre Kniegelenke in Richtung der Fußmitten.
b Das Becken sinkt zwischen die gedachte Fersenlinie und weicht nicht nach hinten aus.
c Das Becken dreht sich nicht mit.

Das Beugen der Knie- und Hüftgelenke, das Rundwerden des Rückens und die Bewegung des eintauchenden Armes enden gleichzeitig. Die Neigung erfolgt über ein Auseinanderziehen von Scheitel und Steißbein.

Beachten Sie bitte außerdem: w2, a1, a3, a4, b10.

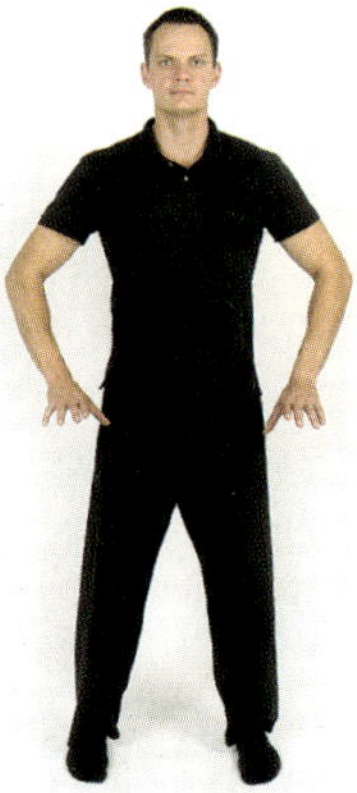
1

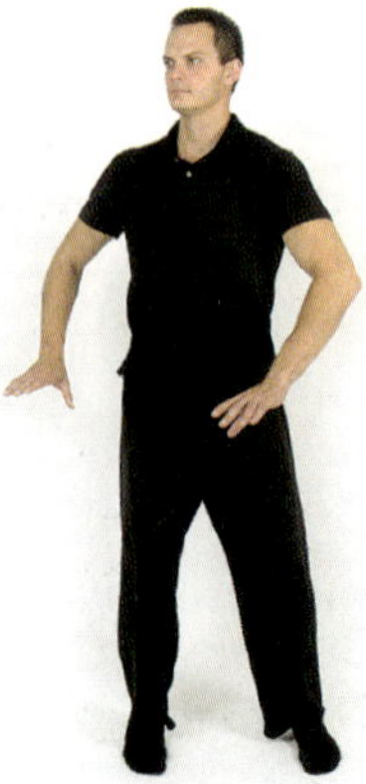
2

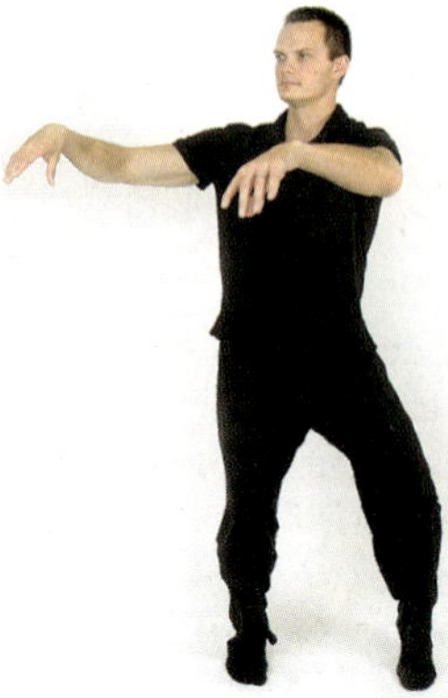
3

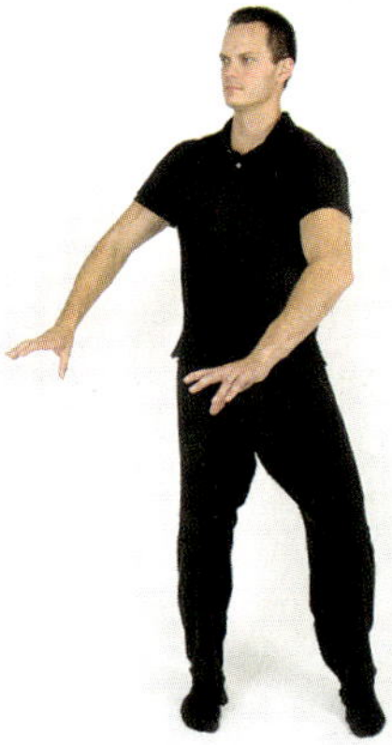
4

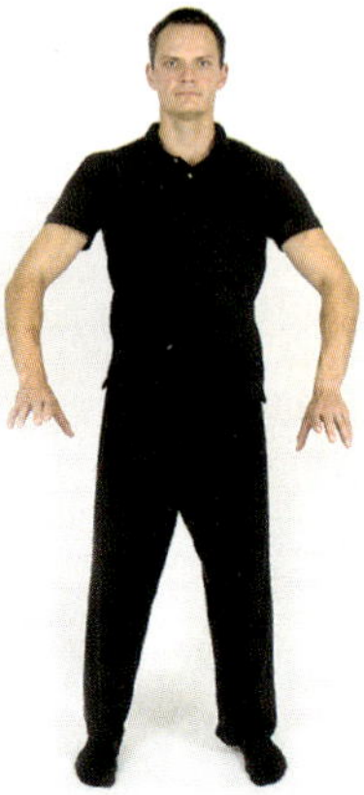
5

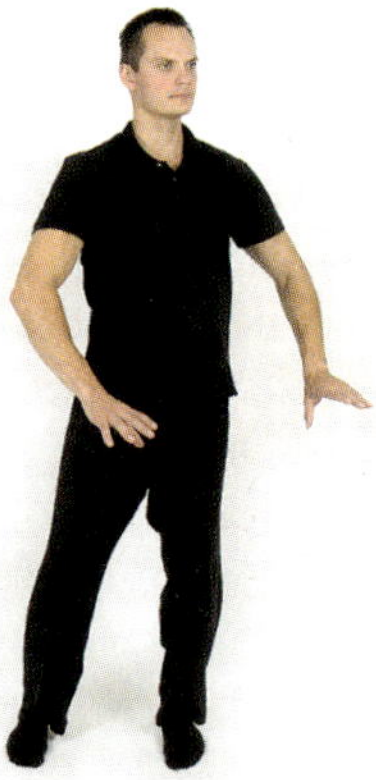
6

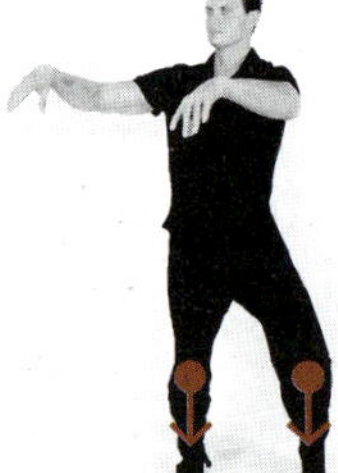
a

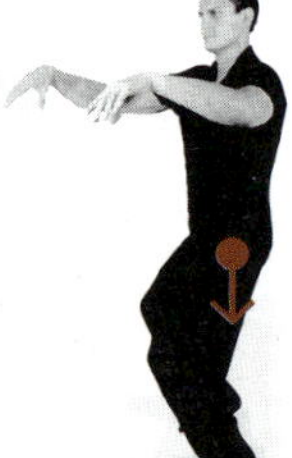
b

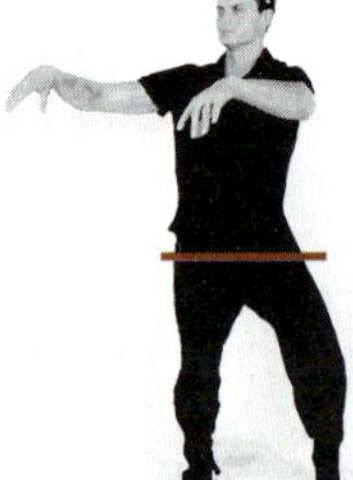
c

Ausbreiten der Flügel nach rechts und links

Ausgangsstellung
1 Die Füße stehen schulterbreit parallel, die Kniegelenke sind leicht gebeugt. Die Handflächen zeigen in Beckenhöhe nach unten, die Finger nach vorn. Die Arme sind rund, die Ellenbogen seitlich gebeugt.

Bewegungsablauf
2 Das Körpergewicht verlagert sich durch stärkeres Beugen des rechten Kniegelenks auf das rechte Bein. Der Oberkörper dreht sich leicht zur rechten Seite (maximal 45 Grad). Der Kopf folgt der Drehung des Oberkörpers. Die Arme bleiben wie in der Ausgangsstellung, sie folgen der Drehung des Oberkörpers.
3 Die Handgelenke werden rund. | Die Beine beugen sich, das Becken sinkt tiefer. Die linke Ferse hebt sich. Die Arme werden über vorn bis in Schulterhöhe angehoben.
4 Die Handgelenke beugen sich. | Die Beine strecken sich, ohne in den Kniegelenken einzurasten. Die linke Ferse sinkt auf den Boden. Das Becken steigt. Die Hände sinken auf Beckenhöhe.
5+6 Das Körpergewicht verlagert sich durch stärkeres Beugen des linken Kniegelenks auf das linke Bein. Der Oberkörper dreht sich leicht zur linken Seite (maximal 45 Grad). Der Kopf folgt der Drehung des Oberkörpers. Die Arme bleiben wie in der Ausgangsstellung, sie folgen der Drehung des Oberkörpers. Die Endposition ist wie 2 – nach links gedreht.

Die Bewegung beginnt wie bei Punkt 3 mit dem Lösen der Handgelenke, dem Beugen der Beine und setzt sich bis 4 auf der linken Seite fort. Nach der Gewichtsverlagerung und Drehung nach rechts (2) beginnt die Bewegung von vorne.

Bitte beachten Sie
a Beugen Sie Ihre Kniegelenke in Richtung der Fußmitten.
b Sinken Sie mit dem Becken nach unten, ohne nach hinten auszuweichen.
c Das Becken dreht sich nicht mit.

Üben Sie die Bewegung zu Beginn, indem Sie zuerst das Gewicht verlagern und dann drehen. Später beginnen Sie mit der Drehung kurz nach dem Beginn des Verlagerns auf ein Bein. Beim Zurückdrehen des Oberkörpers beginnen und enden alle Wirbelsäulenabschnitte gleichzeitig.

Beachten Sie bitte außerdem: w8, a3, a4, b9, b10.

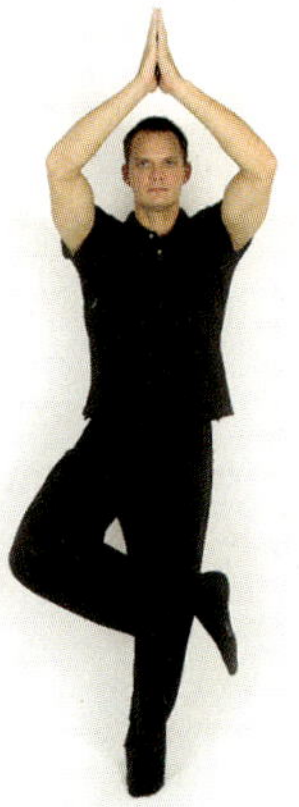
1

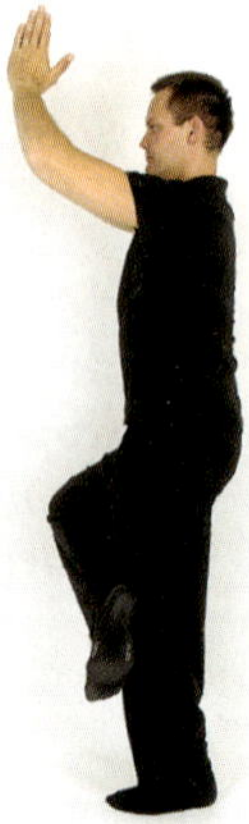
2

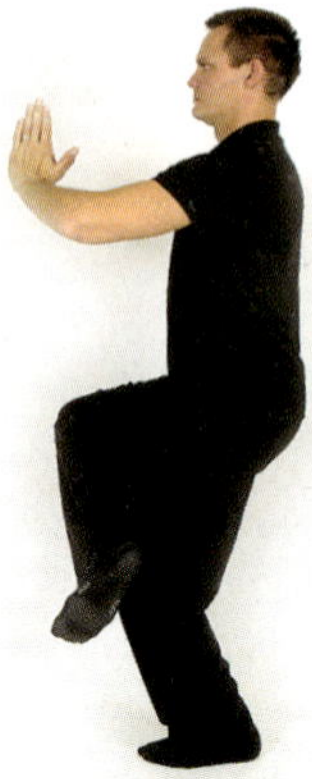
3

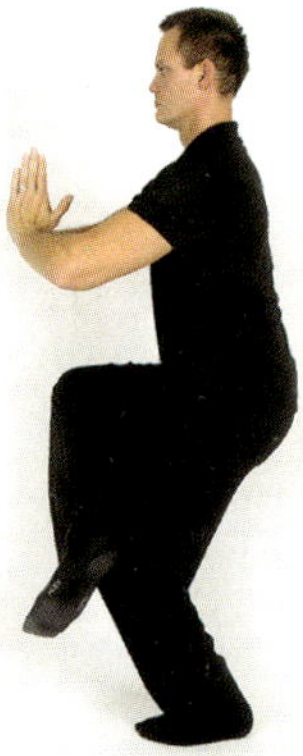
4

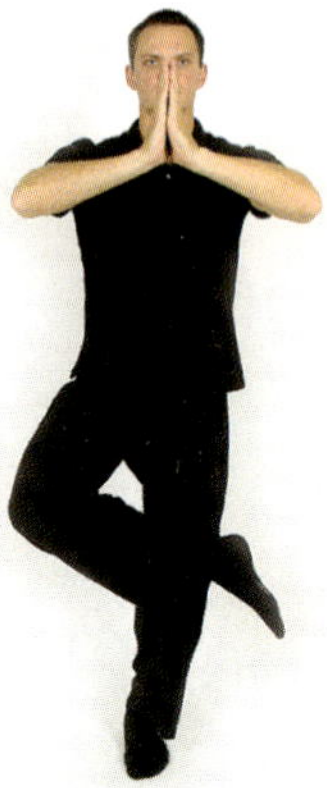
5

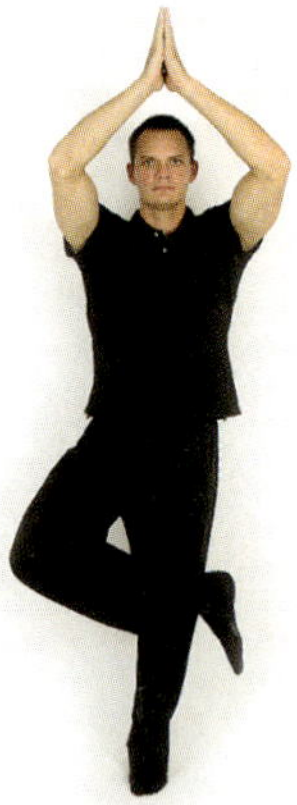
6

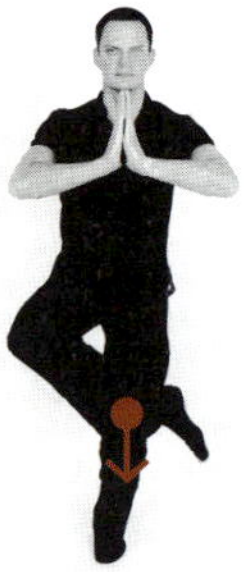
a

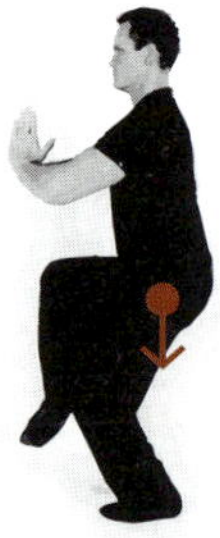
b

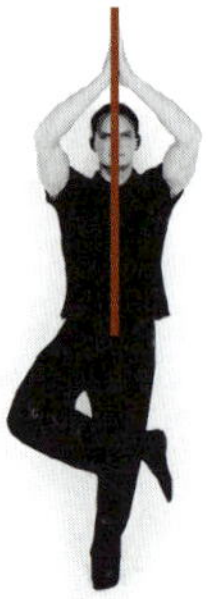
c

Das Kind betet zu Kwan Yin

Ausgangsstellung

1+2 Der Körper steht im Einbeinstand auf dem linken Bein. Der rechte Unterschenkel berührt oberhalb seines Außenknöchels den linken Oberschenkel über dem linken Knie. Das rechte Knie zeigt zur Seite. Die Fußspitze des rechten Fußes zeigt nach unten, die Fußsohle nach links. Die Handflächen sind schräg über und vor dem Kopf zusammengelegt. Die Ellenbogen sind zur Seite gebeugt.

Alternative: Bei Schwierigkeiten mit dem Einbeinstand berührt der rechte Fuß mit der Fußspitze den Boden. Die rechte Ferse berührt den linken Unterschenkel von innen, das rechte Knie zeigt zur rechten Seite.

Bewegungsablauf

3+4 Das linke Bein beugt sich. Das Becken sinkt tiefer. Die Arme sinken mit den zusammengelegten Handflächen in Brusthöhe vor den Oberkörper. Die Ellenbogen bleiben seitwärts angehoben und sind in der Endposition etwas tiefer als die Hände.

5+6 Das linke Bein streckt sich, ohne im Kniegelenk einzurasten. Die Hände werden bis schräg vorne über den Kopf angehoben, die Ellenbogen bleiben zur Seite gebeugt.

Nach Erreichen der Ausgangsstellung beginnt die Bewegung von vorne.

Nach etwa 5 bis 10 Bewegungen mit dem linken Bein wechseln die Beine in der Ausgangsposition 1 – der Körper steht im Einbeinstand auf dem rechten Bein. Die Bewegung beginnt von vorne.

Bitte beachten Sie

a Das Kniegelenk des Standbeines beugt sich in Richtung Fußmitte (maximal Fußaußenkante).

b Sinken Sie mit dem Becken nach unten, ohne nach hinten auszuweichen.

c Die Wirbelsäulenachse bleibt aufrecht und neigt sich nicht zur Seite.

Die Bewegung wird mit geradem Rücken ausgeführt. Die Fingerspitzen zeigen immer nach oben.

Beachten Sie bitte außerdem: a3.

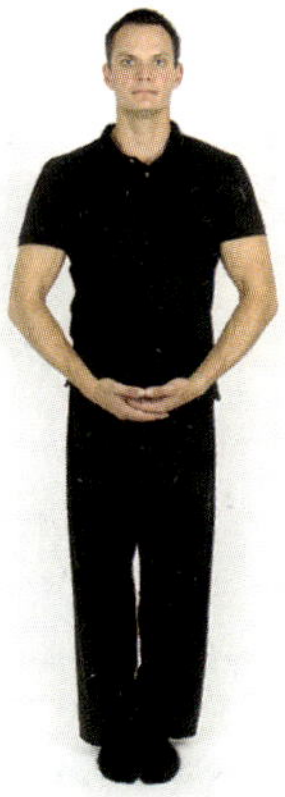
1

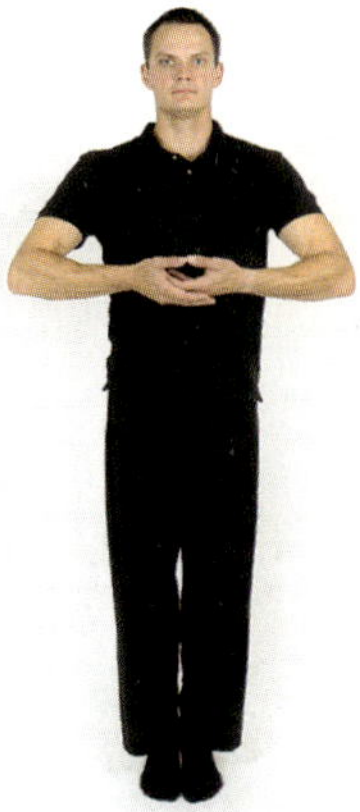
2

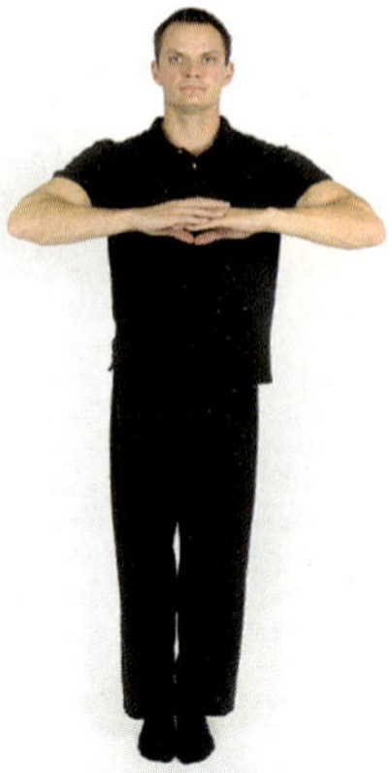
3

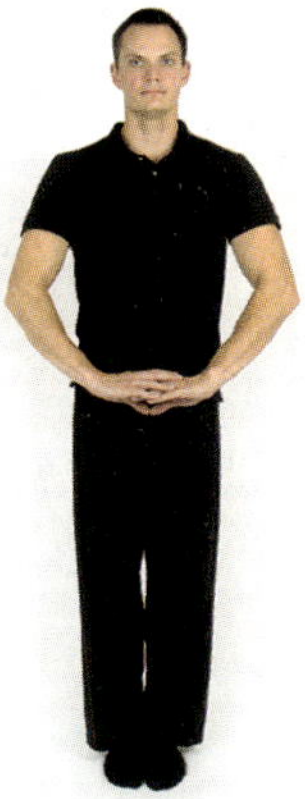
4

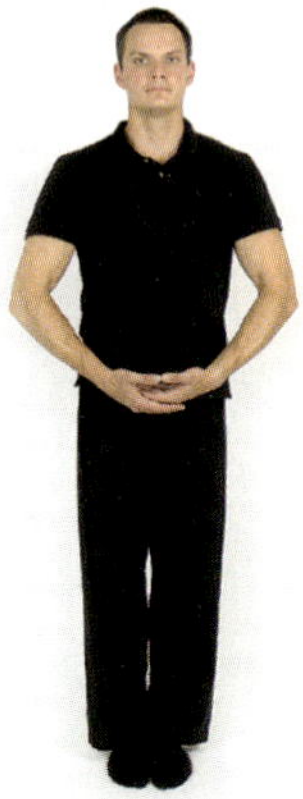
5

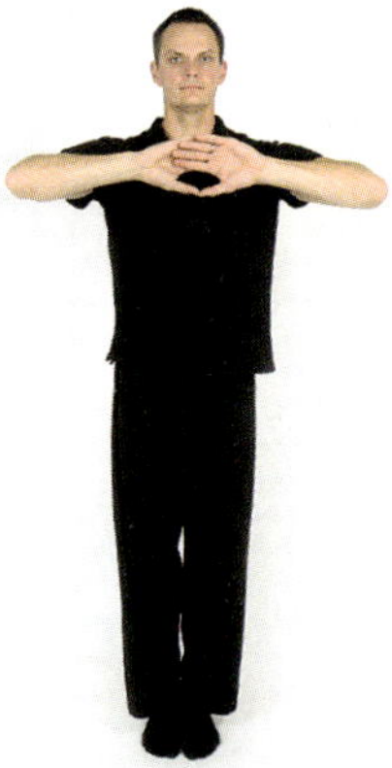
6

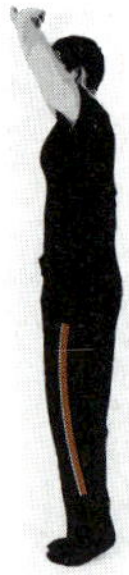
a

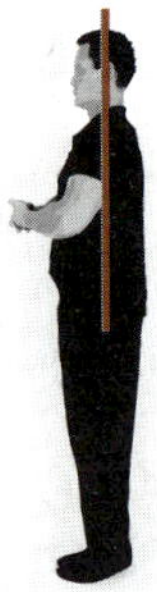
b

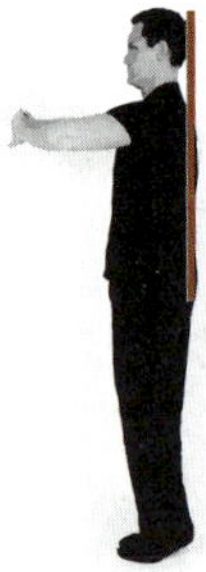
c

Alte Luft ausatmen und frische Luft einatmen

Ausgangsstellung
1 Die Füße stehen eng aneinander, die Fersen berühren sich. Die Kniegelenke sind leicht gebeugt. Die Hände liegen ineinander vor dem Zentrum, die Handflächen zeigen nach oben, die Daumenspitzen berühren sich. Die Arme sind rund, die Ellenbogen seitlich gebeugt.

Bewegungsablauf
2 Die Hände werden bis in Brusthöhe angehoben. Die Handflächen zeigen nach oben. Die Ellenbogen gehen nach außen, die Achselhöhlen öffnen sich. Die Füße kommen auf die Fußballen.
3 Die Handflächen drehen sich nach unten, und die Hände bleiben zusammengelegt.
4 Die Hände sinken in Beckenhöhe. Die Handflächen zeigen weiter nach unten. Die Ellenbogen bleiben seitlich geöffnet. Die Fersen sinken, bis der gesamte Fuß auf dem Boden steht.
5 Die Handflächen drehen sich nach oben.
6 Die Arme werden mit den Handflächen nach oben zeigend bis in Brusthöhe angehoben. Die Füße kommen auf die Fußballen (2). | Die Handflächen drehen sich in Brusthöhe nach außen. Die Ellenbogen bleiben außen, die Achselhöhlen geöffnet.

Bitte beachten Sie
a Die Kniegelenke bleiben auch noch in der Streckphase des Körpers leicht gebeugt.
b Die Wirbelsäulenachse bleibt aufrecht und neigt sich nicht nach vorn oder hinten.
c Der Rücken bleibt gerade und hat keine verstärkte Krümmung in der Hals- und Lendenwirbelsäule.

Fortsetzung auf Seite 147

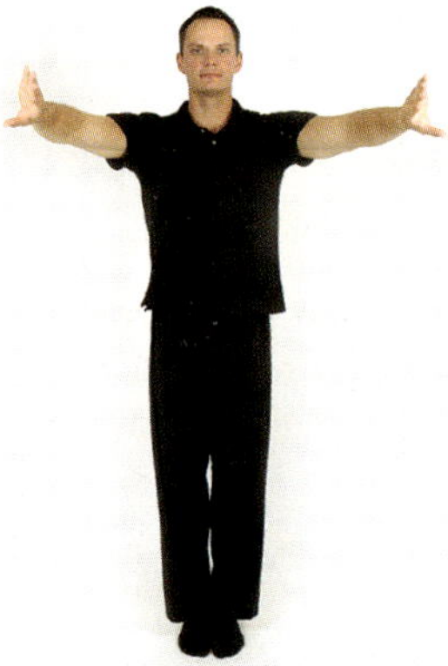

7

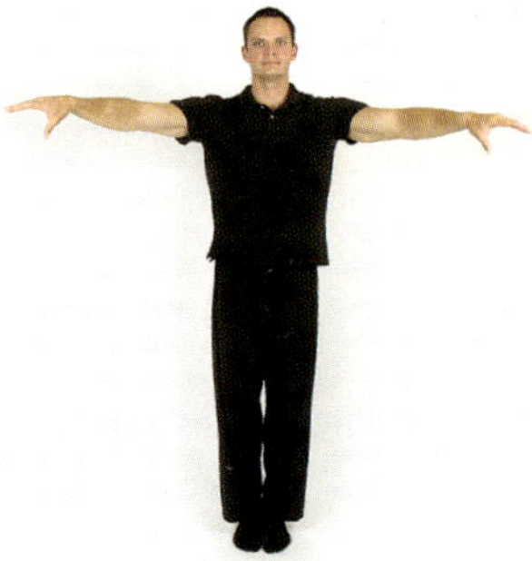

8

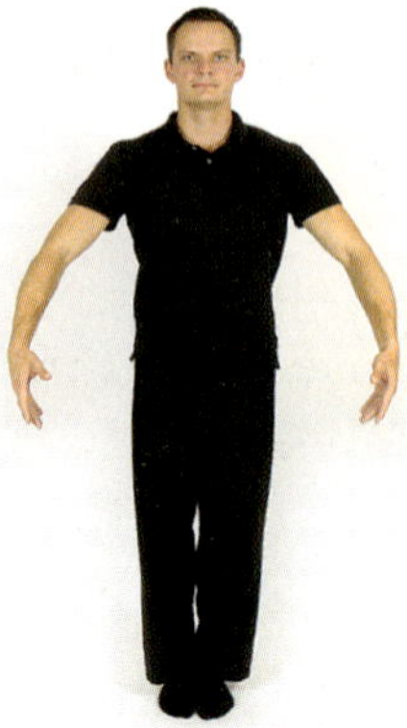

9

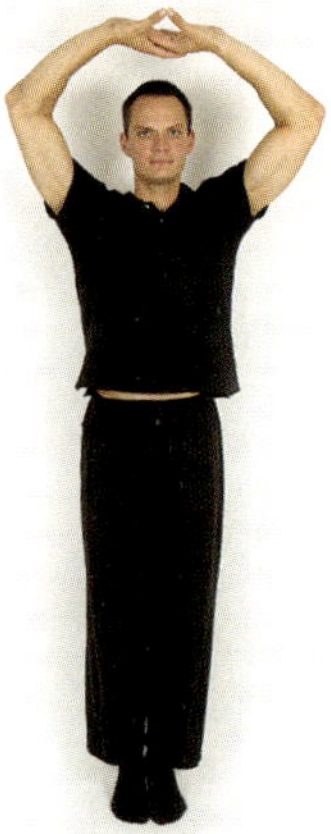

10

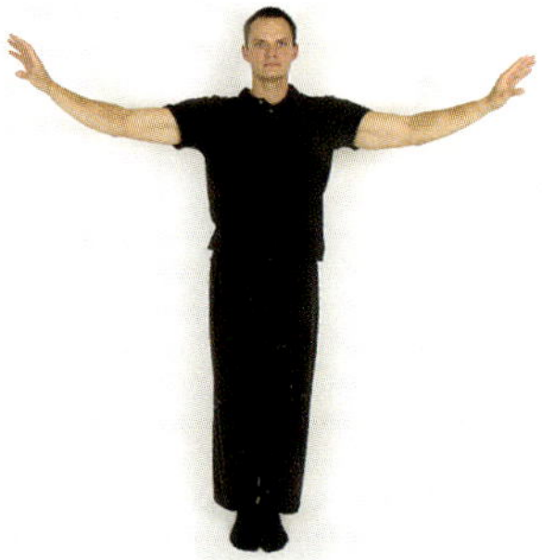

11

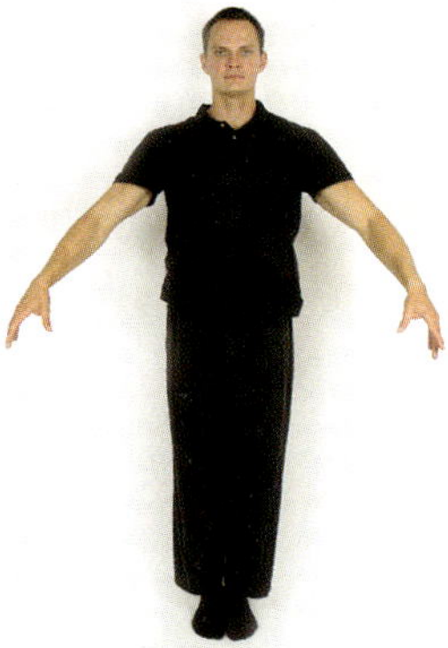

12

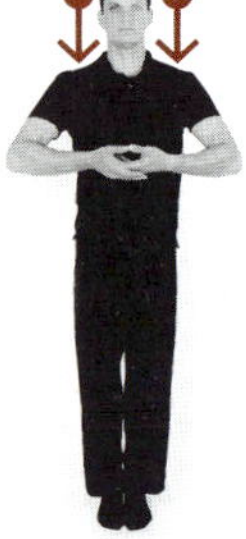

d

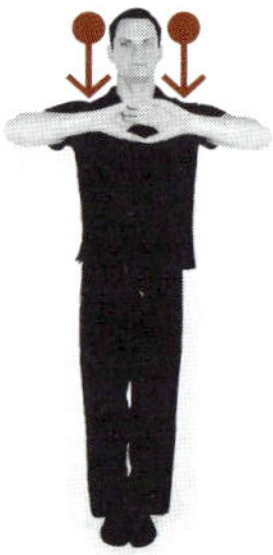

e

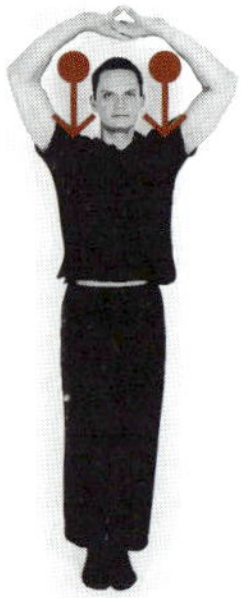

f

Alte Luft ausatmen und frische Luft einatmen

Bewegungsablauf *(Fortsetzung von Seite 145)*
7 Die Arme öffnen sich vor der Brust nach vorne bis seitlich neben den Körper. Die Handflächen zeigen zuerst zur Seite und dann schräg nach hinten.
8 Die Handflächen drehen sich nach unten.
9 Die Arme sinken mit gebeugten Ellenbogen. Die Hände führen mit den Handflächen nach unten, nach innen und kommen vor dem Zentrum wieder zusammen. Die Handflächen zeigen am Ende nach oben. Die Fersen sinken, bis Ausgangsstellung 1 erreicht wird.
10 Die Hände werden mit den Handflächen nach oben zeigend bis in Brusthöhe angehoben und drehen sich dann mit den Handflächen zum Körper, nach unten, nach vorn und oben bis über den Kopf. Die Füße kommen auf die Fußballen.
11+12 Die Hände sinken mit gebeugten Ellenbogen seitwärts in Beckenhöhe. Die Hände führen mit den Handflächen nach unten, nach innen und kommen vor dem Zentrum wieder zusammen. Die Handflächen zeigen am Ende nach oben. Die Fersen sinken, bis Ausgangsstellung 1 erreicht wird.

Nach Erreichen der Ausgangsstellung beginnt die Bewegung von vorne.

Bitte beachten Sie
d - f Der Schulter-Nackenbereich bleibt entspannt. Ziehen Sie ihn nicht mit den Armen hoch.

Mit dem Heben der Arme kommt das Körpergewicht auf die Fußballen, mit dem Sinken der Arme geht das Körpergewicht auf den ganzen Fuß zurück.
Sollten Sie große Schwierigkeiten beim Stehen auf den Fußballen haben, bleiben Sie während der gesamten Bewegung auf den Füßen stehen.

Die Augen schließen, um den Geist wiederzubeleben

Dieser Sitz ist immer der Abschluss einer Übungseinheit. Die Dauer des Abschlusses sollte zwischen einer halben bis drei Minuten betragen.

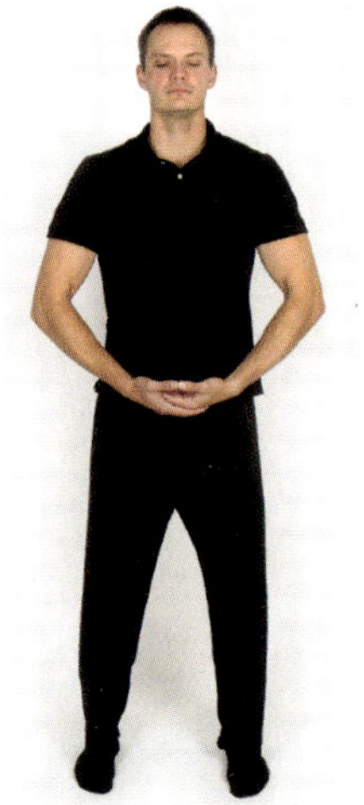

Wenn Sie eine kurze Übungspause innerhalb einer Übungseinheit einlegen, zeigen die Handflächen nach oben.

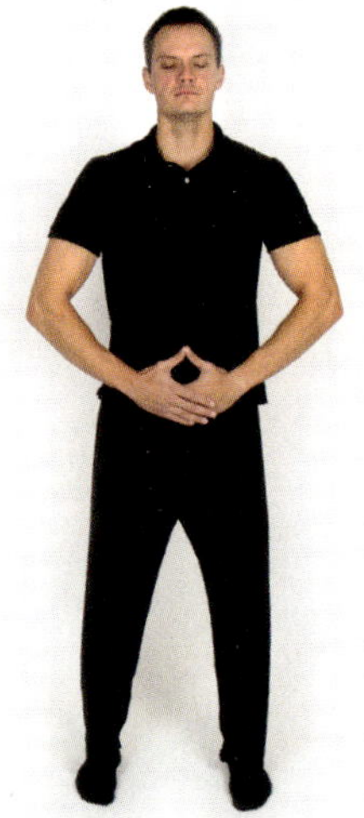

Am Ende einer Übungseinheit liegen die übereinandergelegten Hände mit den Handflächen auf dem unteren Zentrum (etwa zwei fingerbreit unterhalb des Bauchnabels).

Sitzen

› Zwei Drachen schwingen sich um die Säule
› Tai Chi Yin Yang
› Der König des Himmels stützt seinen Rücken
› Öffnen und Schließen
› Der fliegende Adler dreht seinen Kopf
› Schmetterlinge fliegen in Paaren
› Den Affen vertreiben
› Wolkenhände
› Die Augen schließen, um den Geist wiederzubeleben

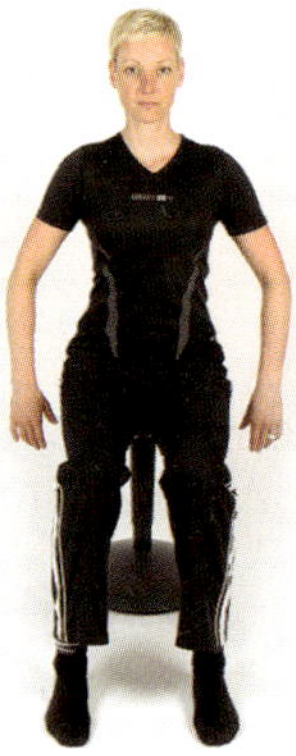

1

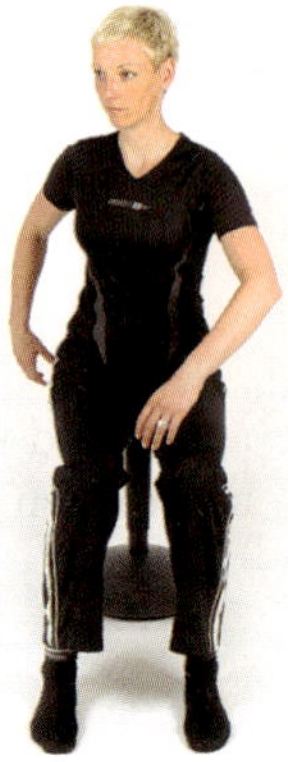

2

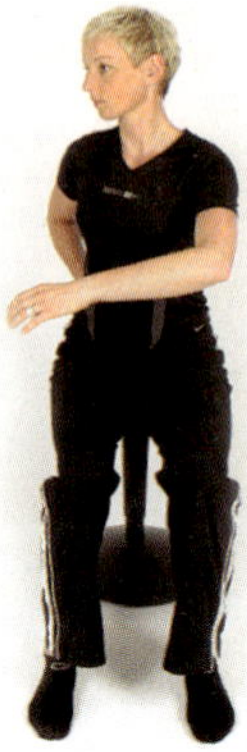

3

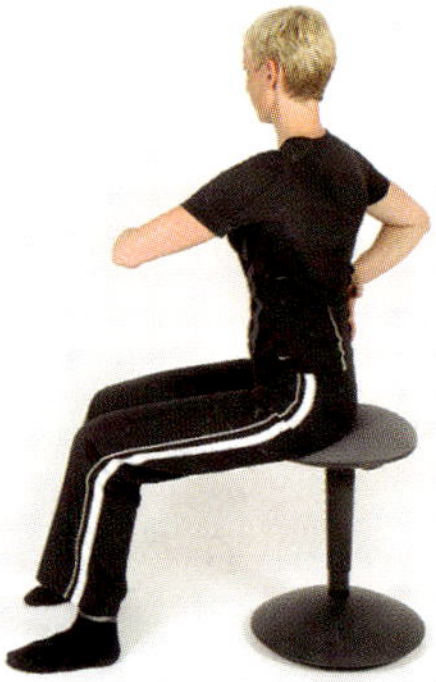

4

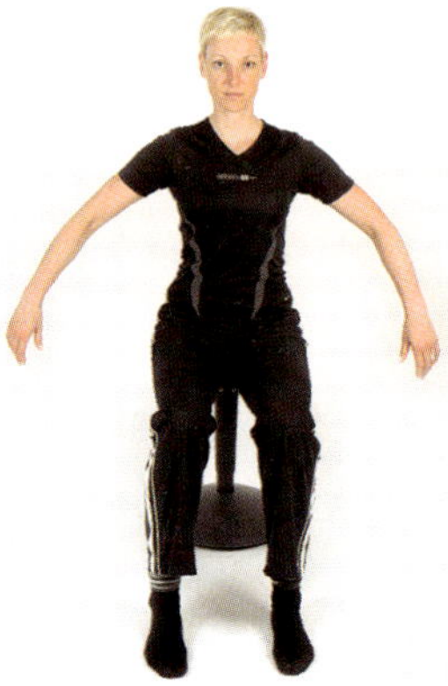

5

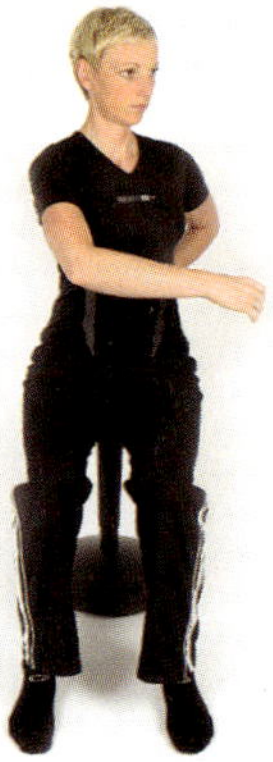

6

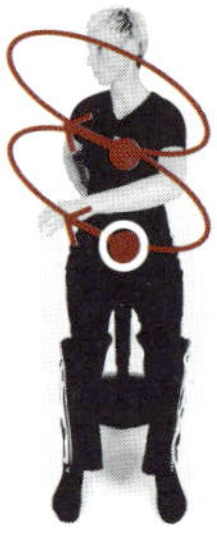

a

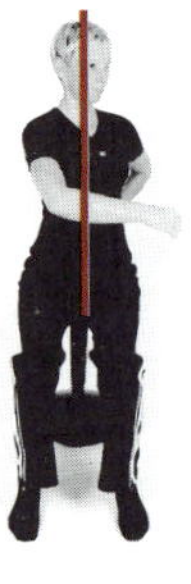

b

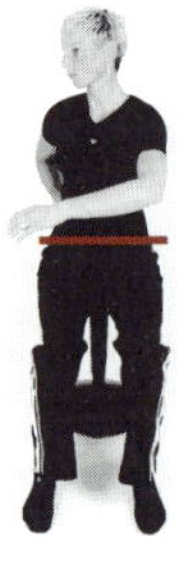

c

Zwei Drachen schwingen sich um die Säule

Ausgangsstellung
1 Die Füße stehen hüftbreit parallel, der Oberkörper sitzt aufrecht. Die Arme hängen locker neben dem Körper, die Ellenbogen sind leicht gebeugt, die Handrückseiten zeigen nach vorn.

Bewegungsablauf
2 Der Oberkörper dreht im Zentrum beginnend wie eine Spirale zur rechten Seite. Der linke Arm schwingt der Drehung folgend vor den Körper, der rechte Arm schwingt hinter den Körper. Die Ellenbogen beugen sich.
3+4 Die Drehung verläuft weiter zur rechten Seite. Der Kopf folgt der Drehung des Oberkörpers. Die Arme beugen sich stärker im Ellenbogengelenk, die Unterarme schwingen locker in der Bewegungsrichtung weiter. Der linke Unterarm endet vor dem Körper waagerecht, die rechte Hand berührt mit der Handrückseite locker den unteren Rücken. Die Drehung des Oberkörpers ist beendet, kurz bevor sich das Becken mitdreht.
5+6 Der Oberkörper dreht sich zur Mitte zurück. Die Arme folgen dem Schwung. In der Mitte der Bewegung hängen die Arme locker zur Seite. Die gleiche Bewegung wird zur linken Seite ausgeführt.

Die Bewegung wechselt wieder zur rechten Seite.

Bitte beachten Sie
a Das Drehen des Oberkörpers beginnt immer im Zentrum und setzt sich spiralförmig bis zum Kopf fort.
b Die Wirbelsäulenachse bleibt aufrecht und neigt sich nicht nach vorn, hinten oder zur Seite.
c Das Becken dreht sich nicht mit.

Üben Sie die Bewegung zu Beginn langsam und werden dann kontrolliert schwungvoller. Lassen Sie die Arme dabei locker mitschwingen, ohne sie zu führen.

Beachten Sie bitte außerdem: a1, a4.

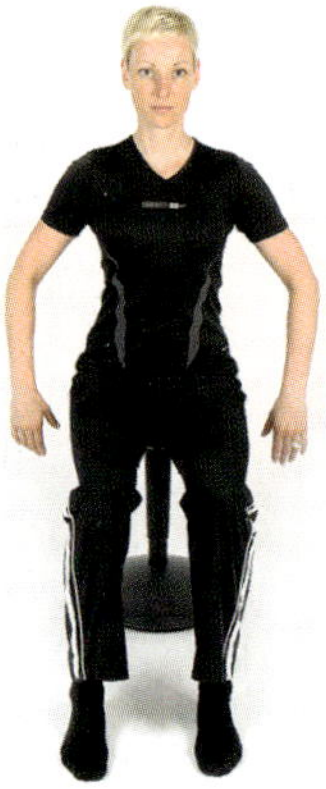

1

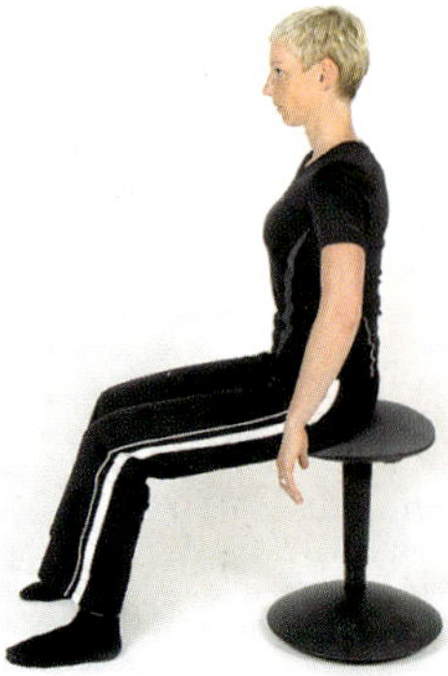

2

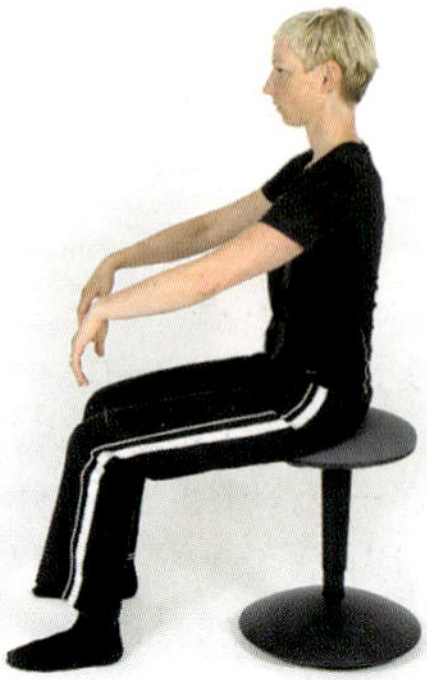

3

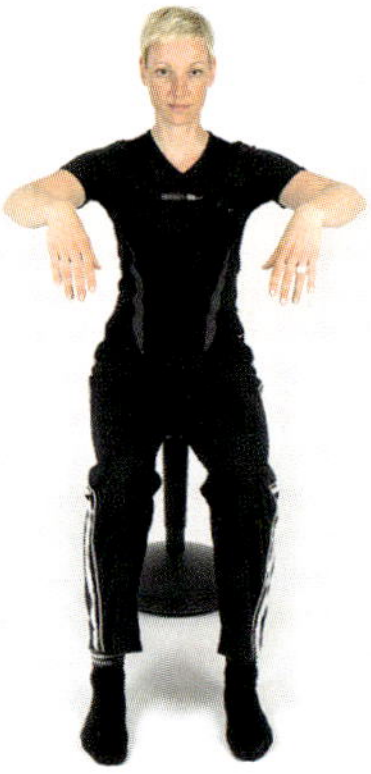

4

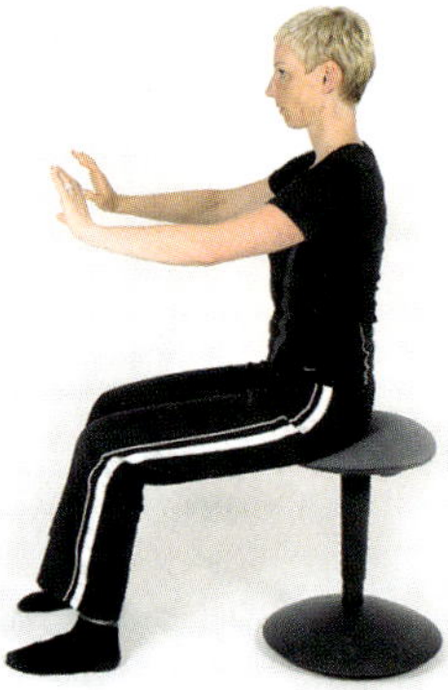

5

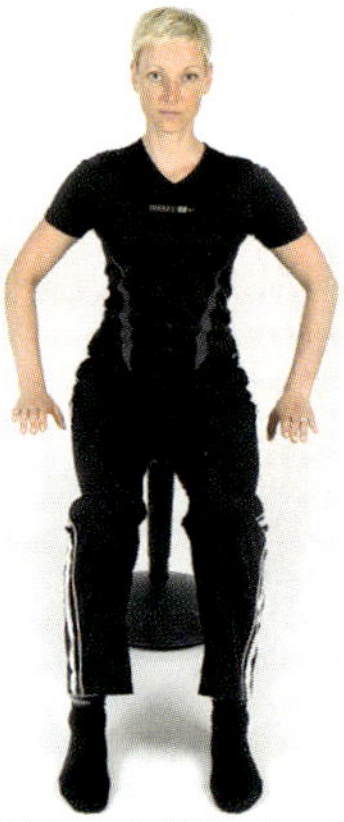

6

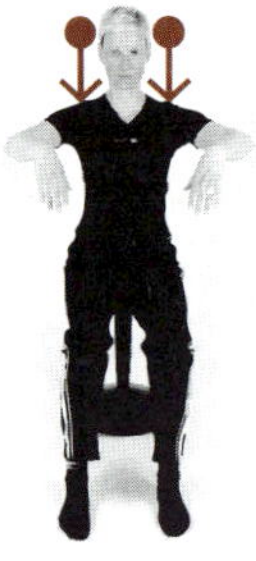

a

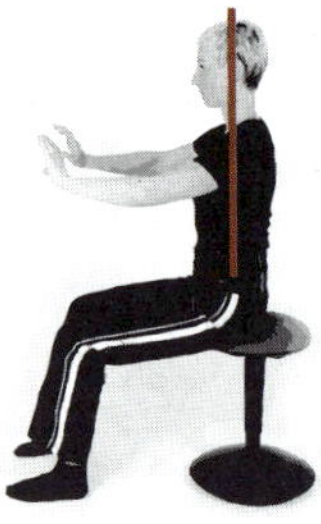

b

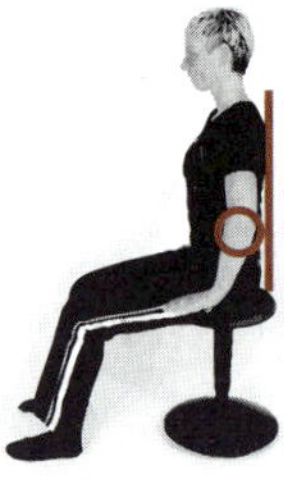

c

Tai Chi Yin Yang

Ausgangsstellung
1+2 Die Füße stehen hüftbreit parallel, der Oberkörper sitzt aufrecht. Die Hände sind neben dem Becken, die Handrückseiten zeigen nach vorn, die Finger nach unten. Die Arme sind rund, die Ellenbogen seitlich gebeugt.

Bewegungsablauf
3+4 Die Arme schweben von den lockeren Handgelenken geführt über vorn nach oben bis in Schulterhöhe.
In der Endposition sind: die Arme schulterbreit in Schulterhöhe nach vorn angehoben, die Ellenbogen leicht gebeugt und etwas tiefer als die Schultern.
5 Die Handgelenke beugen sich.
6 Die Arme sinken von den Handballen geführt mit den Händen neben das Becken zurück.

Nach Erreichen der Ausgangsstellung werden die Handgelenke wieder rund, dann beginnt die Bewegung von vorne.

Bitte beachten Sie
a Der Schulter-Nackenbereich bleibt entspannt. Ziehen Sie ihn nicht mit den Armen hoch.
b Die Körperachse bleibt aufrecht und kippt nicht nach vorn oder hinten.
c Die Ellenbogen bleiben neben dem Körper und werden nicht nach hinten gezogen.

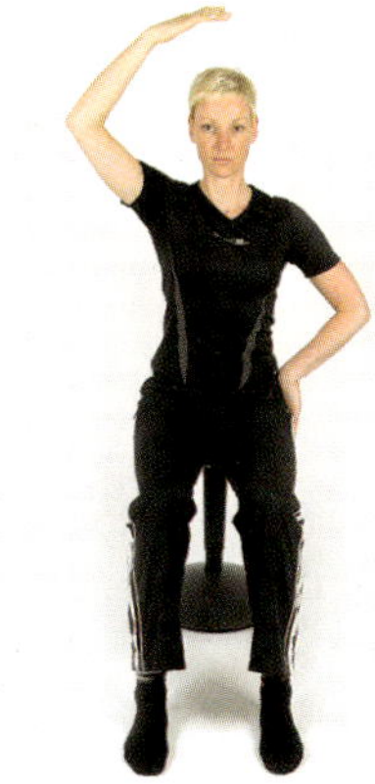

1

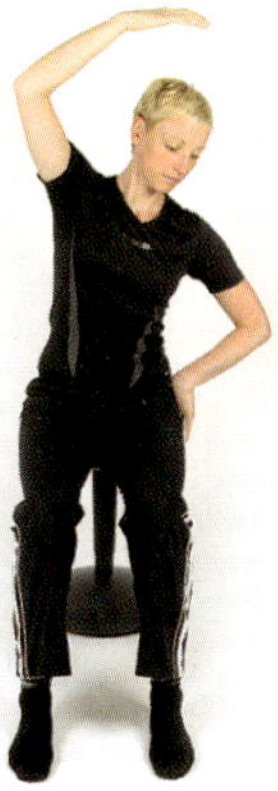

2

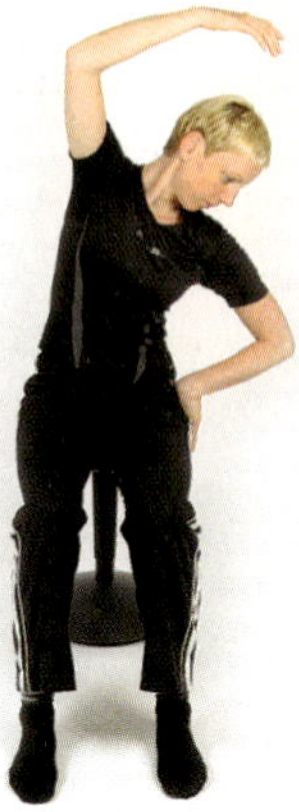

3

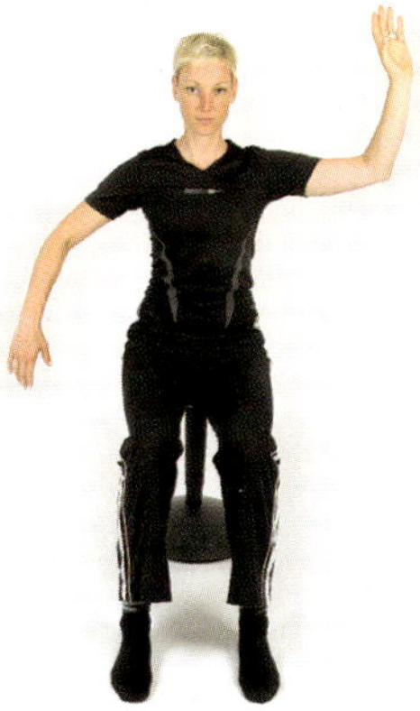

4

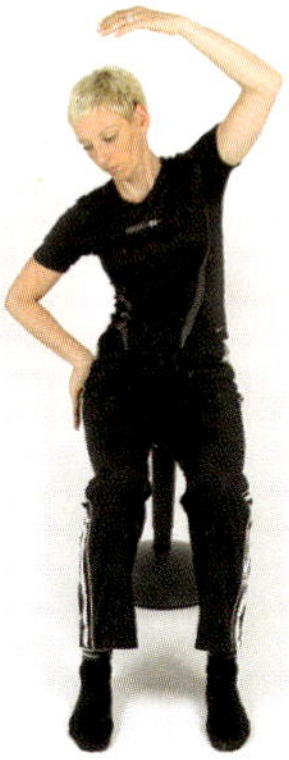

5

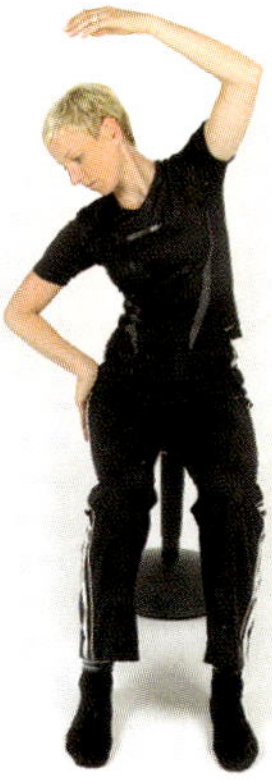

6

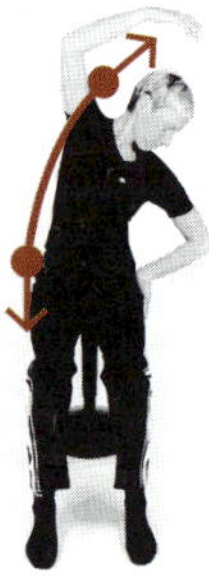

a

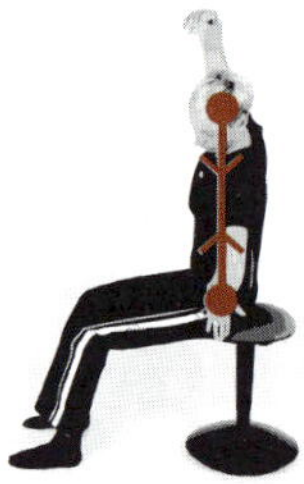

b

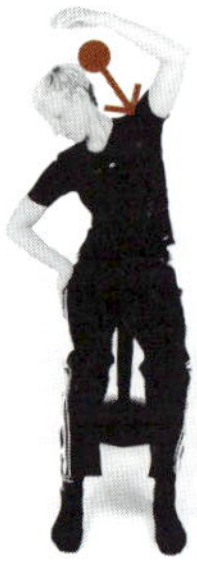

c

Der König des Himmels stützt seinen Rücken

Ausgangsstellung
1 Die Füße stehen hüftbreit parallel, der Oberkörper sitzt aufrecht. Die linke Hand liegt mit der Handrückseite seitlich an der Hüfte, der Mittelfinger zeigt in der Verlängerung des senkrechten Lotes nach unten, der Ellenbogen zeigt zur Seite. Die rechte Hand wird als Dach über dem Kopf gehalten, die Handfläche zeigt zum Kopf, der Ellenbogen zur Seite.

Bewegungsablauf
2+3 Der Oberkörper neigt sich seitlich nach links in Richtung des linken Ellenbogens. Der Kopf dreht sich locker hängend zur linken Seite. Die rechte Beckenseite drückt Richtung Hocker. Die Neigung ist beendet, kurz bevor die rechte Beckenseite den festen Hockerkontakt verliert.
4 Der Oberkörper richtet sich in die Ausgangsposition auf. Die Arme wechseln, der rechte Arm sinkt, der linke Arm wird angehoben.
5+6 Die Arme sind wie bei Ausgangsstellung 1, aber seitenverkehrt. Die rechte Hand ist an der Hüfte, die linke Hand über dem Kopf. Der Oberkörper neigt sich seitlich nach rechts in Richtung des rechten Ellenbogens. Der Kopf dreht sich locker hängend zur rechten Seite. Die linke Beckenseite drückt Richtung Hocker. Die Neigung ist beendet, kurz bevor die linke Beckenseite den festen Hockerkontakt verliert.

Die Bewegung wechselt wieder zur linken Seite.

Bitte beachten Sie
a Die Außenseite des neigenden Oberkörpers wird lang gezogen, nicht die Innenseite eingeknickt.
b Das Neigen und Aufrichten erfolgt in der seitlichen Ebene. Der Oberkörper weicht nicht nach vorn oder hinten aus.
c Der Schulter-Nackenbereich bleibt entspannt. Ziehen Sie ihn nicht mit dem steigenden Arm nach oben.

Die Neigung zur Seite erfolgt über ein Auseinanderziehen von Scheitel und der entfernten Beckenseite.

Beachten Sie bitte außerdem: a4.

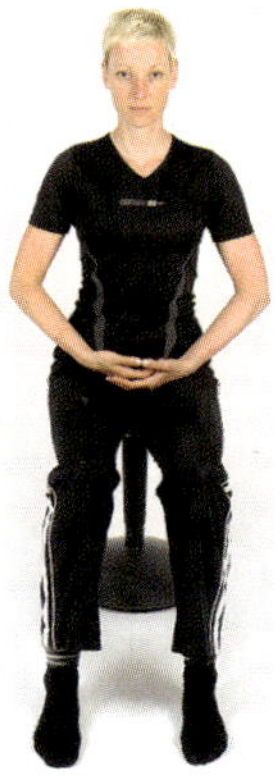

1

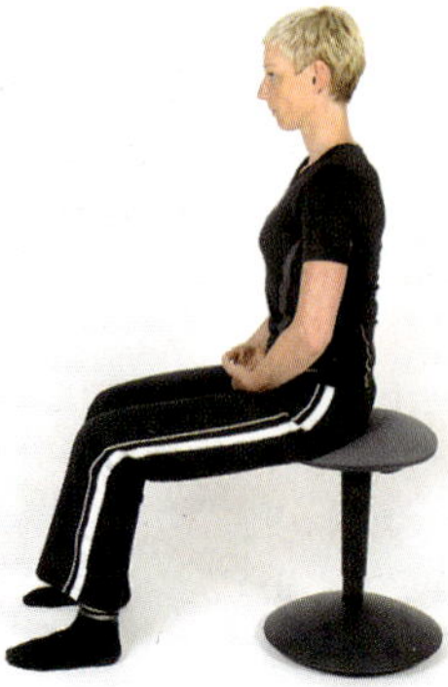

2

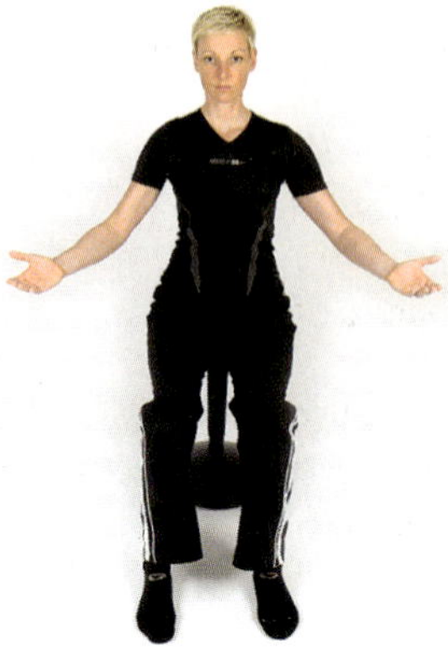

3

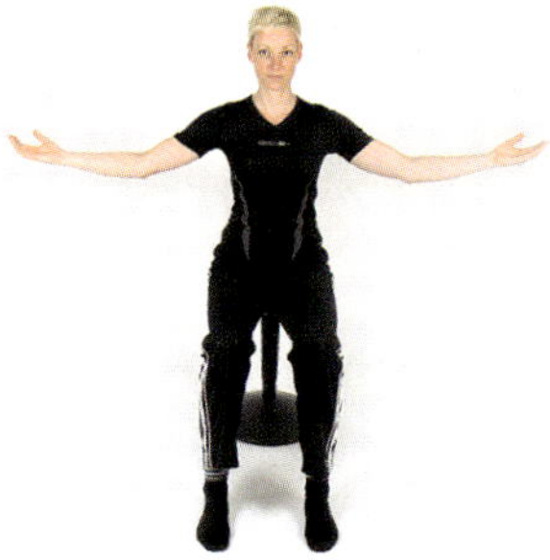

4

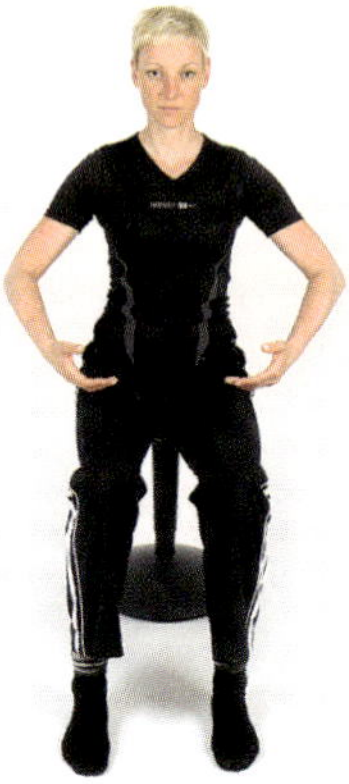

5

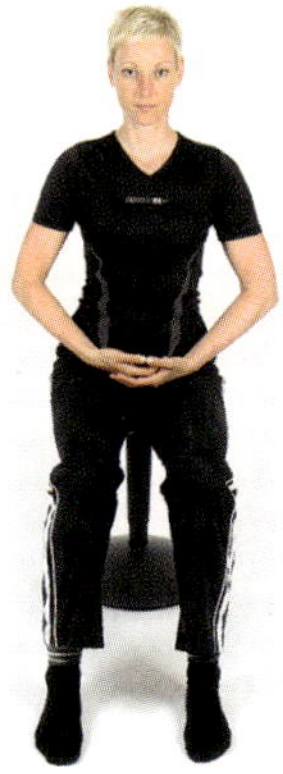

6

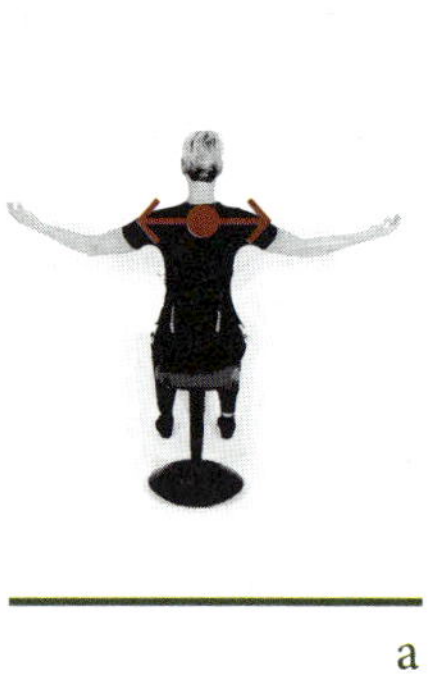

a

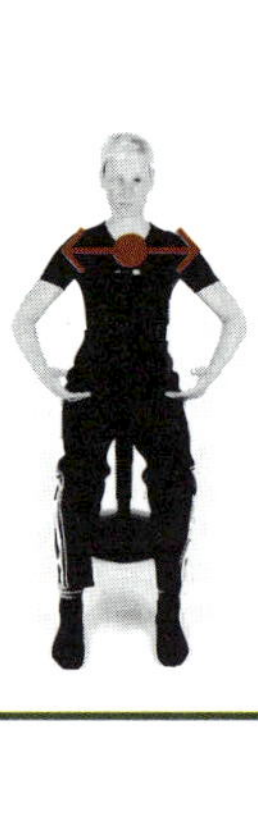

b

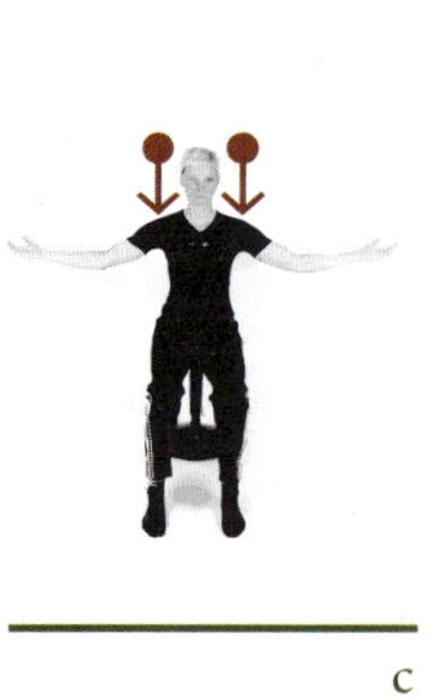

c

Öffnen und Schließen

Ausgangsstellung
1+2 Die Füße stehen hüftbreit parallel, der Oberkörper sitzt aufrecht. Die Hände liegen ineinander vor dem Zentrum, die Handflächen zeigen nach oben, die Daumenspitzen berühren sich. Die Arme sind rund, die Ellenbogen seitlich gebeugt.

Bewegungsablauf
3+4 Die Arme öffnen sich in weitem Bogen zur Seite. Die Handflächen zeigen nach oben. Die Ellenbogen bleiben leicht gebeugt.
5+6 Die Arme schließen sich in großem Bogen vor dem Zentrum mit den Händen übereinander. Die Handflächen zeigen nach oben. Die Ellenbogen bleiben leicht gebeugt.

Nach Erreichen der Ausgangsstellung beginnt die Bewegung von vorne.

Bitte beachten Sie
a Öffnen Sie die Oberarme in den Schultergelenken nur soweit, dass die Schulterblätter nicht zueinander und Richtung Wirbelsäule ziehen.
b Schließen Sie die Oberarme in den Schultergelenken nur soweit, dass die Schultern auf der Vorderseite nicht enger oder nach vorn gezogen werden.
c Der Schulter-Nackenbereich bleibt entspannt. Ziehen Sie ihn nicht mit den Armen hoch.

Die Hände führen die öffnende Bewegung nach außen, nicht nach hinten.

Beachten Sie bitte außerdem: a4.

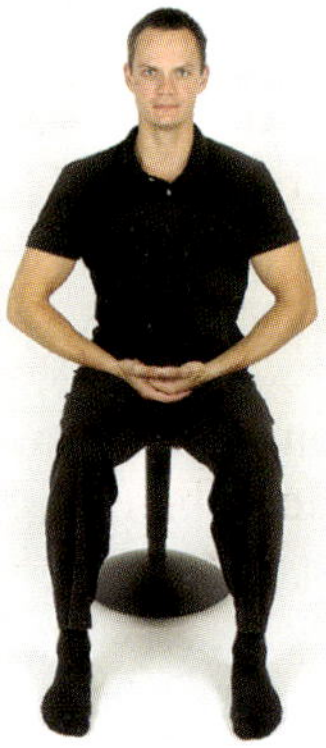

1

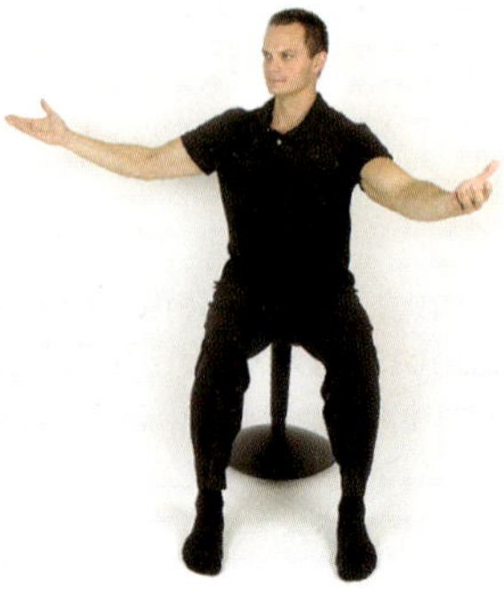

2

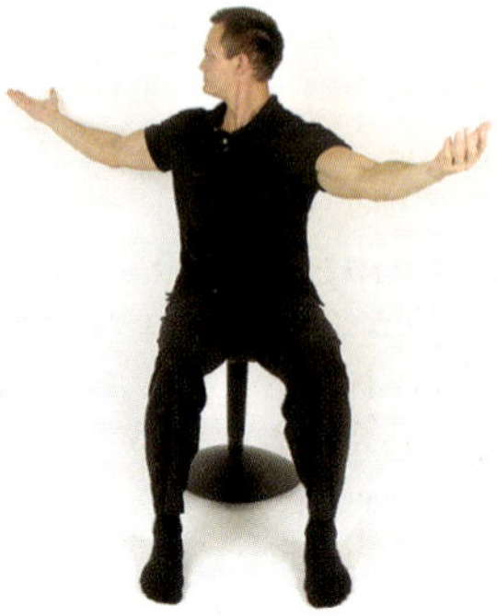

3

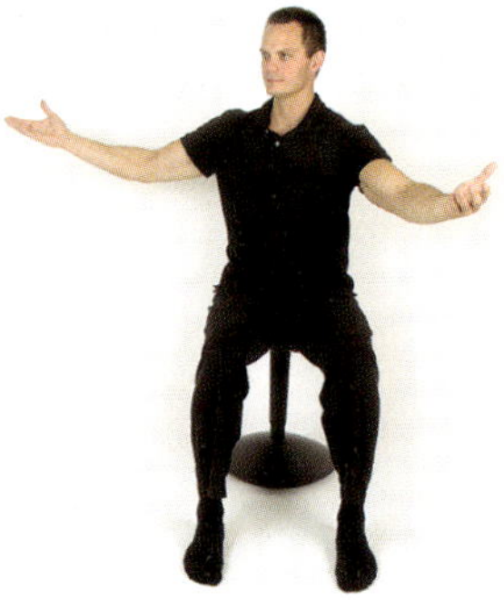

4

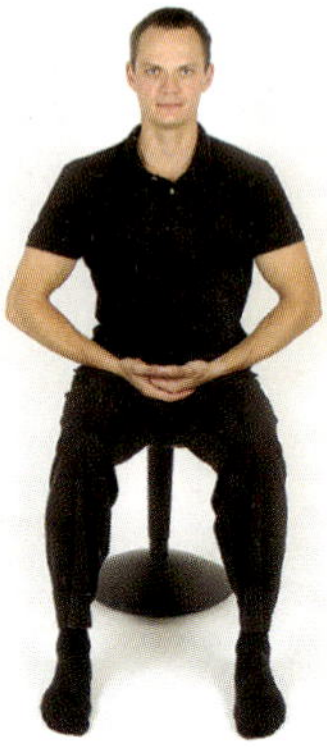

5

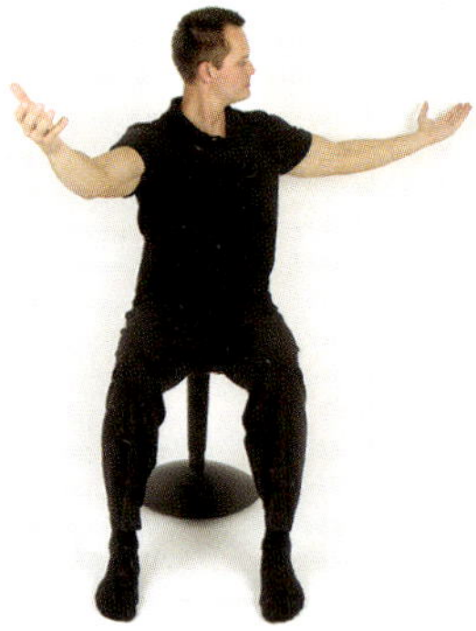

6

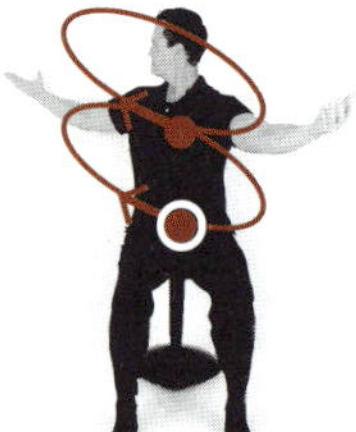

a

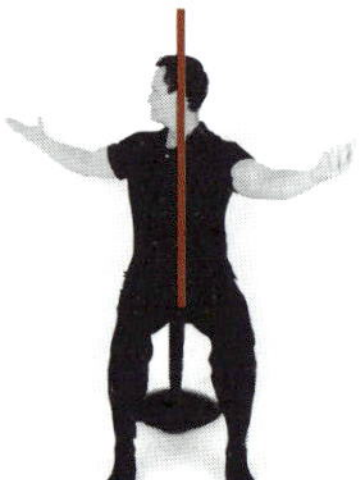

b

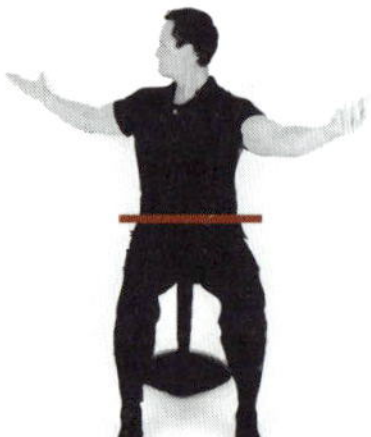

c

Der fliegende Adler dreht seinen Kopf

Ausgangsstellung
1 Die Füße stehen hüftbreit parallel, der Oberkörper sitzt aufrecht. Die Hände liegen ineinander vor dem Zentrum, die Handflächen zeigen nach oben, die Daumenspitzen berühren sich. Die Arme sind rund, die Ellenbogen seitlich gebeugt.

Bewegungsablauf
2+3 Der Oberkörper dreht sich zur rechten Seite. Die Arme öffnen sich und werden seitlich bis in Schulterhöhe angehoben. Die Handflächen zeigen nach oben. Der Kopf folgt und schaut auf die rechte Hand. Die Drehung ist beendet, kurz bevor sich das Becken mitdreht.
4+5 Der Oberkörper dreht sich zur Mitte zurück. Die Hände legen sich wieder vor dem Zentrum zusammen wie bei Ausgangsstellung 1.
6 Der Oberkörper dreht sich zur linken Seite. Die Arme öffnen sich und werden seitlich bis in Schulterhöhe angehoben. Die Handflächen zeigen nach oben. Der Kopf folgt und schaut auf die linke Hand. Die Drehung ist beendet, kurz bevor sich das Becken mitdreht.

Der Oberkörper dreht sich zur Mitte zurück. Die Hände legen sich wieder vor dem Zentrum zusammen wie bei Ausgangsstellung 1 und die Bewegung beginnt von vorne.

Bitte beachten Sie
a Das Drehen des Oberkörpers beginnt immer im Zentrum und setzt sich spiralförmig bis zum Kopf fort.
b Die Wirbelsäulenachse bleibt aufrecht und neigt sich nicht nach vorn, hinten oder zur Seite.
c Das Becken dreht sich nicht mit.

Beim Zurückdrehen des Oberkörpers beginnen und enden alle Wirbelsäulenabschnitte gleichzeitig.

Beachten Sie bitte außerdem: a1, a2, a3.

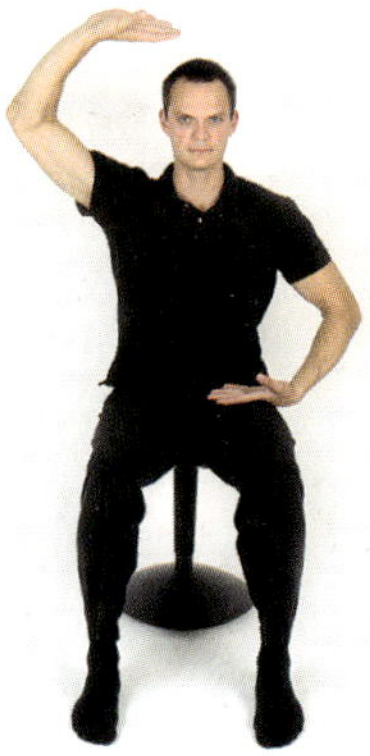

1

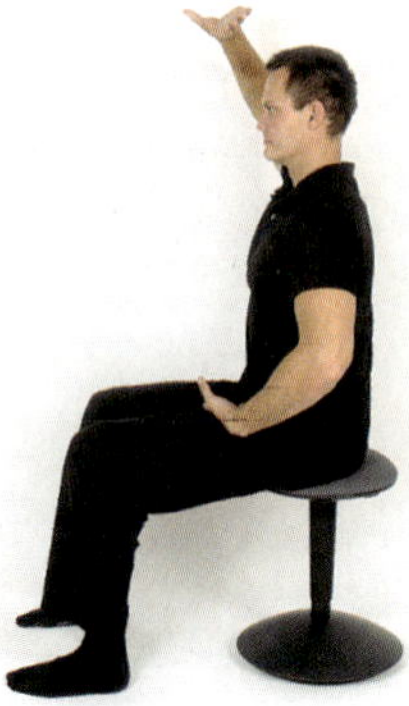

2

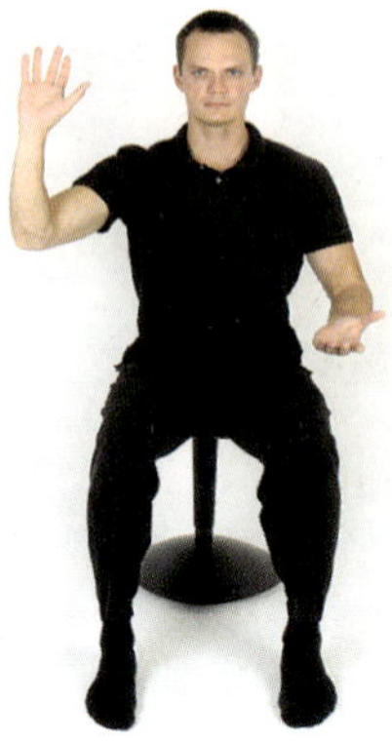

3

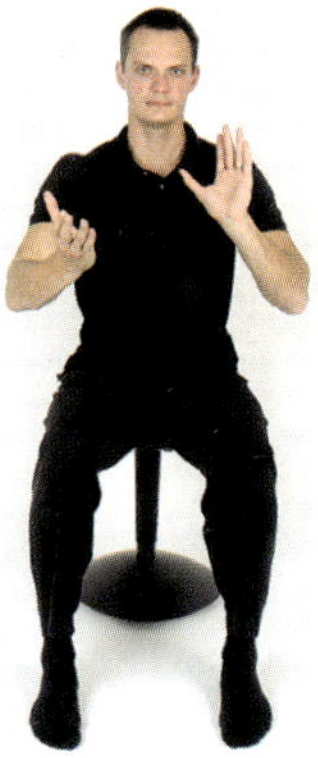

4

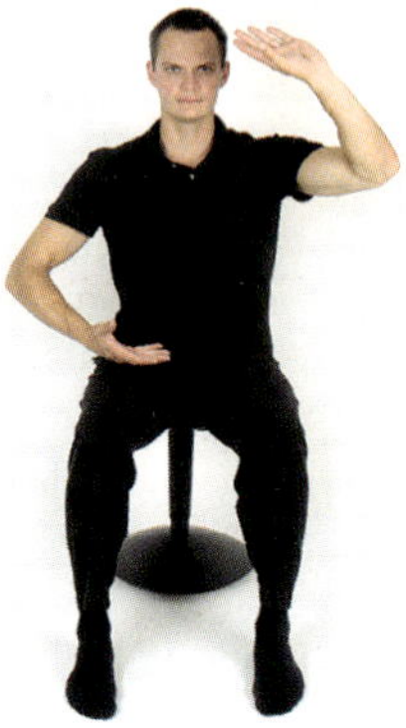

5

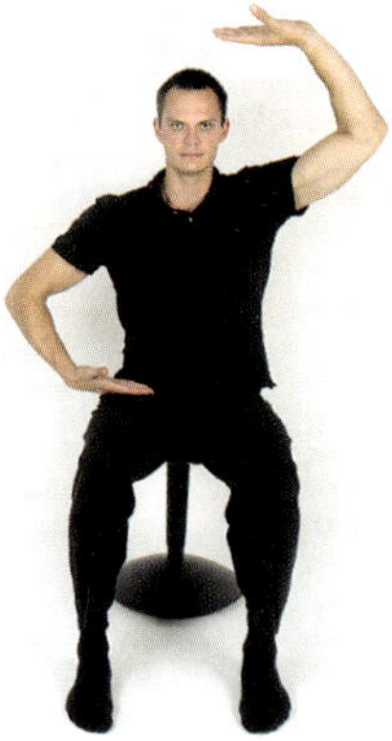

6

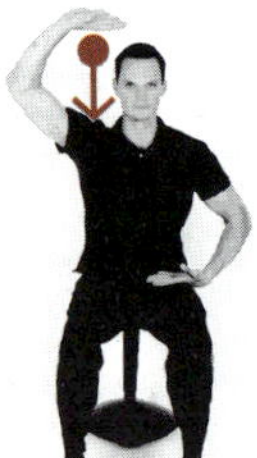

a

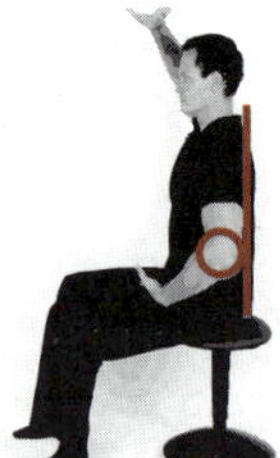

b

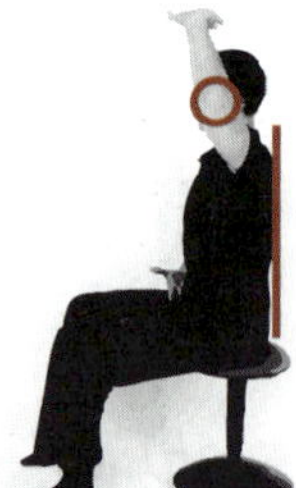

c

Schmetterlinge fliegen in Paaren

Ausgangsstellung
1+2 Die Füße stehen hüftbreit parallel, der Oberkörper sitzt aufrecht. Die rechte Hand wird als Dach über dem Kopf gehalten. Die Handfläche zeigt nach oben, die Fingerspitzen nach links, der Ellenbogen zur Seite. Die linke Hand berührt mit dem kleinen Finger die Hüfte, die Handfläche zeigt nach oben, die Fingerspitzen nach rechts. Der Ellenbogen ist seitlich gebeugt.

Bewegungsablauf
3+4+5+6 Rechter Arm: Die Hand und der Unterarm werden kreisförmig leicht nach außen geführt, gleichzeitig sinkt der Ellenbogen. Die Hand und der Unterarm sinken weiter in kleinem Bogen, bis der kleine Finger die rechte Hüfte berührt. Die Handfläche zeigt immer nach oben, der Ellenbogen ist seitlich gebeugt. Die Fingerspitzen drehen während der gesamten Bewegung nach hinten, nach rechts, nach vorn und zeigen am Ende nach links.
Linker Arm: Die Hand und der Unterarm werden in kleinem Bogen leicht nach außen geführt. Der Arm steigt vom Handballen geführt kreisförmig über den Kopf, die Handfläche zeigt immer nach oben, der Ellenbogen ist seitlich gebeugt. Die Fingerspitzen drehen während der gesamten Bewegung über vorn, nach links, nach hinten und zeigen am Ende nach rechts.

Die Bewegung in die Gegenrichtung beginnt spiegelverkehrt zu 3 bis 6. Der rechte Arm steigt, der linke Arm sinkt und beide enden in Ausgangsstellung 1 und 2. Nach Erreichen der Ausgangsstellung beginnt die Bewegung von vorne.

Bitte beachten Sie
a Der Schulter-Nackenbereich bleibt entspannt, ziehen Sie ihn nicht mit dem steigenden Arm hoch.
b Der Ellenbogen des unteren Armes bleibt neben dem Körper. Ziehen Sie den Ellenbogen nicht bis hinter die Körperachse.
c Der Ellenbogen des oberen Armes bleibt vor der Körperachse.

Die Bewegung beider Arme endet gleichzeitig. Während der gesamten Bewegung zeigen die Handflächen nach oben.

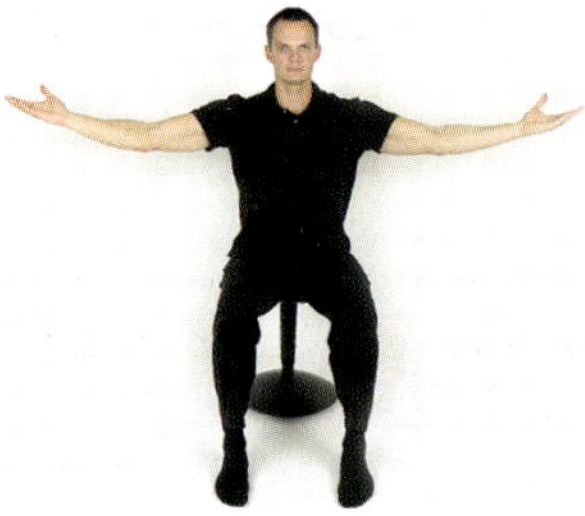

1

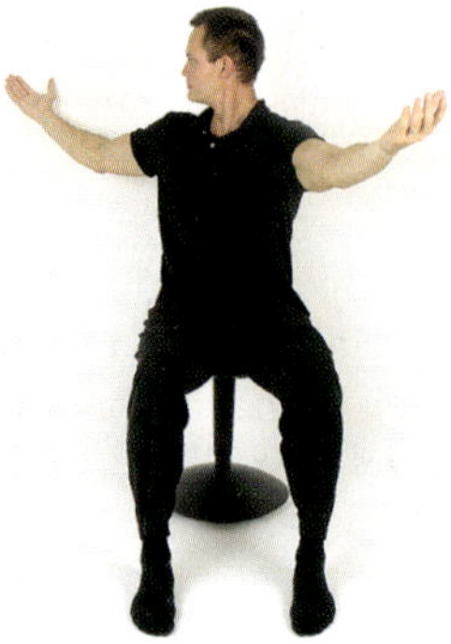

2

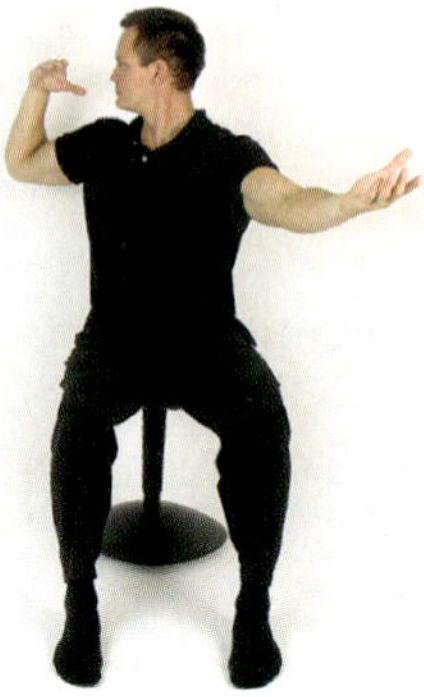

3

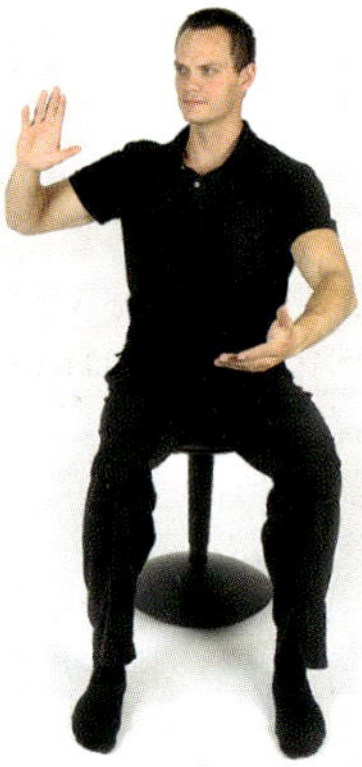

4

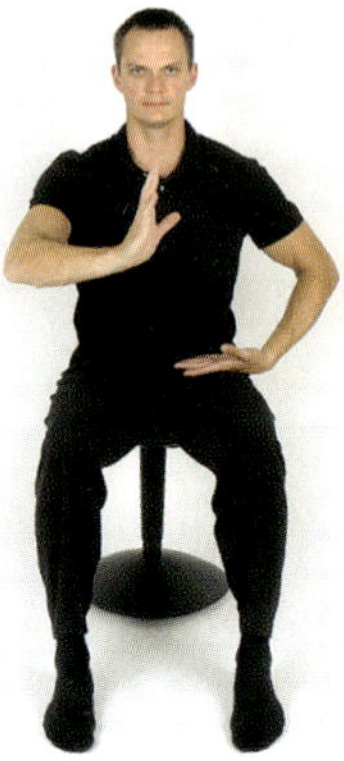

5

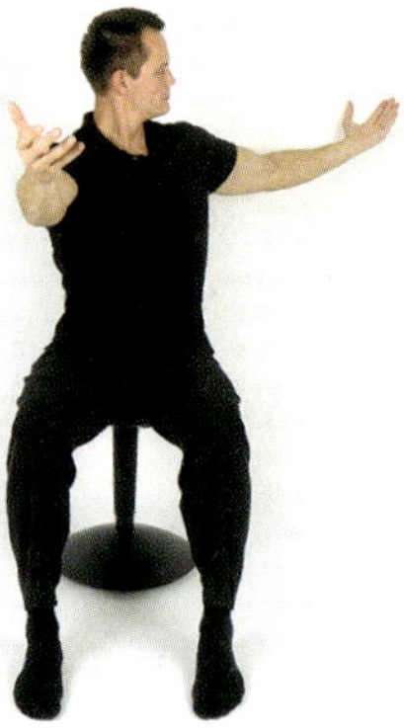

6

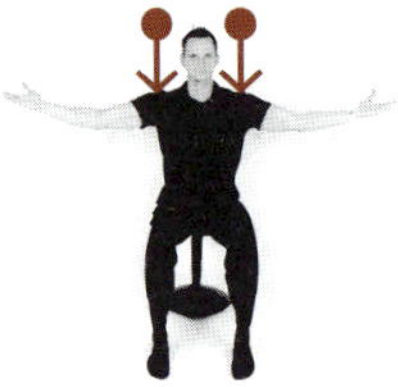

a

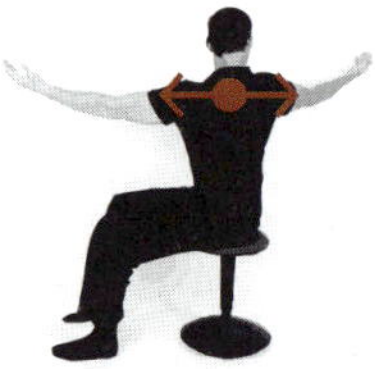

b

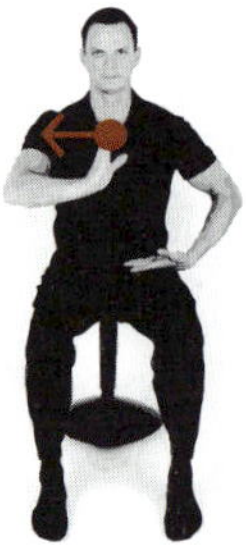

c

Den Affen vertreiben

Ausgangsstellung
1 Die Füße stehen hüftbreit parallel, der Oberkörper sitzt aufrecht. Die Arme werden seitlich neben dem Körper bis in Schulterhöhe angehoben, die Ellenbogen sind leicht gebeugt und etwas tiefer als die Hände. Die Handflächen zeigen nach oben.

Bewegungsablauf
2 Der Oberkörper dreht sich zur rechten Seite. Die Arme bleiben seitlich wie in Ausgangsstellung 1, die Handflächen zeigen nach oben. Der Kopf folgt und schaut auf die rechte Hand. Die Drehung ist beendet, kurz bevor sich das Becken mitdreht.
3 Der rechte Unterarm wird im Ellenbogengelenk nach vorn gebeugt, die Handfläche zeigt nach unten.
4+5 Der Oberkörper dreht sich zur Mitte zurück. Der rechte Arm wird mit der Handinnenkante vor die Körpermitte geführt. Der Kopf folgt der rechten Hand und kommt auch zur Mitte zurück. Die linke Hand wird zur linken Hüfte geführt.
In der Endposition ist: der rechte Arm in Schulterhöhe angehoben vor der Körpermitte gebeugt, die Handinnenkante in Brusthöhe vor dem Körper, der Zeigefinger zeigt nach oben, die Handfläche nach links gewandt, der rechte Ellenbogen etwas tiefer als die Schulter und leicht zur Seite geneigt, der Oberkörper gerade wie bei Ausgangsstellung 1. Die linke Hand berührt mit dem kleinen Finger die Hüfte, die Handfläche zeigt nach oben, der linke Ellenbogen zur Seite gebeugt.
6 Die rechte Handfläche dreht sich nach oben, beide Arme schwingen nach außen in Schulterhöhe. Der Oberkörper dreht sich nach links. Der Kopf folgt und schaut auf die linke Hand. Die Drehung ist beendet, kurz bevor sich das Becken mitdreht.

Die Bewegung verläuft weiter, wie in den Punkten 3 bis 5 beschrieben, allerdings auf der anderen Seite. Nach Erreichen der Position 5 (spiegelverkehrt) beginnt die Drehbewegung des Oberkörpers nach rechts mit dem gleichzeitigen Ausschwingen der Arme, bis Position 2 erreicht ist. Dann beginnt die Bewegung von vorne.

Bitte beachten Sie
a Der Schulter-Nackenbereich bleibt entspannt. Ziehen Sie ihn nicht mit den Armen hoch.
b Öffnen Sie die Oberarme in den Schultergelenken nur soweit, dass die Schulterblätter nicht zueinander und Richtung Wirbelsäule ziehen.
c Schließen Sie die Oberarme in den Schultergelenken nur soweit, dass die Schultern auf der Vorderseite nicht enger oder nach vorn gezogen werden.

Die Bewegung der Arme und die Rotation der Wirbelsäule enden gleichzeitig. Die Hände führen die öffnende Bewegung nach außen, nicht nach hinten.

Beachten Sie bitte außerdem: w5, w6, a4, b8.

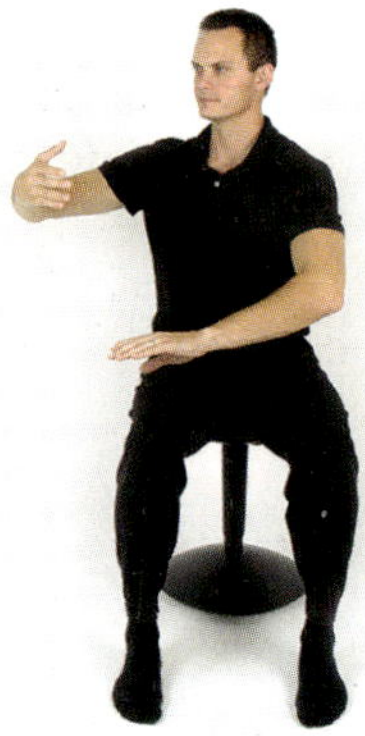

1

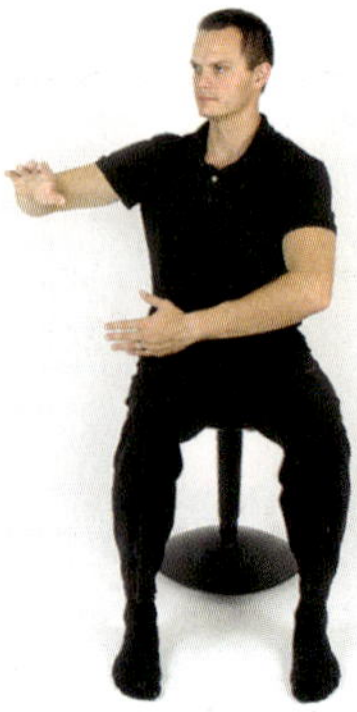

2

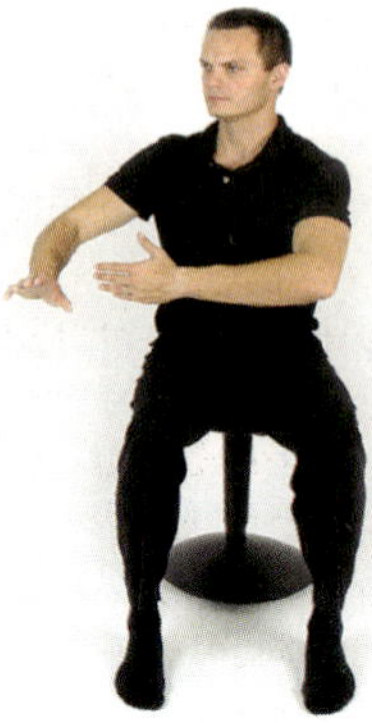

3

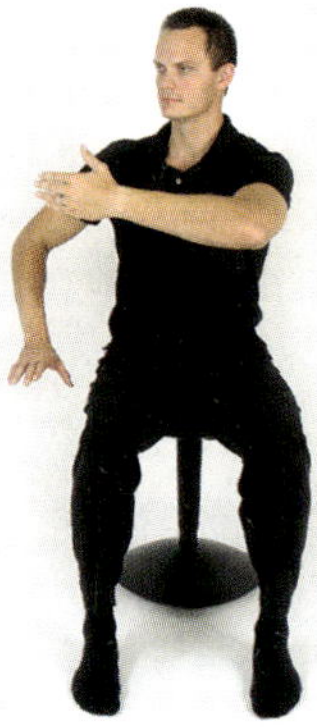

4

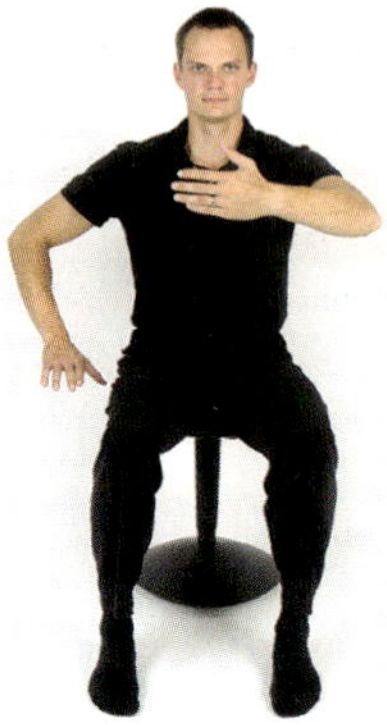

5

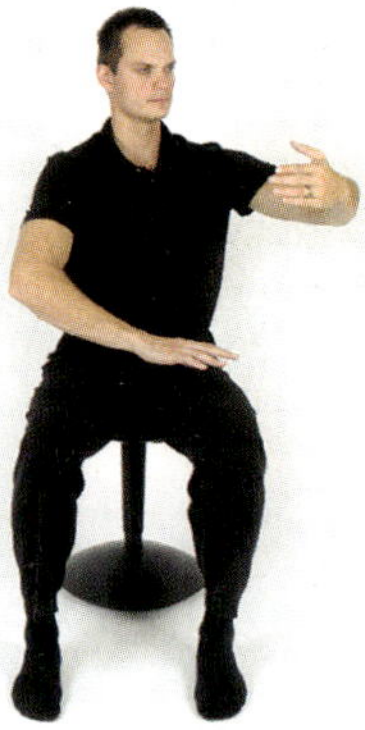

6

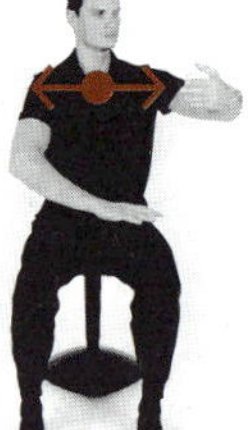

a

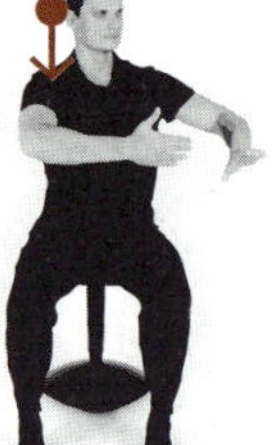

b

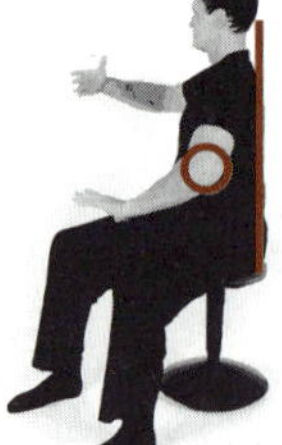

c

Wolkenhände

Ausgangsstellung
1 Die Füße stehen hüftbreit parallel, der Oberkörper sitzt aufrecht. Der Oberkörper ist leicht nach rechts gedreht (maximal 45 Grad). Der Kopf folgt der Drehung des Oberkörpers. Der rechte Arm ist in Brusthöhe angehoben, der Ellenbogen ist deutlich gebeugt und etwas tiefer als die Hand. Die Handfläche zeigt zum Körper. Die linke Hand ist mit gebeugtem Ellenbogen in Hüfthöhe, die Handfläche zeigt nach unten.

Bewegungsablauf
2 Die rechte Hand dreht sich aus dem Unterarm mit der Handfläche nach unten, die linke Handfläche dreht sich zum Körper.
3+4 Die Arme wechseln oben-unten. Der linke Arm steigt innen nach oben, der rechte Arm sinkt außen nach unten. Die Endposition ist wie unter 2, aber seitenverkehrt – der linke Arm ist oben, der rechte Arm unten.
5+6 Der Oberkörper dreht sich leicht zur linken Seite (maximal 45 Grad). Die Arme und der Kopf folgen der Drehbewegung nach links. Die Endposition ist wie Ausgangsstellung 1, aber seitenverkehrt. – Der Oberkörper ist nach links gedreht. Der linke Arm ist in Brusthöhe angehoben, die rechte Hand in Hüfthöhe.

Die Bewegung in die Gegenrichtung beginnt mit den Händen (2), setzt sich mit der Bewegung der Arme fort (3+4) und verläuft dann über die leichte Oberkörperrotation in Ausgangsstellung 1. Nach Erreichen der Ausgangsstellung beginnt die Bewegung von vorne.

Bitte beachten Sie
a Schließen Sie die Oberarme in den Schultergelenken nur soweit, dass die Schultern auf der Vorderseite nicht enger oder nach vorn gezogen werden.
b Der Schulter-Nackenbereich bleibt entspannt, ziehen Sie ihn nicht mit dem steigenden Arm hoch.
c Der Ellenbogen des unteren Armes bleibt neben dem Körper. Ziehen Sie den Ellenbogen nicht bis hinter die Körperachse.

Der Armwechsel erfolgt ohne gleichzeitige Bewegung des Oberkörpers. Die Rotation des Oberkörpers erfolgt ohne gleichzeitige Armbewegung.

Beachten Sie bitte außerdem: w5, w8.

Die Augen schließen, um den Geist wiederzubeleben

Dieser Sitz ist immer der Abschluss einer Übungseinheit. Die Dauer des Abschlusses sollte zwischen einer halben bis drei Minuten betragen.

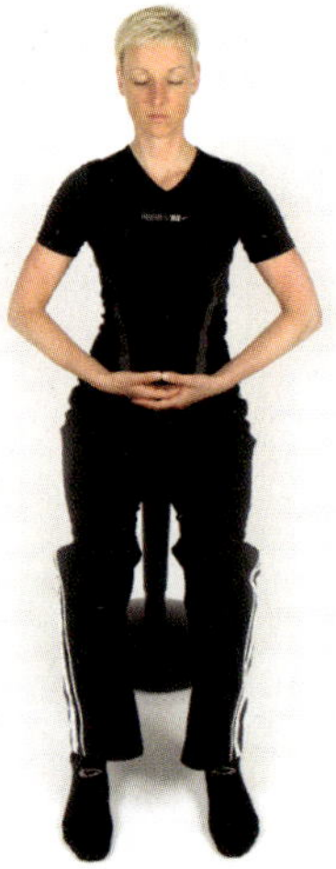

Wenn Sie eine kurze Übungspause innerhalb einer Übungseinheit einlegen, zeigen die Handflächen nach oben.

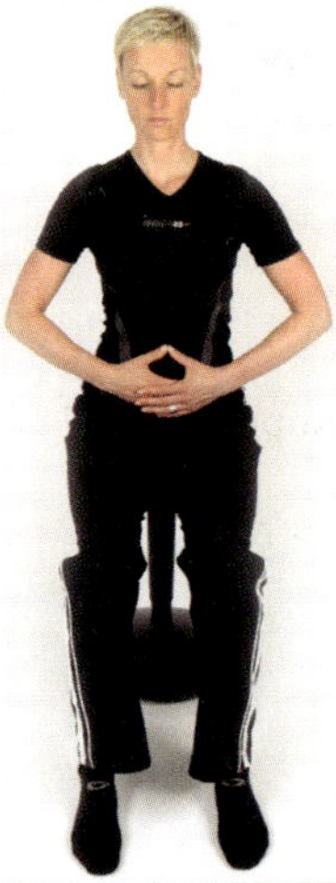

Am Ende einer Übungseinheit liegen die übereinandergelegten Hände mit den Handflächen auf dem unteren Zentrum (etwa zwei fingerbreit unterhalb des Bauchnabels).

Anhang

Literaturverzeichnis

Anders, Frieder: Das Innere Tai Chi Chuan. Einführung in den authentischen Yang-Stil; Theseus Verlag 2004

Anders, Frieder: Taichi. Grundlagen der fernöstlichen Bewegungskunst; Hugendubel Verlag 2007

Anders, F./Hechler, F.: Innere Kraft durch Atemtyp Qigong. Gesund durch richtiges Atmen; Theseus Verlag 2009

Anderson, Bob: Stretching. Dehnübungen, die den Körper geschmeidig und gesund erhalten; Goldmann Verlag 2006

Bauer, J./Bös, K./Singer, R. (Hrsg.): Motorische Entwicklung. Ein Handbuch; Hofmann Verlag 1994

Bauer, Wolfgang: Geschichte der chinesischen Philosophie. Konfuzianismus, Daoismus, Buddhismus; C H Beck Verlag 2006

Beigel, K./Gruner, S./Gehrke, T.: Gymnastik Falsch und Richtig; Rowohlt Verlag 1997

Betz, U./Heel, C. u. a.: Lehrbuch Bewegungssystem; Thieme Verlag 2002

Bittmann, Frank: Körperschule; Rowohlt Verlag 1995

Bölts, Johann: Das daoyin-Qigong. Chinesische Übungen zur Pflege der Gesundheit; BIS Verlag 1993

Bös, K./Feldmeier, C.: Lexikon: Bewegung & Sport zur Prävention und Rehabilitation; sportinform Verlag 1992

Bös, K./Brehm, W.: Handbuch Gesundheitssport; Hofmann Verlag 2006

Brecht, Bertolt: Die Todfeinde des Sports in: Gesammelte Werke. Band 20. Schriften zur Politik und Gesellschaft; Suhrkamp Verlag 1967

Calais-Germain, Blandine: Anatomie der Bewegung; Fourier Verlag 1994

Capra, Fritjof: Das Tao der Physik. Die Konvergenz von westlicher Wissenschaft und östlicher Philosophie; O. W. Barth Verlag 2006

Daiker, I./Kirschbaum, B.: Die Heilkunst der Chinesen. Qigong, Akupunktur, Massage, Ernährung, Heilkräuter; Rowohlt Verlag 1997

Deutscher Verband für Gesundheitssport und Sporttherapie (Hrsg.): Gymnastik in der Therapie; Sport Consult Verlag 1993

Deutscher Verband für Gesundheitssport und Sporttherapie (Hrsg.): Muskeltraining in der Sporttherapie; Echo Verlag 1989

Deutscher Verband für Gesundheitssport und Sporttherapie (Hrsg.): Die Wirbelsäule. Ausgewählte sporttherapeutische Aspekte; Echo Verlag 1990

Dobner, H.-J./Perry, G.: Biomechanik für Physiotherapeuten; Hippokrates Verlag 2001
Dschuang Dsi: Das wahre Buch vom südlichen Blütenland; Diederichs Verlag 2006
Eckert, Achim: Das heilende Tao. Die Lehre der fünf Elemente. Basiswissen für QiGong und TaiJi, Akupunktur und Feng Shui; Müller & Steinicke Verlag 2004
Eickhoff, Hajo (Hrsg.): Sitzen. Eine Betrachtung der bestuhlten Gesellschaft; Anabas Verlag 1997
Engelhardt, Ute: Die klassische Tradition der Qi-Übungen (Qigong). Eine Darstellung anhand des Tang-zeitlichen Textes Fugi Jingyl Lun von Sima Chengzhen; Medizinisch Literarische Verlagsgesellschaft 1997
Feldenkrais, Moshé: Bewusstheit durch Bewegung. Der aufrechte Gang; Suhrkamp Verlag 1996
Flaws, B./Wolfe, H.: Das Yin und Yang in der Ernährung; O. W. Barth Verlag 1992
Friedrich, Andreas W.: Qi Gong Ba Duan Jin. Die acht edlen Übungen; Kirchheim Verlag 2003
Gelb, Michael: Körperdynamik. Eine Einführung in die F. M. Alexander-Technik. Wege der Selbsterkenntnis und Selbstregelung durch Aufspüren und Auflösen unbewusster stereotyper Verhaltensweisen; Runde Ecken Verlag 2007
Gottlob, Axel: Differenziertes Krafttraining; Urban & Fischer Verlag 2001
Guorui, Jiao: Die 8 Brokatübungen; Medizinisch Literarische Verlagsgesellschaft 1996
Gutsche, K.J./Medau, H.J. (Hrsg.): Gymnastik. Ein Beitrag zur Bewegungskultur unserer Gesellschaft; Hofmann Verlag 1989
Herrigel, Eugen: Zen in der Kunst des Bogenschießens; Scherz Verlag 2003
Hollmann, W./Strüder, H.: Sportmedizin. Grundlagen von körperlicher Aktivität, Training und Präventivmedizin; Schattauer Verlag 2008
Hoster, M./Nepper, H.U. (Hrsg.): Dehnen und Mobilisieren; Sport Consult Verlag 1994
Jacoby, Bengt: Gesünder leben mit den fünf Elementen. Das Yin und Yang in der Ernährung nutzen; Herder Verlag 2002
Kapandji, Ibrahim A.: Funktionelle Anatomie der Gelenke. Obere Extremität – Untere Extremität – Rumpf und Wirbelsäule; Hippokrates Verlag 1999
Kaptchuk, Ted J.: Das große Buch der chinesischen Medizin. Die Medizin von Yin und Yang in Theorie und Praxis; Fischer Taschenbuch Verlag 2006
Karstädt, Uwe: Ganz in meinem Element. Die Kraft der Persönlichkeit in den Fünf Elementen entdecken; Schirner Verlag 2005
Kempf, Hans-Dieter: Die Sitzschule. Das Programm für Alltag und Beruf; Rowohlt Verlag 1994
Knebel, Karl P.: Funktionsgymnastik. Dehnen, Kräftigen, Entspannen. Training, Technik, Taktik; Rowohlt Taschenbuchverlag 2004
Laotse: Die Weisheiten des Tao Te King; Diederichs Verlag 2005
Laotse: Tao Te King; Marix Verlag 2004
Larsen, C./Miescher, B.: Spiraldynamik. Freie Hüften; Medizinverlage Stuttgart 2006

Larsen, C./Miescher, B.: Spiraldynamik. Aufrechter Nacken; Medizinverlage Stuttgart 2006
Larsen, C./Miescher, B.: Spiraldynamik. Starke Knie; Medizinverlage Stuttgart 2006
Larsen, C./Miescher, B.: Spiraldynamik. Stabiles Kreuz; Medizinverlage Stuttgart 2006
Larsen, C./Miescher, B.: Spiraldynamik. Starke Schultern; Medizinverlage Stuttgart 2006
Larsen, C./Miescher, B.: Spiraldynamik. Vitales Becken; Medizinverlage Stuttgart 2006
Larsen, Christian: Die Zwölf Grade der Freiheit. Kunst und Wissenschaft menschlicher Bewegungskoordination; Via Nova Verlag 2001
Li, D./Bambang, S.: Taiji-Qigong in achtundzwanzig Schritten; CBT Verlag 1996
Linck, Gudula: Yin und Yang. Die Suche nach Ganzheit im chinesischen Denken; C H Beck Verlag 2000
Maciocia, Giovanni: Die Grundlagen der Chinesischen Medizin; Verlag für Ganzheitliche Medizin 1997
Meinel, K./Schnabel, G.: Bewegungslehre Sportmotorik; Meyer & Meyer Verlag 2007
Oberlack, Helmut (Hrsg.): Qigong im Überblick. Ein Special des Taijiquan & Qigong Journals; a & o medianetwork 2004
Oberlack, Helmut (Hrsg.): Qigong für Einsteiger. Ein Special des Taijiquan & Qigong Journals; a & o medianetwork 2003
Reichel, H.-S./Schuck, M./Seibert, W.: Die Wirbelsäule. Prävention und Rehabilitation durch Bewegung und Entspannung; Gesundheits-Dialog Verlag 1992
Rolf, Ida P.: Rolfing. Strukturelle Integration. Wandel und Gleichgewicht der Körperstruktur; Hugendubel Verlag 1997
Rosa, Hartmut: Beschleunigung. Die Veränderung der Zeitstrukturen in der Moderne; Suhrkamp Verlag 2005
Röthig, P./Prohl, R.: Sportwissenschaftliches Lexikon; Hofmann Verlag 1995
Sachs-Amid, F.: Kinder in der Balance? Praxisorientierte Maßnahmen zur Schaffung von Verhaltens-(Körper-)Bewusstsein und Haltungskompetenz bei Vor- und Grundschulkindern; Asgard Verlag 1994
Schmidt, Muhammad W.: Der Klassiker des Gelben Kaisers zur Inneren Medizin. Gesamtausgabe in drei Bänden (Suwen, Lingshu, Nanjing); Viademica Verlag 2004
Temelie, B./Trebuth, B.: Das Fünf Elemente Kochbuch; Joy Verlag 2009
Temelie, Barbara: Ernährung nach den Fünf Elementen; Joy Verlag 1992
Tittel, Kurt: Beschreibende und funktionelle Anatomie des Menschen; Gustav Fischer Verlag 1994
Tjoa, Ping L.: Taoistisches Chi Kung; IDOGO Verlag 1999
Todd, Mabel E.: Der Körper denkt mit. Anatomie als Ausdruck dynamischer Kräfte; Huber Verlag 2003
Vierath, Willy: Moderner Sport; Oestergaard Verlag 1930
von Haller, A.: Gefährdete Menschheit. Ursache und Verhütung der Degeneration; Hippokrates Verlag 2001

Wallner, Fritz G.: Traditionelle Chinesische Medizin – eine alternative Denkweise. Wichtige Einsichten in die Denk- und Handlungsweisen der Komplementärmedizin, Energiemedizin und des spirituellen Heilens in Beziehung zur Schulmedizin; Windpferd Verlag 2006
Wilhelm, Richard (Übersetzung): I Ging. Text und Materialien; Diederichs Verlag 2003
Zhuangzi: Zhuangzi – Das Buch der Spontaneität. Über den Nutzen der Nutzlosigkeit und die Kultur der Langsamkeit. Das klassische Buch daoistischer Weisheit; Windpferd Verlag 2008
Zimmer, Renate: Handbuch der Psychomotorik. Theorie und Praxis der psychomotorischen Förderung von Kindern; Herder Verlag 2007
Zimmer, Renate (Hrsg.): Bewegte Kindheit. Kongressbericht Osnabrück 29.2. bis 2.3.1996; Hofmann Verlag 1997
Zöller, Josephine: Das TAO der Selbstheilung. Die chinesische Kunst der Meditation in der Bewegung; Ullstein Verlag 1987

Abbildungsverzeichnis

Abdruck mit freundlicher Genehmigung

Abb. 1 – Kurt Tittel: Beschreibende und funktionelle Anatomie des Menschen, 14. Auflage, S. 202; Elsevier GmbH, Urban & Fischer Verlag, München 1994
Abb. 2, 6, 7, 8, 9, 10, 11, 13, 14, 15, 16, 17, 18 und 25 – Luis Miguel Carrilho Branco
Abb. 3, 4 und 5 – Christian Weser
Abb. 12 – Deutscher Verband für Gesundheitssport und Sporttherapie (Hrsg.): Gymnastik in der Therapie, S. 10; Sport Consult Verlag, Waldenburg 1993
Abb. 19 – Yves Requena: Qi Gong, S. 23; Goldmann Verlag, München 1992
Abb. 20 – Andreas W. Friedrich: Qi Gong Ba Duan Jin. Die acht edlen Übungen, S. 23; Kirchheim Verlag, München 1994
Abb. 21 – Ida P. Rolf: Rolfing. Strukturelle Integration, S. 288; Hugendubel Verlag, München 1997
Abb. 22 – Ping Liong Tjoa: Taoistisches Chi Kung, S. 232; IDOGO Verlag, Stuttgart 1999
Abb. 23 – Christian Larsen / Bea Miescher: Spiraldynamik. Aufrechter Nacken; Medizinverlage, Stuttgart 2006
Abb. 24 – Helko Brunkhorst

Verzeichnis der Mitwirkenden

Folgende Personen/Firmen haben an der unmittelbaren Umsetzung dieses Buches mitgewirkt:

Mitentwicklung von Konzept und Idee des Rücken Qi Gong / inhaltliche Begleitung des Buches	Rainer Hofmann *info@bewegungsart.de*
Layout, Grafik und diverse Abbildungen	Luis Miguel Carrilho Branco Visuelle Konzeption und Gestaltung *fritzundhagen – kommunikationsdesign* *hello@fritzundhagen.com* *www.fritzundhagen.com*
Chinesische Schriftzeichen	Double Happiness – Style of Japan & China *- Bekleidung, Wohnen, Küche, Freizeit -* *Augsburger Str. 37, 10789 Berlin* *info@japancom.de* *www.japancom.de*
Fotos der Übungen	Atelier für Fotografie – Anja Schulze *Bölschestr. 127, 12587 Berlin* *info@as-fotoatelier.de* *www.as-fotoatelier.de*
Fotomodels	Stefanie Stöckmann, Rainer Hofmann *info@bewegungsart.de*
Zeichnungen (Abb. 3, 4 und 5)	Christian Weser *info@bewegungsart.de*
Abtippen des handschriftlichen Textes	Corinna Zabel *info@bewegungsart.de*
Textkorrekturen	Barbara Winter *Winter. Konzept & Text* *winter.text.konzept@t-online.de*
	Christine Weser, Rainer Hofmann, Steffi Sköries *info@bewegungsart.de*
Lektorat	Traudel Reiß *Verlagsservice* *trreiss@yahoo.de*

bewegungsart

Helko Brunkhorst & Team
bewegungsart
Bölschestrasse 10
12587 Berlin
Tel. +49 – (0)30 – 64 95 82 82
Fax +49 – (0)30 – 64 95 82 83
info@bewegungsart.de
www.bewegungsart.de

Hier können Sie:

- Rücken Qi Gong-Kurse belegen;
- das Rücken Qi Gong-Übungsposter (A3) für die im Buch dargestellten Übungsteile *Wirbelsäule, Schultern und Arme, Becken und Beine* und *Sitzen* bestellen;
- nach Rücken Qi Gong-Lehrer/innen suchen;
- Unterlagen zu Fort- und Ausbildungen zur Rücken Qi Gong-Lehrerin / zum Rücken Qi Gong-Lehrer anfordern.

Unter folgenden Adressen finden Sie außerdem Qi Gong-Lehrer/innen:

Taiji Akademie
Meister Frieder Anders
Homburger Landstraße 120 A
60435 Frankfurt
Tel. +49 – (0)69 – 72 73 78
Fax +49 – (0)69 – 72 73 79
www.taiji-anders.de

IDOGO® GbR
Ping Liong Tjoa und Daniel Tjoa
Böheimstr. 47/1
70199 Stuttgart
Tel. +49 – (0)711 – 62 00 72 51
Fax +49 – (0)711 – 62 00 72 53
www.idogo.de

Schule für Tai Chi Chuan
Thomas Karthaus / Monika Mewes
Akazienstr. 27
10823 Berlin
Tel. +49 – (0)30 – 784 85 90
www.taichi-berlin.de

Tai Chi & Qi Gong Schule
Gabriele und Volker Graf
Kurt-Schumacher-Straße 25
30159 Hannover
Tel. +49 – (0)511 – 600 28 60
www.tai-chi-hannover.de

Ausbildungs-Tipp für methodenunabhängige Bewegungsintelligenz

Spiraldynamik Akademie AG
Unot 23
CH-8706 Meilen
Tel. +41 – (0)43 – 222 58 68
Kurse und Adressen auch in Deutschland
www.spiraldynamik.com

Impressum

Der Autor und der Verlag übernehmen keine Haftung für Schäden jedweder Art, die direkt oder indirekt bei der Anwendung der in diesem Buch vorgestellten Übungen entstehen können.

Bibliografische Information der Deutschen Bibliothek.
Die Deutsche Bibliothek verzeichnet diese Publikation in der Deutschen Nationalbibliografie; detaillierte bibliografische Daten sind im Internet über http://dnb.ddb.de abrufbar.

1. Auflage 2009

ISBN 978-3-928554-70-1

Umschlaggestaltung: Luis Miguel Carrilho Branco
Satz und Gestaltung: Luis Miguel Carrilho Branco
Lektorat: Traudel Reiß
Druck: L.E.G.O. S.p.A., Lavis (TN)

Printed in Italy

B. Temelie • B. Trebuth

Das Fünf Elemente Kochbuch

Die praktische Umsetzung der chinesischen Ernährungslehre für die westliche Küche
200 Rezepte zur Stärkung von Körper und Geist
356 Seiten, Hardcover,
4-farbig mit vielen Fotografien
€ 22,95 [D]
ISBN 978-3-928554-80-0

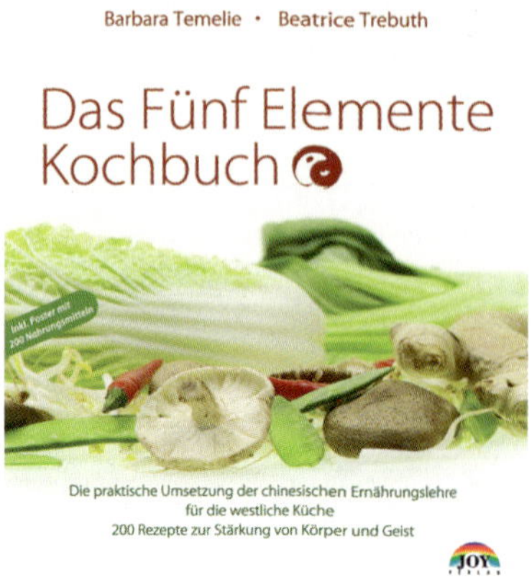

Barbara Temelie

Ernährung nach den Fünf Elementen

Wie Sie mit Freude und Genuss Ihre Gesundheit, Liebes- und Lebenskraft stärken
224 Seiten, Qualitätsbroschur,
mit Poster 26 × 60 cm
€ 16,95 [D]
ISBN 978-3-928554-03-9

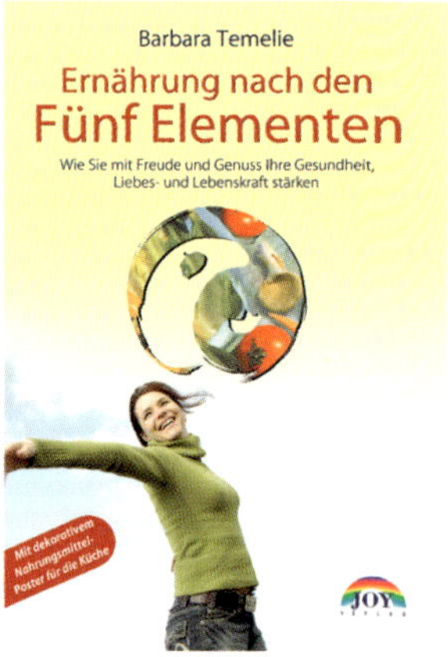

Karola Schneider

Kraftsuppen nach der Chinesischen Heilkunde

Wohltuende und stärkende Fünf-Elemente-Suppen für die westliche Küche
160 Seiten, Qualitätsbroschur,
2-farbig mit farbigen Fotografien
€ 18,95 [D]
ISBN 978-3-928554-35-0

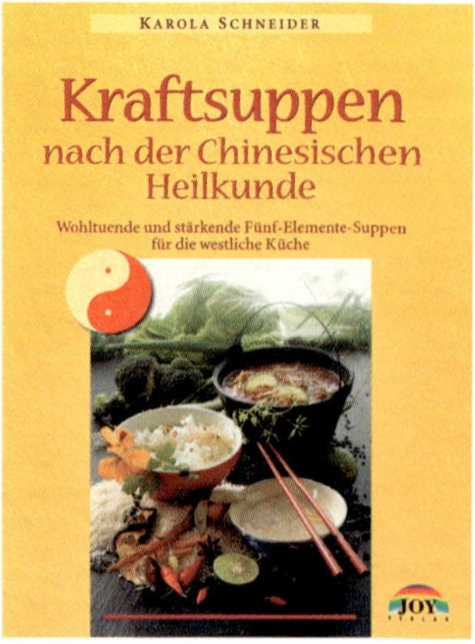